现代麻醉与临床实践

赫　赤　宗晓菲　王昭安◎编著

中国纺织出版社有限公司

图书在版编目（CIP）数据

现代麻醉与临床实践 / 赫赤，宗晓菲，王昭安编著
. --北京：中国纺织出版社有限公司，2021.5
ISBN 978-7-5180-8437-1

Ⅰ.①现… Ⅱ. ①赫… ②宗… ③王… Ⅲ. ①麻醉学
Ⅳ. ①R614

中国版本图书馆CIP数据核字（2021）第047681号

责任编辑：闫　婷　　责任校对：江思飞　　责任印制：王艳丽

中国纺织出版社有限公司出版发行
地址：北京市朝阳区百子湾东里A407号楼　邮政编码：100124
销售电话：010—67004422　传真：010—87155801
http: //www.c-textilep. com
中国纺织出版社天猫旗舰店
官方微博http://weibo.com/2119887771
三河市宏盛印务有限公司印刷　各地新华书店经销
2021年5月第1版第1次印刷
开本：787 × 1092　1/16　印张：16.5
字数：360千字　定价：68.00元

前 言

麻醉学是一门涉及基础理论与多学科知识的学科。随着手术治疗学的发展，医学科学新技术、新理论、新知识、新方法的不断涌现，麻醉学在近年来有了飞速的发展，无论在临床麻醉、疼痛治疗，还是重症监测治疗等方面，都取得了显著的进步，这就要求麻醉医师在麻醉学理论和临床实践方面不断地自我充实和提高。为此，编者在总结了多年的基础理论知识和临床经验的基础上，参考国内外大量有关的文献资料，编写了本书。

本书共分为十三章，前十章主要介绍了麻醉学的基础知识，包括绪论、麻醉医师的素质培养、椎管内麻醉、局部麻醉、静脉全身麻醉、临床常用麻醉药物、麻醉中的监测技术、麻醉与手术室安全、麻醉机、术后镇痛等内容；第十一章至第十三章详细叙述了临床常见各种手术的麻醉方法，包括介入治疗的麻醉、休克患者手术的麻醉、严重创伤患者手术的麻醉等。本书内容以简明、实用为主，重点突出，条理清楚，便于在工作中随时查阅，并且突出了理论与实践、基础与临床、临床麻醉与监测治疗的结合。读者以临床麻醉医师为主，也适用于医学院校师生、临床各科手术医师阅读和参考。

虽然编者在编写过程中做出了很多努力，但由于作者的专业水平和知识有限，书中难免有不足和疏漏之处，敬请各位读者批评指正，奉献宝贵意见。

编 者

2021 年 4 月

目　录

第一章　绪论

第一节　麻醉学科的发展

一、麻醉学科和麻醉专业组织的成立

从1842年乙醚麻醉出现到现在，一个半世纪以来，特别是在近半个多世纪，是近代麻醉学飞跃发展的时期，不仅麻醉学技术和理论得到空前进步和日趋完善，而且涌现出大批优秀的麻醉专业人才，兼医疗、科研和教学于一身，进行了大量的开拓性工作，麻醉学发展日新月异。麻醉学作为临床医学的一个组成部分，已日益显示出其独特的学科特点和在医疗救治工作中的重要作用，20世纪中叶麻醉学逐渐从外科学中分化独立出来。随着医学科学的发展，建立起一支专科性更强的麻醉专业化队伍，既是临床医学发展的客观需求，也是临床医学发展的必然趋势。

1848年，一位15岁的女孩死于氯仿麻醉，这是麻醉导致的第一例死亡报道，随后，有关麻醉药物并发症及麻醉相关病死率逐步得到广泛关注，并推动了由专业人员来实施麻醉管理的共识。1893年《英国医学杂志》(*British Medical Journal*)提出，麻醉应该由专业人员，尽可能的是医师来做。1927年，美国第一个麻醉医师培训基地建立。随后，麻醉医师的需求越来越多。与此同时，麻醉护士还继续为患者提供麻醉服务，但是已经从外科医师指导下转换成在麻醉医师的指导下进行。最终，形成了麻醉护士和麻醉医师组成的麻醉团队(anesthesia care team)。1927年，Waters在Wisconsin大学建立了美国第一个麻醉住院医师培训基地，开始了麻醉医师的正规培养。世界上第一个麻醉科在纽约大学医学院设立，自此，麻醉学科终于正式从外科学中独立出来。随后世界各国诸多医院，以教学医院为主，也先后设立了麻醉科。

麻醉专业组织最早出现于19世纪末和20世纪初。1893年在英国出现了伦敦麻醉医学会。1905年在美国成立了第一个麻醉医师协会"长岛麻醉医师协会"，1911年更名为纽约州麻醉医师协会，1936年，再次改名为美国麻醉医师学会(American society of anesthesiologists)即ASA成立，1941年，美国医学专业委员会正式承认，麻醉为一个新的医学专业，自此麻醉学作为一个医学专业被美国医学会认可。之后在世界各国相继成立了麻醉专门学会。1955年，成立了世界麻醉医师联盟(WFSA)，至今已有107个国家麻醉学分会参与组成，1956年开始，每4年举办一次世界麻醉学会。1962年，亚澳麻醉理事会(AARS)成立，并每隔4年召开一次亚澳麻醉学会(AACA)。其他麻醉相关的专业组织包括世界疼痛学会联合会(WFPS)、世界危重病医学会联盟(WFSICCM)等也定期召开学术会议。

麻醉专业的系统论著和杂志创立开始于20世纪。1941年，Gwathmey出版了第一部比较全面介绍麻醉的专著《麻醉》(*ANESTHESIA*)。关于麻醉专业杂志，最早于1922年美国麻醉学会主编出版了《麻醉与镇痛杂志》(*Current Researches in Anesthesia and Analgesia*)，

1923年出版了《英国麻醉学杂志》(*British Journal of Anaesthesia*),1940年《麻醉学杂志》(*Anesthesiology*)出版,以后陆续在世界各国发行了英、德、法、日、中等语种的麻醉、复苏、重症监测治疗等杂志约50种。这些麻醉专业组织的成立以及麻醉专著和杂志的创立对于交流学术、发展麻醉学都起了积极的推动作用。这些发展也表明麻醉学作为一门新学科和医学专业已被普遍承认和接受,麻醉学专业已趋于成熟及良性的发展阶段。

二、麻醉理论范畴和工作范围的不断扩大

进入20世纪50年代,在临床麻醉学发展的基础上,麻醉的工作范围与领域进一步扩展,麻醉操作技术不断改进完善,麻醉学科和专业进一步发展壮大,迈进了现代麻醉学的发展阶段。伴随着麻醉理论和麻醉学科的范畴不断地更新,麻醉学又分支出若干亚学科,伴随新理论、新知识、新技术的运用,进一步丰富了现代麻醉学的内涵。

传统的麻醉工作仅仅局限于简单给予某些麻醉药,现在,麻醉不只是单纯解决手术止痛,工作范围也不单局限在手术室,麻醉临床工作者的足迹已涉及整个医院。1942年,创建了世界上第一个麻醉后恢复室,这是加强监护病房(ICU)的早期雏形,也是麻醉专业的最早分化。现今,麻醉学有了进一步的分化和综合,不仅分出了心血管、儿科、妇产科、神经外科等专科麻醉,而且工作范围已经扩大到手术室以外的心肺脑复苏、重症加强监护病房和急救医学。此外,麻醉医师还常规地承担起临床上诊断性和治疗性神经阻滞,以及输液、输血和氧疗等项工作,近年来,疼痛门诊和呼吸功能不全的康复治疗门诊也开始在世界各地建立起来。现代麻醉还拥有许多新型的技术手段,例如低温体外循环技术、多功能多用途麻醉机和呼吸机的应用、电子技术和微电脑监测仪器以及质谱仪等先进设备的配置等,使麻醉工作迈入了现代化的发展阶段。

现代麻醉学科的概念不仅包括麻醉镇痛,而且涉及麻醉前、麻醉后整个围手术期的准备与治疗,监测手术麻醉时重要生理功能的变化,调控和维持机体内环境的稳态,以维护患者生理功能,为手术提供良好的条件,为患者安全度过手术提供保障,一旦遇有手术麻醉发生意外时,能及时采取有效的紧急措施抢救患者。此外,还承担危重患者复苏急救、呼吸疗法、休克救治、疼痛治疗等临床诊疗工作。

三、麻醉学科在临床重要作用的不断延伸和麻醉学科建设的继续发展

麻醉学在临床医学中日益发挥着重要作用,为外科、妇产科、耳鼻喉科、眼科、口腔科等手术患者提供无痛、安全、肌松、无术中知晓、无不良反应和良好的手术条件以完成手术治疗。同时通过它所掌握的复苏急救知识和技术,对各临床科室患者,特别是危重症患者发生的循环、呼吸、肝肾等功能衰竭的处理,并在加强治疗病房(ICU)、疼痛诊疗门诊以及其他有关治疗诊断场合等方面,也都日益发挥着重要作用。

麻醉学科与其他学科的关系也日益紧密起来。麻醉学是一门基础医学与临床医学密切结合的学科。在基础医学方面以药理、生理、生化、病理生理学为基础。近年来,麻醉学又以生物物理、分子生物、免疫、遗传、生物医学工程学密切联系,进一步探讨和阐明疼痛与麻醉对机体的影响和机制。在复苏和危重症医学方面研究机体死亡与复活的规律。反过来通过临床实践,验证和丰富诸如疼痛学说、麻醉药作用机制、麻醉对遗传的影响等。随着整个医学科学和麻醉学的发展,麻醉学与其他学科的关系将更加密切,相互促进,共同提高。

在科技高速发展、麻醉安全性和可控性不断提高的今天，麻醉医师仅仅关注于手术期间麻醉实施的传统工作已经无法适应新时代的需求了。麻醉医师必须思考如何发挥自身优势来改善患者的远期预后，这不仅是社会广大群众对麻醉医师提出的更高要求，也是麻醉学发展的大好契机。如何保障围手术期安全、减少麻醉对手术患者造成的长期影响，并积极参与到促进患者术后恢复的临床实践中，将成为麻醉管理质量优劣的新标准。为此，2016 年的中华医学会麻醉学分会在年会中特别设立年会主题“从麻醉学到围手术期医学”，就是为了引导麻醉学科更好适应围手术期医学发展的要求。因此，以患者为中心，通过实施精准麻醉、加强培训和学习、开展科学研究并在临床推广，使麻醉科成为医院临床安全的关键学科，舒适医疗的主导学科，未来医院的支柱学科，科研创新的重点学科、社会熟知的品牌学科，定然会为患者预后的改善带来最大的益处。

第二节　我国麻醉学科的现状

一、我国麻醉学科近百年发展史

(一)新中国成立前

我国麻醉学起步较晚。19 世纪西方医学开始传入我国。麻醉药物方面的发展包括 1847 年(清道光 27 年)，乙醚传入中国，Parker 首次在中国使用乙醚全身麻醉。次年，即清道光 28 年，氯仿传入国内。1932～1945 年的 14 年抗战期间，麻醉仍以乙醚、氯仿为主，间或使用氯化乙烷，至抗战末期美国大量援助以硫喷妥钠，静脉全麻得以大量使用。

19 世纪末和 20 世纪初，外国教会在全国各地开办医院，进而招收学徒，创办医学校。最早有上海仁济医院(1844 年)，广州博济医学堂(1866 年)，上海同仁医院(1879 年)、天津医学馆(1881 年)、北京协和医学校(1903 年)、济南齐鲁医学校(1904 年)等。辛亥革命后陆续在北京、浙江、奉天等地建立了公立或私立医学专门学校，大部分均附设有医院，但这些医院创设之初都没有麻醉科，而从事麻醉专业的人员也是凤毛麟角。

新中国成立之前，国内的外科手术刚刚兴起，也只有少数几个大城市大医院才能实施较大的手术，如胃大部切除术，胆囊切除术等。尽管大部分手术的麻醉均有麻醉医师或护士负责，但整体都方法简单，设备简陋，技术水平不高，更缺乏创造性的成就。当时国内出版社的麻醉专著也非常少，有 1931 年亨利、孟合理摘译的《局部麻醉法入门》，1942 年，陶马利著的《全身麻醉》等。我国麻醉学科在新中国成立之后，才得到迅速进步，出现了根本的变化并取得较大的成就。

(二)新中国成立初

尽管我国的麻醉学起步较晚，麻醉科于新中国成立后才得以设立，但在老一辈麻醉学家辛勤耕耘及引领下，全国麻醉科的建设发展很快，至 20 世纪 60 年代初临床麻醉已能紧跟世界水平并有自己的创新。如针刺麻醉、中药麻醉以及从中草药中提制催醒药、肌松药和降压药等，曾引起各国同道们的关注和兴趣。70 年代，正值国际麻醉学从三级学科向二级学科快速发展的时候，麻醉学科建设全面中断。直至 20 世纪80 年代初，我国麻醉科是外科学的分支学科，是三级学科，归属医技科室。

在此期间，我国麻醉学科发展历程中具有历史性的重要事件和里程碑包括：1964 年在南京召开麻醉学术会议（以后定为全国第一次麻醉学术会议）；1979 年在哈尔滨召开第二次全国麻醉学术会议，这是“文革”后相隔 15 年召开的全国麻醉学会议，会上成立了中华医学会麻醉学分会；1981 年，《中华麻醉学杂志》创刊；1982 年，《国外医学·麻醉与复苏分册》创刊；1986 年，徐州医学院试办麻醉学专业（本科）；1987 年，国家教委将麻醉学专列入专业目录等。

过去的半个世纪以来，我国麻醉学科的建设与发展是巨大的，凝聚了几代人的艰辛与心血。20 世纪 40 年代末至 50 年代初，我国现代麻醉学的开拓者吴珏、尚德延、谢荣在美国中西部的几所医科大学学习麻醉的专业知识，前后回国在上海、兰州、北京等地教学医院建立了麻醉科，充实了麻醉设备，培养专业人才，逐步创建麻醉专业，构架起与美国相似的麻醉学临床与教学框架。这一期间还有李杏芳（上海）、谭蕙英（北京）、王源昶（天津）等也在创建麻醉科室、开展临床麻醉的工作中发挥了奠基作用。在这些先辈的努力下，培养了大批麻醉骨干力量，之后这批人员遍及全国各省市，进一步建立麻醉科室。迄今，在我国县级以上医院，大部分建立了科室组织，配备了麻醉学教研室和麻醉研究室。与此同时，还创办了麻醉专业杂志和各级麻醉学会，2006 年并被世界麻醉医师联合会（WFSA）接纳为正式成员，使中国麻醉学科得以跻身世界麻醉学科之列。总之，这些麻醉学科先辈们通过麻醉医疗，教学和科研活动，为新中国麻醉学科的建设，麻醉专业的创立，人才的培养发挥了重大作用，对中国现代麻醉学的发展做出了不可磨灭的贡献。

在临床麻醉工作发展的同时，从 20 世纪 50 年代开始我国麻醉工作者开始参与手术、急诊室以及临床各科室心搏呼吸骤停患者的复苏急救工作，率先实施胸外心脏按压和头部降温等心肺、脑复苏等措施，积累了丰富的经验，成功地抢救了许多心搏骤停脑缺氧超过临界时限的病例。从 50 年代末国内有的医院建立麻醉恢复室，80 年代重症监测治疗病室（ICU）在国内大医院普遍开展，集中训练有素的专业医护人员，采用先进的监测仪器和技术，对重大手术及危重患者的救治充分发挥了作用，70 年代我国疼痛治疗工作有了新进展，在临床以神经阻滞为主，许多医院开设了疼痛诊疗门诊和病室，对某些疼痛的机制开展研究。麻醉科室的创建和健全，不断开展应用新的麻醉药物和方法，逐步扩大工作范围，使我国麻醉学科得到快速的发展。

（三）〔89〕12 号文件确立一级临床科室地位

1989 年 5 月，原国家卫生部（现国家卫生和计划生育委员会）〔89〕12 号文件《卫生部关于将麻醉科改为临床科室的通知》。通知明确指出：“近年来，我国医院临床麻醉学科有了较大的发展，其工作性质、职责范围已超出了原‘麻醉’词义的范畴，为进一步推动麻醉学科的发展并借鉴其国内外发展经验，同意医院麻醉科由原来的医技科室改为一级临床科室。”通知具体指出了我国麻醉学科发展的主要表现有 3 点。

（1）麻醉科工作领域，由原来的手术室逐步扩大到了门诊与病房。

（2）业务范围，由临床麻醉逐步扩大到急救、心肺脑复苏、疼痛的研究与治疗。

（3）临床麻醉的工作重点将逐步转向人体生理功能的监测、调节、控制及麻醉并发症的治疗等。

通知希望“各级卫生主管部门和医疗单位根据本通知精神，结合各地医院具体情况，按二级学科的要求与标准，切实加强麻醉科的科学管理工作，重视人员培训，注重仪器装备，努力提高技术水平，使其不断适应医学发展的需要”。这一文件奠定了现代麻醉学在医院中的地位，麻醉学科因而得到了迅速发展。目前，麻醉学科的三级学科正在建立与发展，包括临床麻醉、危重病监护、疼痛治疗和急救复苏。培养高素质的后备人才，是新世纪麻醉专业的需要，也是医学发展的需要。这就要求麻醉科室从住院医师的培养抓起，规范培训，不断改进方法，为将来进一步培养高层次麻醉人才打好坚实的基础。

在学科建设的对外交流和国际协作方面，中华医学会麻醉学分会加入世界麻醉医师联盟曾是几代麻醉学人的夙愿。创立于 1955 年的世界麻醉医师联盟是全球公认的国际性学术组织，当时中国的麻醉学会还不是国际麻醉协会、亚太麻醉协会的成员，这在一定程度上影响了我国麻醉学科与国际麻醉学科的交流与协作。1981 年，谢荣教授赴德国参加第七届世界麻醉学会议以后，我国麻醉界与世界各国同行的往来逐渐密切，积极开展国际和海外麻醉学业会之间的学术交流，进行多场海外专题报告活动，同时邀请多名海外知名专家来华讲学或举办国际专题会议等。三十多年来，经过几代人多方积极地努力，中华医学会麻醉学会已于 2004 年底正式加入了 WFSA，迄今已有数千人先后成为美国麻醉协会（ASA）、世界疼痛医师学会中国分会（CCWSPC）会员、国际麻醉研究协会（IARS）等国际麻醉协会的会员或负责人，能在世界平台上展示中国麻醉事业的蓬勃发展，让世界了解中国，亦为世界麻醉学的发展贡献一份力量。

二、我国麻醉学科的现状与差距

（一）我国麻醉学科的现状

我国麻醉学科的发展，40 年代至 50 年代初期，只能施行简单的乙醚开放滴入法，气管内插管吸入麻醉及单次普鲁卡因蛛网膜下腔阻滞等几种麻醉方法。之后，随着我国医药卫生和工业的发展，麻醉条件逐步有了改善，从国产的吸入麻醉机施行循环密闭式吸入麻醉到轻便空气麻醉机，从单次硬膜外阻滞到应用导管法连续硬膜外阻滞麻醉。70 年代后期，随着改革开放，引进了许多国外新的麻醉药物，如恩氟烷、异氟烷、七氟烷；泮库溴铵、阿曲库铵、维库溴铵等麻醉药与辅助药，以及先进的麻醉设备，包括配备精密流量计和挥发器以及监测报警装置的现代麻醉机和呼吸机和具有多方面监测功能的呼吸、循环、体温、肌松等生理监测仪等，进一步提高了中国麻醉水平，促进了我国麻醉学科的现代化。

经过中国麻醉工作者几代人不懈的努力，麻醉学科有了很大的发展。改革开放 30 年来，伴随我国经济的崛起，麻醉学科也得以迅猛发展，麻醉学专业无论在临床麻醉和基础研究方面都取得了长足的进步，麻醉学科的整体水平得到全面提高，主要表现在下列几个方面。

(1)麻醉学基础研究十分活跃，从细胞水平、基因水平等多层面研究了吸入麻醉药、静脉麻醉药和麻醉性镇痛药及局麻药的作用机制。随着国家对麻醉科研的投入力度也越来越大，在国际研究的热门领域，几乎都有中国麻醉学者涉足，麻醉学科已开始迈步走向世界麻醉学领域的研究前沿。另外，基础研究带动的新药物、新技术的不断投入和推广使临床麻醉更加方便、快捷、舒适。

(2)建立了现代化麻醉手术系统，麻醉学临床研究也取得了显著进展，包括微创外科的麻醉处理、“快通道”麻醉方案的实施、器官移植等特殊手术的麻醉，特别是进入 21 世纪以来，随着循证医学的快速发展，临床麻醉取得了长足的进步，麻醉学科的整体水平得到全面提高，与国际上发达国家的麻醉学发展水平之间的差距越来越小。

(3)围手术期监测、治疗和重要器官功能保护等方面在理论研究和临床实施方面开展了大量的工作，如麻醉深度监测、体温监测、血液稀释与血液保护等。监测技术和麻醉设备的更新换代使中国麻醉学科的装备，尤其是在大城市和沿海开放地区迅速与国际接轨，增加了临床麻醉的可控性，大大提高了麻醉管理质量和麻醉安全性。

(4)亚专科不断发展，疼痛、重症监测治疗已成为麻醉学科的重要组成部分。疼痛机制得以深入研究，疼痛治疗正在广泛开展，规范化疼痛处理的逐步推广应用。我国目前已有80%以上的二级甲等医院麻醉科开展了急慢性疼痛的治疗，较为普遍地建立了疼痛治疗门诊或病房，诊治领域包括术后镇痛、无痛人工流产、有创检查的镇静镇痛、慢性疼痛治疗、癌性疼痛治疗等。规范化疼痛处理是近年倡导的镇痛治疗新观念，已先后制定众多有关临床疼痛诊疗指南和技术操作规范。

(5)学科人才梯队建设有了长足的发展。大量本科生、研究生进入学科梯队，使麻醉学科的人才结构逐步趋于合理，梯队层次逐年提高。与此同时，原在麻醉队伍中的护士逐步过渡到麻醉的各种辅助工作岗位。随着医师法的颁布和执业医师制度的执行，麻醉学科已正式进入由医师执业的临床学科行列。近年来，广泛实施的住院医师规范化培训工作，也为今后学科水平的进一步提升打下了基础。

(二)我国麻醉学科的差距

1989年12号文件确定麻醉科为一级临床科室、二级临床学科以来，但总体而言，我国麻醉学科至今仍是一个发展中的学科，学科发展很不平衡，目前存在的问题包括下面几方面的问题:组织与管理方面、人力方面、设备方面以及安全隐患问题。

1.外部环境和组织与管理方面的差距

在新一轮医药卫生体制改革的大背景下，我国医院麻醉学科的内外环境都发生了较大的变化，但目前我国大多数医院对麻醉学科的功能和作用尚缺乏准确的定位。但由于种种原因，多数医院尤其是基层医疗机构的麻醉学科尚未受到应有的重视，综合性医院麻醉学科的地位并没有得到相应的提高，医院麻醉科的发展相对滞后，其舒适化医疗、保障医疗安全等作用未能得到充分地发挥。

而这种对麻醉学科的轻视首先就体现在麻醉科与手术室的混合建制上。麻醉科是医院重要的临床科室，县级以上综合性医院都应成立麻醉科。所谓的麻醉手术科和手术麻醉科都是不符合麻醉发展要求的，这不仅阻碍了麻醉科的发展，也不利于手术室作为一个科室的建设。同时，麻醉科同样有繁杂、技术要求高的任务，因此配备护士编制以配合麻醉医师的工作非常必要，但很多医院麻醉科没有护士编制，或有护士从事麻醉医师工作，这都很不规范。

2.人力方面存在的差距

主要表现在以下几个方面。

第一，人员数量配备不足。麻醉科人力资源数量不足是目前二三级医院存在的普遍现象，也是麻醉安全的重大隐患。

第二，人员结构差异明显。表现在公私有别，即公立的医疗机构中，不论是医院，还是基层卫生机构，麻醉医师均以中青年人员为主，而民营医院的麻醉医师以45岁以上中老年为主，人员老化情况较为严重；城乡有别，即城市三级医院、二级医院和社区卫生服务中心的麻醉医师年龄梯队基本上符合老中青结合的梯形结构，但是农村乡镇卫生院麻醉医师出现断层现象，除了部分即将退休的麻醉医师外，普遍年龄结构偏年轻，35～44岁人员力量较弱。

第三，人员素质高低不齐。从学历水平来看，麻醉医师学历的构成情况，三级医院较其他级别的医疗机构要好，农村基层医疗机构（乡镇卫生院）较城市基层医疗机构（社区卫生服务中心）麻醉人员的学历构成层次明显偏低。

第四，连续工作时间过长。麻醉医师，尤其是大型综合性医院的麻醉医师，连续工作的时间大大超过了工作极限，处于疲劳麻醉的边缘。

第五，麻醉医师的职业倦怠不容忽视。调查结果显示，麻醉医师整体情绪衰竭和情感疏离情况属于较轻水平或正常，与相关科室医师水平相当；但是在个人成就感方面处于中度水平，明显低于相关科室。其中，三级医院麻醉医师情绪衰竭情况最为严重，处于高度情绪衰竭和高度情感疏离水平的麻醉医师比例最高，三级医院麻醉医师工作量较大，面对的患者病情较其他二级医院和基层医疗机构的患者复杂，相对处于工作压力和竞争力都较大的环境中，容易产生身心疲惫感。

第六，收入情况不够乐观。在三级医院中，麻醉医师的奖金收入水平在院内处于中上等水平，在二级医院和基层医疗机构中，麻醉医师的奖金收入处于中等水平。

第七，基层医疗机构仍存在资质不够的问题。调查显示，部分麻醉医师的最后学历专业并非麻醉专业或外科专业，而是由其他专业转到麻醉专业经过一定培训转岗从事麻醉工作。执业医师法实施时，其中的“护转医”人员有一部分也取得了执业医师资格。随着执业医师的严格准入，这种情况目前已经基本不多见。

3.设备方面存在的差距

数据显示，90%以上的医疗机构麻醉配备数量都达到了国家的要求，无论是公立医疗机构还是民营医疗机构，无论是城市医疗机构还是农村医疗机构，麻醉设备配备的数量已不是麻醉科存在的主要问题。

目前存在的问题主要在于麻醉设备的检修维护、设备使用和设备质量等几方面。资料显示，90%以上三级医院的麻醉科未配备专门的设备维护工程师，所有的麻醉设备都是发生故障后才找厂家来修，而厂家维修的速度有快有慢，在一定程度上影响手术麻醉的正常开展。同时，90%以上的三级医院缺乏规范的设备定期检修制度，所有设备缺乏一个必要的检修和维护，在未出现故障之前几乎365天不停歇地运转，一旦麻醉机等关键设备在术中麻醉时出现故障，就会导致重大的安全事故，因此，麻醉设备的检修和维护是麻醉安全中的重要隐患。部分医疗机构虽然在麻醉设备的配备数量上达到了要求，但在麻醉设备的配备质量上还存在一定问题，尤其是在民营医疗机构和基层医疗机构问题更为严重。出于成本考虑，民营医疗机构和基层医疗机构购置的多为功能较为单一的麻醉设备，甚至部分医疗机构为了应付上级的检查，购置一些废置或即将淘汰的麻醉设备以充数量，但实际上这些麻醉设备并不能正常运转，有些麻醉机只剩下给氧用途，真正要抢救患者时就会存在问题。

4.麻醉安全有待提高

麻醉安全一直是中外麻醉学关注和讨论的焦点，美国的麻醉病死率大概20万～50万分之一。但我国缺乏麻醉相关病死率的数据。麻醉事故的降低，既反映出麻醉医师的良好素质和训练，也和药物和仪器设备的改进和发展分不开，更是学科建设绕不开的核心问题。在现阶段及现有的医疗环境中，麻醉学科作为高风险临床科室，因为上述组织管理、人力及物力等多方面原因，存在一些重大安全隐患，需要特别关注及亟待相应措施加以防范。要在这一复杂的医疗过程中实现有效的质量控制，需要积极争取和利用各方面支持和资源，增加设备投入并注重人才培养，既要利用现代化的管理理念，又要结合自身特点，从多角度全方位保障麻醉科医疗质量管理，推进麻醉学科的不断发展。

总之，麻醉学科涉及多学科合作与共建，既是推动"舒适化医疗"的主导学科，又是保障医疗安全的关键学科，既是提高医院工作效率的枢纽学科，也是未来医院的支柱学科和科研创新的重点学科。通过不断努力，还要使之成为社会所熟知和认可的重要学科。麻醉学科的发展应顺应和适应医学各学科的需要，健全学科的合理结构，提升医疗技术水平，凝聚和形成优秀人才群体，进而促进医院建设与发展。麻醉学科发展的最核心要素是人才。科研学术水平的提高、技术的创新离不开人才，先进仪器设备的操作和诊治同样离不开人才，合理的人才梯队更是学科持续发展的动力。麻醉学科发展离不开人(才培养)、财(力支持)、物(资设备)，其中人才培养是关键，领军人物对顶层设计和学科管理的把控是重中之重。

第三节　我国麻醉学科的发展

新时代背景下，麻醉学科应抓住机遇，直面挑战，从而促进学科发展。

一、机遇与挑战

(一)社会发展、医学发展以及医疗体制改革带来的学科建设的机遇

随着社会的发展、医疗模式的改变，医疗体制改革、竞争机制的引入和卫生改革工作的不断深入，人们对健康的需求在不断增长，给围手术期手术麻醉安全性、医疗服务效率以及社会的经济支付能力带来了巨大挑战。过去的医疗改革，主要是靠"以药养医"的政策来维持，随着社会发展以及医疗体制改革，医药的批零差价将逐步取消，今后医院的效益必须从手术、检查及介入等一系列的医疗活动里来，从医务人员的劳动价值来体现。而所有这一切，都离不开麻醉学科的工作。麻醉学科会逐步成为提高医院工作效率的枢纽学科。下一轮的医院竞争，前提是效益的竞争。所以，今后医疗的发展趋势必然会推动麻醉学科成为医院提高工作效率的枢纽学科，同时也是为医院赢得社会和经济效益的主要科室，将是医改未来发展的支柱学科。

其次，先进的仪器、设备及许多新药、新技术在围手术期的使用，既提高了麻醉安全，又要求麻醉医师必须具备丰富广博的专业知识，且应熟练地掌握现代化仪器的使用。这些都对麻醉安全、服务模式、服务质量提出更高的要求。如何从麻醉学科发展的角度，通过调整专业定位、规范医疗行为、加强患者安全管理建设，来构建起围手术期手术麻醉的安全体系，是当下时代背景下的重大课题。

(二)麻醉质量管理与控制带来的学科发展的机遇

随着外科领域的纵深发展,外科专科化趋势明显快于麻醉学科的发展进程,许多外科手术已经打破人体禁区或非生理状况,加上手术数量和复杂程度与日俱增、人口结构愈趋老龄化,必然带来重大手术和危重患者逐渐增多的局面,给麻醉医师带来新的挑战。结合我国目前医疗改革现状,加强医疗质量、促进患者安全变得更为重要和紧迫。近年来,围绕麻醉质量管理与控制有一系列举措和革新,包括专注技术革新以解决客观问题、专注于管理革新以解决主观问题以及重视社会、媒体、舆论等外部环境问题。

其中,“建立系统化临床路径,消除个人的因素导致的错误”是近几年在管理策略方面的重要更新。临床医疗是临床特色学科的重中之重,是学科存在的前提。特色的麻醉学科来源于特色的临床麻醉病例的有效收集和利用。应改变多年来应付临床任务而缺乏临床病例的有效记录与利用的现状。建立麻醉临床路径,即针对某一疾病建立一套标准化麻醉方案与治疗程序,以循证医学证据和指南为指导来促进麻醉管理的规范化,最终起到规范医疗行为的目的,从而进一步建立信息化麻醉病例数据库。麻醉临床路径应区别于常规的临床路径,在ICD码对应的各种疾病或某种手术名称规范的基础上,强调麻醉前、麻醉中、麻醉后的围手术期医学概念,手术、麻醉、护理、检验、心理等学科结合起来,保证治疗项目精细化、标准化、程序化,形成单一病例的标准化与同类病例的规范化。因此,完善临床路径,尽量细化麻醉各项程序,以规范化操作防范麻醉意外是保障临床麻醉安全的重要举措。

(三)快通道麻醉、围手术期医学、加速康复医学等带来新的学科发展机遇

加速康复外科最早是2001年提出的,其核心思想是指在术前、术中及术后应用各种已证实有效的方法以减少手术应激及并发症,加速患者术后的康复。其运作涉及外科医师、麻醉医师、康复治疗师、护士,也包括患者及家属的积极参与,是一个多学科协作的过程。其中快通道麻醉和充分完善的术后止痛这两个环节是重要的组成部分,以尽量减少围手术期的各种应激反应。除此之外,近年来广受青睐的日间手术的麻醉,最早源自欧美发达国家,其实也属于快通道麻醉的工作范围之一。快速康复外科和日间手术都给快通道麻醉技术的实施和推广提出了更高的要求,核心要素在于需要建立一整套科学高效的管理体系和一系列严谨细致的安全保障措施。

进入21世纪以来,麻醉医师日益主导了患者合并疾病的围手术期评估与处理工作,对手术患者的围手术期安全承担的责任也与日俱增。现在一些欧美国家的麻醉科和我国西京医院等已经更名为“围手术期医学科”,麻醉学已经进入“围手术期医学”时代。

现代外科的理念也进行了更新。1997年,丹麦哥本哈根大学Henrik Kelhet教授提出加速康复外科(Enhanced Recovery After Surgery,ERAS)的概念,其本人被誉为“加速康复外科”之父。ERAS指采用一系列有循证医学证据的围手术期处理措施,以减少手术患者的生理及心理的创伤应激,达到快速康复目,其核心理念是减少创伤和应激。促进术后康复的麻醉管理,是ERAS的重要组成部分。ERAS要求采用遵循循证医学证据的一系列围手术期优化方案,促进患者术后尽快康复。促进术后康复的麻醉管理强调麻醉科医师在围手术期所起的作用,使麻醉科医师从提供最佳手术条件、最小化疼痛和保障围麻醉期患者生命安全,向确保患者的合并疾病得到最佳处理。促进术后患者康复转变。麻醉科医师应当在围手术期合理调节

应激反应(内分泌、代谢和免疫),使用各种已证实有效的方法(优化术前、术中、术后患者管理等)来降低手术伤害性刺激反应,维持重要器官功能。最小化不良反应(如疼痛、恶心和呕吐等),减少并发症,提高康复质量,从而缩短住院时间,减少住院费用,提高患者满意度。

显然,伴随快通道麻醉技术、围手术期医学和 ERAS 的迅速发展和应用,将使麻醉学科面临许多新问题的考量。学科必须顺应医学发展趋势,适应临床诊疗的发展需求,对新问题深入思考和研究,探索出行之有效和安全可靠的新技术与服务项目,以期在围手术期医学领域以及临床医疗实践中发挥自己应有的、独到的作用。

二、应对挑战

当前,麻醉学科正面临跨世纪学科发展的挑战,科技是这场挑战的核心,如何在原有的学科建设的基础上将麻醉学科推向新的台阶?疼痛诊疗和重症医学这些亚学科的独立发展和迅速剥离,麻醉学科如何应对?生命科学的高度繁荣带来的新技术的更新甚至颠覆性的改变,是否会边缘化麻醉学科?神经科学的迅猛发展,麻醉学科会不会掉队?摆在面前的是机遇,更是挑战。

(一)麻醉亚学科的独立发展,是否会从麻醉科剥离

麻醉亚学科的兴起和发展丰富了麻醉学内容、将麻醉技术更多地为人类造福,其中疼痛诊疗和重症医学已经成为麻醉学比较成熟的亚学科,而正在兴起的毒瘾医学(主要代表技术为全麻下快速脱毒)也可能成为下一个麻醉学亚学科。然而,近年来疼痛和重症医学已逐渐脱离麻醉学科。

麻醉亚学科的独立发展不应脱离麻醉的整个学科体系。从历史沿袭而言,疼痛诊疗和重症医学都是麻醉科医师首创,都是麻醉学的重要组成部分之一。即使到今天,欧洲国家仍然是麻醉科在管理 ICU。从麻醉前门诊、手术室临床麻醉、手术后恢复室及 ICU,全部由麻醉科管理,这仍是目前整个国际麻醉界最通行的组织模式,因为这一模式,符合医疗流程的自然规律,符合患者的最大利益,也为医院带来最大的效益。在心内科、呼吸内科等都有自己专科 ICU 的现实情况下,医院综合 ICU 或外科 ICU 的收治对象,主要是围手术期间的危重患者。由麻醉科管理 ICU,就可以将手术前对患者病情和机体生理功能的评估和准备、手术中患者生命体征的综合管理、手术后早期的病情判断和及时处理以及术后疼痛与术后并发症的处置连为一体,真正做到高效、安全的医疗服务。

其次,从规范化培训和人才培养的角度而言,没有麻醉科的工作基础,缺乏神经阻滞技术、危重患者急救和复苏技术,缺乏麻醉药、肌肉松弛药及麻醉性镇痛药的授权和使用经验,如何开展亚专科的临床工作?因此,亚专科医师的麻醉科工作基础是非常必要的。应当是从经过麻醉学科基础训练 1～2 年后的住院医师中选拔,再经相关亚专科的专业培训后,才可以胜任他们的本职工作。

总之,伴随科学技术的高速发展,必然出现学科越来越多,分工越来越细,研究越来越深入,但从更广阔的范围来看,学科间的联系越来越密切,相互渗透的程度越来越深,科学研究朝着综合性方向发展。未来,各个学科之间的交叉碰撞、知识和资源的整合重组将成为学科发展的总的趋势,在这样的时代背景下,结合历史沿袭、组织管理及人才培养几方面的客观现实,这些本来隶属于麻醉学科的亚专科,其未来发展不能脱离麻醉学科建设的这个大体系。

(二)新技术带来的精准医学,是否会使麻醉科边缘化

随着计算机能力和人工智能的迅猛发展,自动化浪潮已经波及医学领域。以 Nacrotrend 为代表的麻醉深度监测,以靶控输注静脉麻醉、闭环反馈吸入麻醉及强生 Sedasys 麻醉机器人等为代表的计算机辅助麻醉,在提高麻醉精准度的同时,也在挑战麻醉学科的未来发展。

建立在电脑分析基础上的麻醉深度监测,具有安全、无痛,数字化麻醉管理的优势,在指导麻醉药物选用,反映意识状态、麻醉镇静深度等方面具有明显的优势,对提高麻醉安全性和促进术后恢复、减少住院费用等方面具有良好的临床价值。近年来,强生公司子公司 Ethicon Endo-Surgery 开发了麻醉机器人Sedasys,以静脉注射的方式将处方药注入血液,通过检测与镇静相关的体征信号,可以自动调整或停止输液。尽管美国食品和药物管理局于 2013 年批准了这一疗法,但目前该技术仅被允许在常规的结肠镜检测手术中使用。

如果麻醉自动化得以推广,将在医学界引发一场自动化改革浪潮。但以目前的技术水平来看,“靶控”并不是“全自动”,麻醉机器人也不是“全能”,即使使用闭环靶控系统或麻醉机器人,仍需要麻醉医师严密观察患者生命体征和把控系统的运行情况。机器能极大辅助人类医疗行为,但尚远未到达完全取代人的程度。麻醉医师仍然承担着患者围手术期生命体征监测和管理的全部工作,是手术安全的关键所在。麻醉医师应发挥围手术期管理的特长,让机器听命于人而非被其替代。

(三)脑科学的快速发展,是否会让麻醉科掉队

全身麻醉离不开对人脑的研究。随着各种测量大脑活动与行为的新技术、新手段的出现,脑科学研究得到了快速发展,脑科学正广泛渗透影响了自然科学各个领域,尤其是极大促进了医学、心理学、思维认知科学的发展。目前看来,神经元标记和大范围神经网络中神经环路示踪和结构功能成像技术,大范围神经网络活动的同步检测、分析和操控技术,具有高时间、空间分辨力的新型成像技术,以及电子探针、纳米技术等,都将令研究者们探索大范围的神经元集群功能状态及动态变化成为可能,由此积累的大量数据或许可助人类在探索大脑的路上跨越沟壑、走得更远。

在脑科学的研究过程中,麻醉学科有着悠久的历史,多年来曾围绕全麻机制、防范术中知晓和术后认知功能障碍等展开过一系列脑功能相关的临床诊疗和研究工作。除了前述的多种监测麻醉深度的新理论和新技术之外,得益于脑科学定量多导脑电图监控脑电活动以防范神经系统的损伤,影像学方法(如功能磁共振成像、经颅多普勒等)测定脑血流灌注,通过测定颈静脉球血氧饱和度间接测定脑血氧或直接脑组织氧测定整体脑氧合状态提供信息等这些领域都可能是今后麻醉学科获得突破或得以推广的脑科学相关工作。

伴随全球脑科学研究的浪潮,麻醉学科必须迎头赶上,不能掉队。今后,围手术期脑功能保护意识的提高,围手术期脑功能监测进入快速发展阶段,从对麻醉深度的监测发展至直接对脑组织氧供需平衡的监测,从有创监测发展至微创监测甚或无创监测,提供的信息更加细致多样。麻醉学科应自始至终在这一领域扎根,发出学科的声音。

三、促进发展

目前跨学科时代,麻醉学科如何将围手术期管理与国家政策、基础建设、领导方式和医院文化相结合,对接高品质围手术期管理学术发展前沿,引领高品质围手术期管理跨学科合作的

创新发展？

围手术期医疗模式的提出，强调以手术患者为中心，以围手术期医师和（或）麻醉科医师为主导，各专业之间互相合作，通过医患双方的共同决策和无缝连接的医疗服务，来实现改善医疗质量、改进医疗服务和降低医疗费用的目的。在中国倡导、推广围手术期医学和ERAS的观念需要结合国情来进行必要的本土化，结合我国目前的医疗现状，提高医疗质量、保障患者安全是构建围手术期医疗安全体系的根本要务。因此，麻醉医师应该顺应麻醉学科发展的历史使命，重新调整学科的专业定位，加强医学教育和培训，规范麻醉医疗行为和加强系统患者安全管理建设，在围手术期构建起手术麻醉的安全体系。

随着医学技术、社会经济的发展和对疾病、疼痛的深入认识和研究，舒适医疗应运而生。舒适医疗的核心是无痛医疗。疼痛治疗正是由麻醉学科开创的，是麻醉学的重要组成部分之一，是麻醉医师最擅长的技术。在这种新的医疗服务模式下，麻醉学科表现出无可比拟的学科优势，在保证医疗安全的前提下，已经广泛开展了以围手术期镇痛和无痛诊疗为核心的医疗服务，在一定范围内真正实现了舒适医疗。舒适医疗服务既是患者的一种诉求，也是临床医师立足以人为本，实现以患者为中心的诊疗思想的一种具体体现，同时又是促进临床医学多学科协作发展的必要条件。麻醉学科的自身特点决定了其在舒适医疗服务中的核心地位，麻醉学科未来发展方向也必然是由安全、无痛转向舒适医疗。

为此，除继续关注镇静镇痛和快速麻醉技术革新之外，还需开放视野，主动提升理念，主动占据高位，从人员编制、设备配置、医学人文、科室管理、运作流程等全方位、多层次适应临床医学对麻醉学科的发展需求。麻醉学科的主动参与和应对，必将在有利于推动医院相关学科发展的同时，自身资源会进一步优化与整合，学科建设将更大更强。

第二章　麻醉医师的素质培养

年轻麻醉医师的成长主要取决于内部和外部因素：内部因素依靠自身的努力，通过临床实践提高业务技能，通过看书学习提高麻醉专业知识，逐渐成为一名合格的麻醉医师；外部因素主要依靠住院医师培训的规范性和严格性，与老师之间的学习、与同事之间的交流。只有内外兼修方能成为一名合格的麻醉医师。刘俊杰教授在《现代麻醉学》一书中有过精辟的论述，认为一个成熟合格的麻醉医师，必须具备两方面基本素质，即高尚的医德和精湛的医术，青年麻醉医师的培养应以此为准绳。21 世纪是一个高科技、高信息、高速度发展的时代，新世纪的麻醉医师需要更高的素质以迎接未来麻醉学日益发展变化的挑战。

一、从麻醉医生到围术期医生

新世纪的麻醉医生应该具备"围术期医生"的素质。美国麻醉学会对麻醉和围术期管理定义为：对患者的持续监护，包括术前评估、术中和术后监护以及参与这些活动中的系统和人员的管理。

从麻醉学过渡到麻醉与围术期医学可能是麻醉学发展的必经之路。术前参与到患者的管理之中可以使麻醉医生更清晰地了解患者的身体状况，理解手术的目的和手术中可能发生的风险。通过术中合理地选择麻醉方式和精确地调控麻醉状态，麻醉医生可以更有效地为外科手术提供高质量的麻醉并最大限度地降低患者可能面临的风险。术后积极参与患者苏醒过程和疼痛治疗方案有助于减少麻醉后并发症，降低患者术后的不适。这是围术期一整套的过程，不应该被分割开来。

麻醉医生向围术期医生转变的道路还很漫长，至少需要把一部分麻醉医生从目前繁重的临床麻醉工作中解放出来。然而，围术期医生毕竟是未来麻醉医生的发展方向之一。

二、从手术室内走到手术室外

新世纪的麻醉医生应该具备手术室外麻醉技术。手术室是麻醉医生工作的主要场所，未来麻醉医生的工作场所可能主要是在手术室外。随着起效快、作用时间短的麻醉药物和辅助药物的运用，麻醉医生可以在手术室外对患者进行更加精确的麻醉。据美国华盛顿国家儿童医学中心 2002 年统计，每年急诊科骨折、撕裂伤 1 500 例；影像诊断科的 CT 扫描、MRI、钡餐检查 2 500 例；肺科气管镜 100 例；心血管检查、超声心电检查、心导管术 750 例，还有许多烧伤科换敷料以及其他方面如胸管拔除、骨髓穿刺等操作。这些医疗过程都需要麻醉医生在手术室外运用不同的麻醉方式进行适度的镇静和镇痛。

手术室外患者在麻醉中往往会面对特殊的状况。介入放射治疗中的造影剂可能造成患者出现心律失常或者变态反应。颅内血管介入治疗往往需要术中唤醒以进行神经功能评估。心导管检查中可以给氧，但检查肺循环血流动力学时，必须保持血气在正常范围。由于导管要放置到心腔内，在检查中经常发生室性或室上性心律失常，要监护并及时处理心肌缺血和心律失常。MRI 的麻醉处理的独特问题主要包括三个方面：①禁忌铁磁性物品进入检查室。②监护仪干扰。③难以接近观察麻醉的患者。

三、从经验麻醉到科技麻醉

新世纪的麻醉医生应该具备高科技麻醉技术。随着高科技在麻醉工作中的应用，在麻醉机呼吸机及各种循环、呼吸、神经肌肉等功能监测仪设备和操作技术方面都不断地采用新的医学工程技术。例如电脑控制的麻醉机和呼吸机；利用气象色谱仪、质谱仪、红外线气体分析仪等监测人体及呼吸回路的气体及药物浓度；利用阻抗血流图、光纤多普勒血流速度仪、超声心动图等监测心功能；利用定量脑电图、诱发电位、经颅多普勒超声技术等监测脑血流和脑功能等，均大大提高了麻醉及危重患者的诊疗水平。

新世纪的麻醉医生应该学会和掌握应用电子计算机技术，包括计算机模拟教学、计算机网络技术和麻醉相关计算机设备等。麻醉医师通过计算机模拟教学系统，可以利用视、听、触等感受模拟患者、实验室、病房、手术室等系统，例如 cathsim 模拟系统是静脉穿刺模拟模型，Gasman 模拟系统软件可以模拟吸入麻醉药的溶解度、挥发性等物理特性对其麻醉效能的影响，还可以通过视频形象地体会低流量、循环紧闭式麻醉方式对吸入麻醉药药效动力学和药代动力学的影响。麻醉医师通过计算机网络可以快速查询掌握最新的麻醉学术动态和科技成果。许多高校医学专业的麻醉精品课程就很值得麻醉医师参考学习。至于在日常医疗、科研、教学工作中，电子计算机已经成为麻醉医师日常工作中形影不离的得力工具，可以帮助麻醉医生收集、整理、分析计算机各种资料数据和麻醉记录等。

四、从国内交流到国际协作

新世纪的麻醉医生应该具备国际协作交流能力。国际的协作交流包括：住院医生的交流、基础科研的分工协作、临床多中心研究的协作等。麻醉学科国际的协作交流日益增多。这是国际麻醉界对我国麻醉临床水平和科研水平的认可。随着国家对麻醉科研的投入力度加大，我国麻醉学科研究越来越多地进入世界麻醉学领域的研究前沿。反映在具体数字上就是被科学引文索引 SCI 收录的论文逐年增多，影响因子也在逐步提高，并且不少麻醉论文发表在国外权威的科研期刊上。

第三章　椎管内麻醉

第一节　椎管内麻醉的解剖与生理基础

一、椎管的解剖

（一）椎管骨骼的结构

脊椎由7节颈椎、12节胸椎、5节腰椎、融合成一块的5节骶椎以及3～4节尾椎组成（图3-1）。成人脊椎呈现四个弯曲，颈曲和腰曲向前，胸曲和骶曲向后。典型椎骨包括椎体及椎弓两个主要部分。椎体的功能是承重，两侧椎弓（椎弓根及椎板）从外侧向后围成椎孔，起保护脊髓的作用。每一椎板有7个突起，即3个肌突（2个横突及1个棘突），系肌肉及韧带附着处；4个关节突，上下各2个，各有其关节面。椎弓根上下有切迹，相邻的切迹围成椎间孔，供脊神经通过。

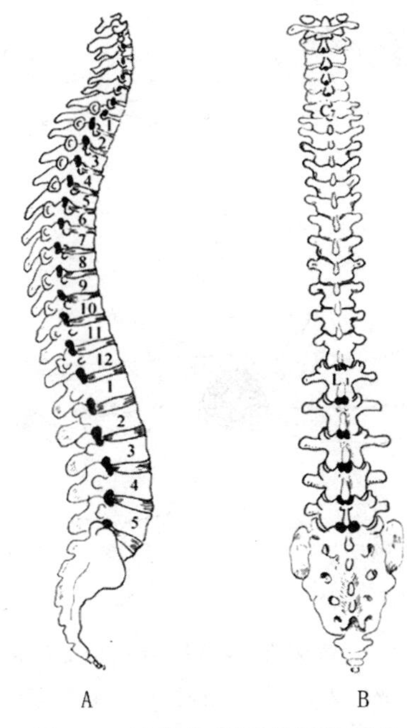

图3-1　脊椎的侧面观及背面观

A.侧面观见自然弯曲；B.背面观

位于上、下两棘突之间的间隙是椎管内麻醉的必经之路。从颈椎到第4胸椎棘突与椎体的横截面呈水平方向，穿刺时可垂直进针。从第4胸椎至第12胸椎，棘突呈叠瓦状排列，穿刺方向要向头侧斜45°～60°，方能进入，而腰椎的棘突又与椎体平行，垂直进针较易刺入椎管。骶管裂孔是骶管下后面的斜形三角形裂隙，是硬膜外间隙的终点，用腰部硬膜外相似的穿刺方法，经骶裂隙垂直进针，以提高穿刺成功率。

（二）椎管外软组织

相邻两节椎骨的椎弓由三条韧带相互连接，从内向外的顺序是：黄韧带、棘间韧带及棘上韧带（图3-2）。黄韧带几乎全由弹力纤维构成，上面附着于椎板的前下缘，下迄下一椎板的后上部，外侧连接于关节突的关节囊。两黄韧带从外向内并向后，在中线融合。黄韧带的宽度约等于椎管后壁的1/2，腰部最坚韧厚实。穿刺时借助于穿刺针，可触知此韧带的坚实感，针再前进，一旦失去阻力，便知进入硬膜外间隙。棘间韧带是比较薄弱的韧带，连接上下两棘突，前面接黄韧带，后方移行于棘上韧带。棘上韧带是连接自第7颈椎到骶骨棘突的圆柱形而质地坚实的纤维束，宽约1.3 cm，腰部最宽。老年钙化使棘上韧带坚硬如骨，甚至无法经正中线穿刺，而须避开棘上韧带，以减少穿刺困难。

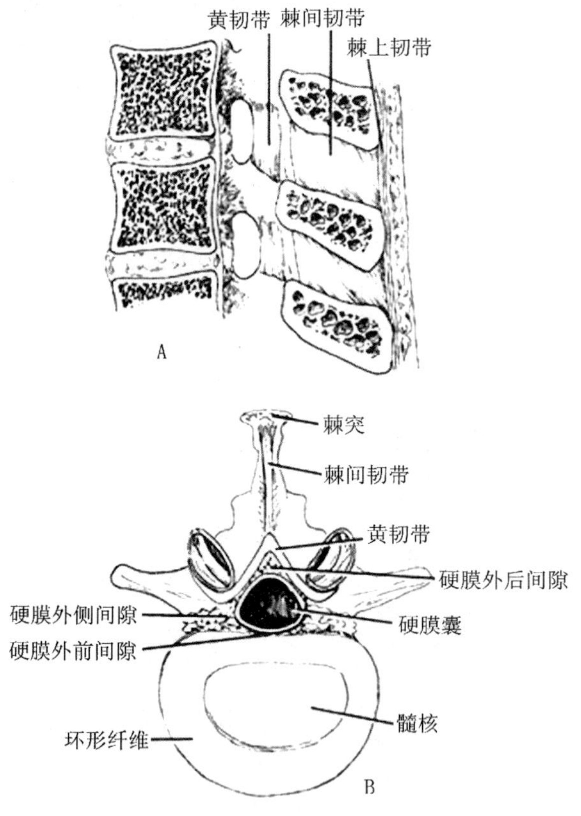

图3-2　黄韧带、棘间韧带及棘上韧带

A.脊椎纵剖面，可见三层韧带位置；B.脊椎截面，可见到黄韧带，硬膜外后、侧及前间隙

（三）脊髓及脊神经

脊髓上端从枕大孔开始，在胚胎期充满整个椎管腔，至新生儿终止于第3腰椎或第4腰椎，成人则在第1、第2腰椎之间，平均长度为42～45 cm。一般颈部下段脊髓与脊椎相差一个节段，上胸段差两个节段，下胸段差3个节段，腰椎则差4～5个节段。因此，成人在第2腰椎以下的蛛网膜下腔只有脊神经根，即马尾神经（图3-3）。所以，行脊麻时多选择第2腰椎以下的间隙，以免损伤脊髓。

供应脊髓的动脉包括脊髓前动脉、脊髓后动脉(均为椎动脉的分支)及根动脉。脊髓前动脉供应脊灰质前部的脊髓,而且脊髓前动脉吻合支少而供应脊髓面积相对较大,故脊髓血流障碍最易影响脊髓前动脉供应的区域,临床表现为运动功能损害。脊髓后动脉供应脊髓的后1/3,而且不易发生缺血损害,一旦发生损害,在被损害的白质柱以下深部感觉丧失,在被损害的后灰柱以下皮肤感觉丧失,腱反射消失。根动脉供应1/4的脊髓,颈根动脉降支与胸根动脉升支在 T_4 脊髓节相交接,而胸根动脉降支与腰根动脉的升支在 L_1 脊髓节相交接。交接处的脊髓节段,血流供应最差,根动脉血流障碍,可导致 T_4 或 L_1 脊髓节段的缺血坏死而发生截瘫。

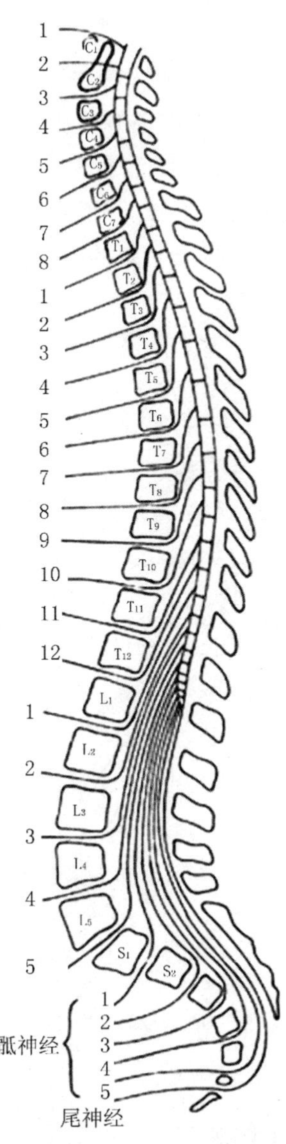

图3-3　脊椎的颈、胸及腰及腰椎棘突的相对位置

可以见到颈椎棘突及腰椎棘突较平行,而胸椎棘突倾斜及重叠

脊神经有31对,包括8对颈神经、12对胸神经、5对腰神经、5对骶神经和1对尾神经。

每条脊神经由前、后根合并而成。后根司感觉，前根司运动。神经纤维分为无髓鞘和有髓鞘两种，前者包括自主神经纤维和多数感觉神经纤维，后者包括运动神经纤维。无髓鞘纤维接触较低浓度的局麻药即被阻滞，而有髓鞘纤维往往需较高浓度的局麻药才被阻滞。

按神经根从脊髓的不同节段发出，而称为神经节段。躯干部皮肤的脊神经支配区：甲状软骨部皮肤是 C_2 神经支配；胸骨柄上缘是 T_2 神经支配；两侧乳头连线是 T_4 神经支配；剑突下是 T_6 神经支配；季肋部肋缘是 T_8 神经支配；平脐是 T_{10} 神经支配；耻骨联合部是 T_{12} 神经支配；大腿前面是 L_{1-3} 神经支配；小腿前面和足背是 $L_{4\sim5}$ 神经支配；足、小腿及大腿后面、骶部和会阴部是骶神经支配；上肢主要是 $C_3 \sim T_1$ 神经支配。

(四)椎管内腔和间隙

脊髓容纳在椎管内，为脊膜所包裹。脊膜从内向外分三层，即软膜、蛛网膜和硬脊膜。硬脊膜从枕大孔以下开始分为内、外两层。外层与椎管内壁的骨膜和黄韧带融合在一起，内层形成包裹脊髓的硬脊膜囊，抵止于第 2 骶椎。因此通常所说的硬脊膜实际是硬脊膜的内层。软膜覆盖脊髓表面与蛛网膜之间形成蛛网膜下腔。硬脊膜与蛛网膜几乎贴在一起，两层之间的潜在腔隙即硬膜下间隙，而硬脊膜内、外两层之间的间隙为硬膜外间隙(图 3-4)。

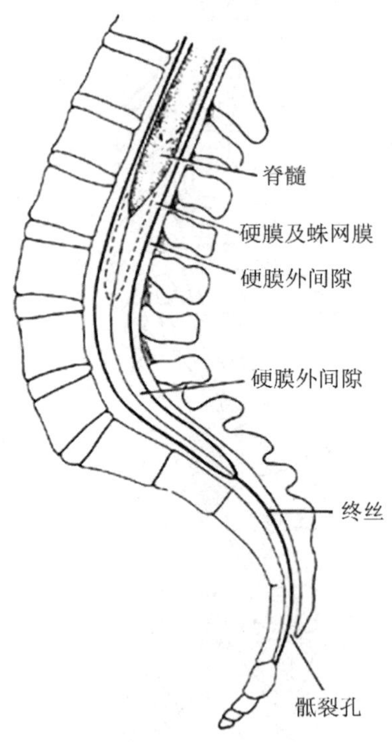

图 3-4　脊髓及其被膜

蛛网膜下腔有无数蛛丝小梁，内含脑脊液，在 L_2 以下，内无脊髓，而且蛛网膜下腔前后径较宽，穿刺安全，且较易成功。硬膜下间隙为一潜在的、不太连贯的结缔组织间隙，内含少量的浆液性组织液。硬膜下间隙以颈部最宽，在此穿刺易误入此间隙。硬膜外阻滞时若误入此间隙，可引起广泛的脊神经节阻滞，而脊麻时穿刺针针尖部分在硬膜下间隙，是导致脊麻失败的原因之一。硬膜外腔是一环绕硬脊膜囊的潜在腔隙，内有疏松的结缔组织和脂肪组织，并有极为丰富的静脉丛，血管菲薄。穿刺或置入硬膜外导管时，有可能损伤静脉丛引起出血，若注入药物易被迅速吸收，导致局麻药中毒。

二、椎管内麻醉的生理学基础

（一）蛛网膜下腔阻滞的生理

蛛网膜下腔阻滞是通过腰穿，把局麻药注入蛛网膜下腔的脑脊液中，从而产生的阻滞。尽管有部分局麻药浸溶到脊髓表面，但局麻药对脊髓本身的表面阻滞作用不大。现在认为，蛛网膜下腔阻滞是通过脊神经根阻滞，离开脊髓的脊神经根未被神经外膜覆盖，暴露在含局麻药的脑脊液中，通过背根进入中枢神经系统的传入冲动及通过前根离开中枢神经系统的传出冲动均被阻滞。因此，脊麻并不是局麻药作用于脊髓的化学横断面，而是通过脑脊液阻滞脊髓的前根神经和后根神经，导致感觉、交感神经及运动神经被阻滞。Cohen 将^{14}C标记的普鲁卡因或利多卡因注入蛛网膜下腔，发现脊神经根和脊髓都吸收局麻药，进一步证实了局麻药的作用部位，而且脊神经根的局麻药浓度，后根高于前根，因后根多为无髓鞘的感觉神经纤维及交感神经纤维对局麻药特别敏感，前根多为有髓鞘的运动神经纤维，对局麻药敏感性差，所以局麻药阻滞顺序先从自主神经开始，次之感觉神经纤维，而传递运动的神经纤维及有髓鞘的本体感觉纤维最后被阻滞。具体顺序为：血管舒缩神经纤维→寒冷刺激→温感消失→对不同温度的辨别→慢痛→快痛→触觉消失→运动麻痹→压力感觉消失→本体感觉消失。消退顺序与阻滞顺序则相反。交感神经阻滞总是先起效而最后消失，因而易造成术后低血压，尤易出现体位性低血压，故术后过早改变患者体位是不恰当的。交感神经、感觉神经、运动神经阻滞的平面并不一致，一般说交感神经阻滞的平面比感觉消失的平面高2～4 神经节段，感觉消失的平面比运动神经阻滞平面高 1～4 节段。

（二）硬膜外阻滞的作用机制

局麻药注入硬膜外间隙后，沿硬膜外间隙进行上下扩散，部分经过毛细血管进入静脉；一些药物渗出椎间孔，产生椎旁神经阻滞，并沿神经束膜及软膜下分布，阻滞脊神经根及周围神经；有些药物也可进入根蛛网膜下腔，从而阻滞脊神经根；尚有一些药物直接透过硬膜及蛛网膜，进入脑脊液中。所以目前多数意见认为，硬膜外阻滞时，局麻药经多种途径发生作用，其中以椎旁阻滞、经根蛛网膜绒毛阻滞脊神经根以及局麻药通过硬膜进入蛛网膜下腔产生延迟的脊麻为主要作用方式。鉴于局麻药在硬膜外腔中要进行多处扩散分布，需要比蛛网膜下腔阻滞大得多的容量才能导致硬膜外阻滞，所以容量是决定硬膜外阻滞量的重要因素，大容量局麻药使阻滞范围广。而浓度是决定硬膜外阻滞质的重要因素，高浓度局麻药使神经阻滞更完全，包括运动、感觉及自主神经功能均被阻滞。相反可通过稀释局麻药浓度，获得分离阻滞，这种分离阻滞尤其适用于术后镇痛，即仅阻滞感觉神经而保留运动神经功能。硬膜外阻滞可在任何脊神经节段处穿刺，通过调节局麻药的量和浓度来达到所需的阻滞平面和阻滞程度。

（三）椎管内麻醉对机体的影响

椎管内麻醉，无论是蛛网膜下腔阻滞还是硬膜外阻滞，均是通过阻滞脊神经，从而阻滞交感、感觉、运动神经纤维。椎管内麻醉对全身系统的影响，主要取决于阻滞的范围及阻滞的程度。

1.对循环系统的影响

局麻药阻滞胸腰段(T_1～L_2)交感神经血管收缩纤维，产生血管扩张，继而发生一系列循环动力学改变，其程度与交感神经节前纤维被阻滞的平面高低相一致，表现为外周血管张力、心率、心排血量及血压均有一定程度的下降。外周血管阻力下降系由阻力血管及容量血管扩张所致。心率减慢系由迷走神经兴奋性相对增强及静脉血回流减少，右房压下降，导致静脉心脏反射所致；当高平面阻滞时，更由于心脏加速神经纤维(cardio-accelerater fiber T_1～T_4)被抑制而使心率减慢加重。心排血量的减少与以下机制有关：①T_1～T_5脊神经被阻滞，心脏的交感张力减小，使心率减慢，心肌收缩性降低。②静脉回心血量减少。低平面阻滞时，心排血量可下降16%，而高平面阻滞时可下降31%。心排血量下降，使血压降低，产生低血压。如果阻滞平面在T_5以下，循环功能可借上半身未阻滞区血管收缩来代偿，使血压降低幅度维持在20%以下。血压下降的程度与年龄及阻滞前血管张力状况有关，例如老年人或未经治疗的高血压的患者，血压降低的幅度更为明显。

硬膜外阻滞与蛛网膜下腔阻滞对血压的影响与给药方式及麻醉平面有关，但与阻滞方法本身无关。一般说来连续硬膜外阻滞对血压的影响是逐渐的、温和的，但单次大剂量注入局麻药对血压的影响亦较大，有报道表明10 mg丁卡因脊麻与同一穿刺点的1.5%利多卡因20～25 mL硬膜外阻滞，后者血压降低的幅度更大。椎管内麻醉时由于单纯交感神经阻滞而引起的血压下降幅度有限，可能在临床上仅出现体位性低血压，治疗时需把患者体位调整为头低位，妊娠后期的患者把子宫推向一侧减轻子宫对腔静脉压迫以增加回心血量。但如果合并血管迷走神经过分活跃，患者可迅速出现严重的低血压甚至心脏骤停，这种情况仅见于清醒的患者而不会见于接受全麻的患者。下腔静脉阻塞或术前合并有低血容量的患者，椎管内麻醉也容易导致严重的低血压。椎管内麻醉引发的低血压是由交感神经阻滞所致，可用拟交感药物来处理。

2.对呼吸系统的影响

椎管内麻醉对呼吸功能的影响，取决于阻滞平面的高度，尤以运动神经阻滞范围更为重要。高平面蛛网膜下腔阻滞或上胸段硬膜外阻滞时，运动神经阻滞导致肋间肌麻痹，影响呼吸肌收缩，可使呼吸受到不同程度的抑制，表现为胸式呼吸减弱甚至消失，但只要膈神经未被麻痹，就仍能保持基本的肺通气量。如腹肌也被麻痹，则深呼吸受到影响，呼吸储备能力明显减弱，临床多表现不能大声讲话，甚至可能出现鼻翼煽动及发绀。有时虽然阻滞平面不高，但术前用药或麻醉辅助药用量大，也会发生呼吸抑制。此外，尚需注意因肋间肌麻痹削弱咳嗽能力，使痰不易咳出，有阻塞呼吸道的可能。有关硬膜外阻滞对支气管平滑肌的影响，存在意见分歧。一般认为支配支气管的交感神经纤维来自$T_{1\sim6}$，上胸段硬膜外阻滞引起相应节段的交感神经麻痹，迷走神经兴奋性增强，可出现支气管痉挛，但有文献报道用硬膜外阻滞治疗顽固性哮喘，取得缓解的效果。

3.对胃肠道的影响

椎管内麻醉另一易受影响的系统为胃肠道。由于交感神经被阻滞，迷走神经兴奋性增强，胃肠蠕动亢进，容易产生恶心呕吐。据报道，有20%以上的患者术中出现恶心呕吐。由于血压降低，肝脏血流也可能减少，肝血流减少与血压降低有一定关系但不成正比。硬膜外阻滞时胃黏膜内 pH 升高，术后持续应用硬膜外阻滞对胃黏膜有保护作用。

4.对肾脏的影响

肾功能有较好的生理储备，椎管内麻醉时虽然肾血流减少，但没有临床意义。椎管内麻醉使膀胱内括约肌收缩及膀胱逼尿肌松弛，使膀胱排尿功能受抑制导致尿潴留，患者常常需要使用尿管。

第二节　硬膜外间隙阻滞

一、概述

硬膜外间隙阻滞是将局部麻醉药注入硬膜外间隙，阻滞脊神经根，使其支配的区域产生暂时性麻痹，简称为硬膜外麻醉。现代硬膜外麻醉主要是连续硬膜外麻醉，单次法已经使用很少，因为此法可控制性太差，易发生意外，根据病情手术范围和时间，分次给药，使麻醉时间得以延长，并发症明显减少。连续硬膜外阻滞是临床上常用的麻醉方法之一。

(一)高位硬膜外阻滞

于 $C_5 \sim C_6$ 之间行穿刺，阻滞颈部及上胸段脊神经，适应甲状腺、颈部和胸壁手术。

(二)中位硬膜外阻滞

穿刺部位在 $T_6 \sim T_{12}$ 之间，常用于胸壁和上中腹部手术。

(三)低位硬膜外阻滞

穿刺部位在 $L_1 \sim L_4$ 之间，常用于下腹、下肢、盆腔手术。

(四)骶管阻滞

经骶裂孔穿刺阻滞神经，适合于肛门、会阴部手术。

二、解剖

椎管内硬膜称为硬脊膜，在枕骨大孔处与枕骨骨膜相连，从此以下分为内、外两层，形成间隙。硬脊膜相当于内层及其在枕骨大孔向下延续部分，形成包裹脊髓的硬脊膜囊并抵止于骶椎。因此，通常所说的硬脊膜实际上是指硬脊膜的内层，俗称为硬膜。硬膜附着枕骨大孔的边缘，这可防止麻醉药从硬膜外腔进入颅脑。硬脊膜的外层是由椎管内壁的骨膜和黄韧带融合而组成。内、外两层之间的腔隙即为硬膜外腔。硬膜外腔包含有疏松的网状结缔组织、脂肪、动静脉、淋巴管和脊神经。其中血管以丰富静脉丛为主，这些静脉没有瓣膜，它们与颅内和盆腔的静脉相通，因而如将局麻药或空气注入这些静脉丛，可立即上升到颅内。硬脊膜外腔后方(背间隙)从背正中或黄韧带至硬脊膜之间的距离上窄下宽，下颈部 1.5～2 mm；中胸部 3～4 mm；腰部最宽 5～6 mm，成人硬脊膜外腔容积约 100 mL(骶部占 25～30 mL)。

三、硬脊膜外阻滞的机制及生理影响

(一)作用方式

局麻药是经多种途径发生阻滞作用，其中以椎旁阻滞、经根蛛网膜绒毛阻滞脊神经根以及局麻药弥散过硬膜进入蛛网膜下腔产生“延迟”的脊麻为主要作用方式。

(二)局麻药在硬膜外腔的扩散

①局麻药的容量和浓度:容量越大阻滞范围越广,所以容量是决定硬膜外阻滞的"量"的重要因素;浓度越高阻滞就越完善,所以浓度是决定硬膜外阻滞的"质"的重要因素。硬膜外阻滞麻醉要达到满意效果,既要有足够的阻滞范围,又要阻滞得完善(完全),质与量应并重,不能偏向一面。②从理论上讲药物注射速度越快,就越有利于局麻药在硬膜外腔扩散,就可获得宽广的麻醉阻滞平面。在临床工作中大多数学者认为注药速度过快,增加血管对局麻药的吸收,易导致中毒,而且由于注入药物量受到限制,所以平面扩散节段增加也有限,普遍认为注药速度以0.3~0.75 mL/s为好。

四、硬膜外腔压力

有关硬脊膜外腔穿刺时出现的压力的发生机制,虽然说法很多,但至今仍无一个明确定论。现归纳几种学说如下:

(1)硬脊膜被穿刺针推向前方,间隙增大而产生负压。

(2)胸膜腔内负压通过椎间孔或椎旁静脉系统传递至硬脊膜外腔。

(3)脊柱屈曲使硬脊膜外腔增大产生负压。

(4)穿刺时穿刺针尖顶黄韧带,黄韧带弹性回缩时形成负压。颈部和胸部硬膜外腔负压发生率为96%,腰部发生率为88%,骶管则不出现负压。

五、硬膜外阻滞的影响

(一)对中枢神经系统的影响

注药后引起一过性脑压升高,临床上患者感头晕。局麻药进入血管内引起毒性反应,严重时患者抽搐或惊厥。局麻药长时间在体内积累,当它在血液中的浓度超过急性中毒阈值时,引起毒性反应。硬膜外麻醉对中枢神经系统间接影响是阻滞后低血压所引起的,如低血压引起脑缺氧,导致呕吐中枢兴奋从而发生呕吐。

(二)对心血管系统的影响

1.神经因素

①交感神经传出纤维被阻滞,致阻力血管和容量血管扩张。②硬膜外麻醉平面超 T_4 时,心脏交感纤维阻滞,心率减慢,心输出量减少。

2.药理因素

①局麻药吸收入血后,对平滑肌产生抑制,对β受体进行阻滞,而导致心排出量减少。②肾上腺素吸收后,兴奋β受体,心排出量增加,周围阻力下降,因此在临床上局麻药液中加入肾上腺素,则肾上腺素的药理作用能对抗局麻药对机体造成的药理因素方面的影响。

3.局部因素

局麻药注射过快,引起脑脊液压力升高(短时),而致血管张力和心输出量反射性升高。

(三)对呼吸系统的影响

对呼吸的影响主要取决于阻滞平面高度,尤其是运动神经被阻滞范围更为重要。

(1)药物浓度的高低直接关系到运动神经是否被阻滞。在中低位硬膜外麻醉时可使用常规浓度,如利多卡因,浓度为1.5%~2%;在高位硬膜外麻醉时禁止使用正常或高浓度局麻药,否则必定会造成运动神经被阻滞,而使呼吸肌和辅助呼吸肌麻痹,致患者呼吸停止。临床应用药物中发现，0.8%～1%利多卡因和0.25%丁哌卡因对运动神经纤维影响最小，常使用在高位硬膜外麻醉中。

(2)老年人、体弱者、久病或过度肥胖患者，这些患者本身存在通气储备下降，如遇阻滞平面高，对呼吸影响就会更大，甚至不能维持正常通气，必须辅助或控制呼吸。

(四)对内脏的影响

硬膜外麻醉对肝、肾功能没有直接影响，而是由于麻醉过程引起血压下降，间接影响到肝、肾功能，此轻微而短暂的影响对正常人来讲无重要临床意义。血压下降至7.98～9.31 kPa(60～70 mmHg)以下时，肝血流量减少26%，随着血压恢复，肝血流也恢复至正常；肾小球滤过率下降9%，肾血流减少15%，随着血压恢复，肾功能恢复至正常。

(五)对肌张力发生影响的作用机制

(1)运动神经传入纤维被阻滞。

(2)局麻药选择性阻滞运动神经末梢，而使肌肉松弛，临床工作中腹部手术硬膜外麻醉时，肌肉松弛程度不比应用肌松药松弛腹肌的效果差，但是值得注意的是部分患者在硬膜外麻醉时，运动神经阻滞是不全的。

六、临床应用

(一)适应证

主要适用腹部手术，凡是适合于蛛网膜下腔阻滞的下腹部及下肢手术，均可采用硬膜外腔麻醉。颈部、上肢和胸部手术也可应用，但应加强对呼吸和循环的管理。

(二)禁忌证

严重高血压、冠心病、休克及心脏代偿功能不全者，重度贫血、营养不良者，穿刺部位有感染者，脊柱严重畸形或有骨折、骨结核、椎管内肿瘤者，凝血障碍、中枢神经疾病者禁忌使用。

七、穿刺技术

(一)穿刺点的选择

根据手术切口部位和手术范围，取支配手术区范围中央的脊神经相应棘突间隙为穿刺点。各部位穿刺点的选择，为了确定各棘突间隙位置，可参考下列体表解剖标志：①颈部最明显突起的棘突为第7颈椎棘突。②两侧肩胛冈连线为第3胸椎棘突。③两侧肩胛下角连线高于第7胸椎棘突。

(二)体位

临床上常用侧卧位，具体要求与蛛网膜下腔阻滞相同。

(三)穿刺方法

硬脊膜外腔穿刺可分为直入法和侧入法两种。

1.直入法

在选定的棘突间隙作一皮丘，再作深层次浸润。目前临床上应用16 G或15 G硬膜外穿刺针，该针尖呈勺状，较粗钝，穿过皮肤有困难，可先用15～16 G锐针刺破皮肤，再将硬膜外穿刺针沿针眼刺入，缓慢进针，针的刺入到达棘上韧带时，针应刺入其韧带中心位置，并固定穿刺针，是直入穿刺成功的重要因素。针的刺入位置及到达硬膜外腔位置必须在脊柱的正中矢状线上。穿刺针在经过皮肤→皮下组织→棘上韧带→棘间韧带→黄韧带→到达硬脊膜外腔。针尖到达硬脊膜外腔被确定后，即可通过穿刺针置入硬膜外导管并固定好。

2.侧入法也称旁正中法

对直入法穿刺有困难，胸椎中下段棘突呈叠瓦状，间隙狭窄，老年人棘上韧带钙化等情况可应用侧入法。棘突间隙中点旁开1.5 cm处进针，避开棘上韧带和棘间韧带，直接经黄韧带进入硬脊膜外腔，局部浸润麻醉后，用15 G锐针刺破皮肤，硬膜外穿刺针眼进入，穿刺针应垂直刺入并推进穿刺针直抵椎板，然后退针约1 cm，再将针干略调向头侧，针尖指向正中线，沿椎板上缘经棘突间孔突破黄韧带进入硬膜外腔。

(四)硬膜外腔的确定

当穿刺针刺破黄韧带时，阻力突然消失，负压同时出现，回抽无脑脊液流出，即能判断穿刺已进入硬膜外腔。具体判断方法如下。

1.阻力骤减

穿刺针抵达黄韧带时，术者可感到阻力增大，并有韧性感。这时将针芯取下，接上盛有生理盐水和1 mL左右空气的注射器；推动注射器芯，有回弹感觉，同时气泡缩小，液体不能注入。表明针尖已抵达黄韧带，此时可继续慢进针并推动注射器芯作试探，一旦突破黄韧带，即有阻力顿时消失的“落空感”，此时注射器内空气即被吸入，同时注气或生理盐水没有任何阻力，表示针尖已进入硬脊膜外腔。值得注意的是针尖位于椎旁疏松组织中，阻力也不大，易误认为在硬膜腔。鉴别方法：注入空气时，手感到穿刺部位皮下组织肿胀，置入导管，如遇阻力就说明针尖不在硬膜外腔。

2.负压现象

临床上常用负压现象来判断硬膜外间隙。当穿刺针抵达黄韧带时，拔除针芯，在针蒂上悬挂一滴局麻药或生理盐水。当针尖破黄韧带而进入硬膜外腔对，可见悬滴液被吸入，此即为悬滴法负压试验。此法试验缺点是妨碍顺利进针。

3.其他

进一步证明针尖进入硬膜外腔的方法有：①抽吸试验，接上注射器反复轻轻抽吸，无脑脊液流出(吸出)，证明针尖确已在硬膜外腔。②气泡外溢试验，接上装2 mL生理盐水和2 mL空气的注射器，快速注入后取下注射器，见针蒂处有气泡外溢则可证实。③置管试验，置入导管顺利，提示针尖确在硬膜外腔。

(五)连续硬膜外阻滞置管方法

(1)皮肤至硬膜外腔距离是穿刺针的全长(成人用穿刺针长10 cm，小儿用穿刺针长7 cm)减去针蒂至皮肤距离。

(2)置管麻醉者以左手背贴于患者背部，以拇指和示指固定针蒂，其余3指夹住导管尾端；用右手持导管的头端，经针蒂插入针腔，进至10 cm处，可稍有阻力，说明导管已达针尖斜面，稍用力推进，导管即可滑入硬膜外腔，继续插入3～5 cm，导管一般插至15 cm刻度停止。不宜置管太深，除去针干长度(10 cm)，硬膜外腔实际留管一般3～5 cm，临床经验证明导管在硬膜外腔少于2 cm，药物扩散效果较差，导管在硬膜外腔长于5 cm易在硬外腔打折或弯曲，影响药物扩散吸收。

(3)拔针：调整导管深度，应一手拔针，一手固定导管并保持导管往针干里推进，以免导管在拔针时被带出过多，而致置管失败。置管后，将导管尾端与注射器相连接，回吸无回血或脑脊液，注入少许空气或生理盐水无阻力表明导管通畅，位置正确，即可固定导管。

(4)注意事项：置管遇有阻力需重新置管时，必须将管连同穿刺针一并拔出，否则导管有被斜口割断的危险；如插入时觉得导管太软，不宜使用管芯作为引导，以免导管穿破硬膜外腔而进入蛛网膜下腔，置管过程中患者有肢体感觉异常或弹跳，提示导管已偏于一侧椎间孔刺激脊神经根，应重新穿刺置管。导管内有血流出说明导管进入静脉丛，少量出血可用含肾上腺素的生理盐水冲洗。如果无效果，应避免注药，重新换间隙穿刺。

八、硬膜外麻醉管理

(一)常用麻醉药物

1.利多卡因

作用迅速，穿透力和弥散力都较强，麻醉阻滞较完善，应用浓度为1%～2%，起效时间为5～12 min，作用时效为60～80 min，最大用量为400 mg。该药的缺点是久用后易出现快速耐药性。临床应用利多卡因与丁卡因配成1.6%混合溶液(丁卡因0.2%)，与丁哌卡因配成混合液(利多卡因1.5%～1.6%，丁哌卡因0.25%～0.3%)。

2.丁卡因

常用浓度为0.2%～0.3%，用药后10～15 min时产生镇痛作用，需20～30 min时麻醉开始完善，作用时效为3～4 h，一次最大用量为60 mg。因为该药毒性较大，临床上不单独应用于硬膜外麻醉，常与利多卡因混合应用，其浓度一般为0.2%～0.25%，最高浓度最好控制在0.33%以内，以免引起毒性增加。

3.丁哌卡因

常用浓度为0.5%～0.75%，4～10 min起效，可维持4～6 h，但肌肉松弛效果只有0.75%溶液才满意。

4.罗哌卡因

用法同丁哌卡因，但运动阻滞差，常用于硬膜外镇痛及无痛分娩。

(二)局麻药浓度选择

硬膜外麻醉的深度和作用时间主要取决于麻醉药物浓度。对手术部位和手术要求不同，对局麻药浓度应作一定选择，并具有一定的原则性。颈部手术需选择1%利多卡因、0.25%丁哌卡因；胸部手术需选择1%～1.2%利多卡因、0.25%丁哌卡因，浓度不宜过高，否则膈神经被阻滞，或其他呼吸肌受影响，而致通气锐减，严重者可致呼吸停止。为了达到腹肌松弛要求，腹部手术需较高药物浓度，如应用1.6%～2%利多卡因、0.5%～0.75%丁哌卡因；下肢手术镇痛需较高浓度局麻药，如0.75%丁哌卡因才能达到良好镇痛效果。此外，虚弱或年老患者浓度要偏低。

(三)局麻药的混合使用

临床上是将长效和短效、起效慢和起效快的局麻药配成混合液，以达到起效快、作用时效长、减少局麻药毒性反应的目的。

(四)注药方法

一般拟采用下列程序进行。①试验剂量：注入局麻药3～5 mL，观察5 min，(排除误入蛛网膜下腔)。②每隔 5 min 注药 3～5 mL,直至 12～18 mL,此为初始剂量。药物首次总量以达到满意阻滞效果为止,用药量限制在最大用量范围内,争取以最少局麻药达到满意麻醉效果。③根据每种药物作用时效,到时间按时追加首次总量 1/2～1/3 局麻药,直至手术结束。随着手术时间延长,用药总量增大,患者对局麻药耐受性将降低,临床工作中应慎重给药。

九、硬膜外腔阻滞失败

(一)阻滞范围达不到手术要求的原因

①穿刺点离手术部位太远,内脏神经阻滞不全,牵拉内脏出现疼痛。②多次硬膜外阻滞致硬膜外腔出现粘连,局麻药扩散受阻等。

(二)阻滞不全原因

①硬膜外导管进入椎间孔致阻滞范围受限。②导管在硬膜外腔未能按预期方向插入。③麻醉药物浓度和容量不够。

(三)完全无效原因

①导管脱出或误入静脉。②导管扭折或被血块堵塞,无法注入药物。③导管未能插入硬膜外腔。

(四)硬膜外穿刺失败原因

①患者体位不当,脊柱畸形,过分肥胖,穿刺点定位困难。②穿刺针误入椎旁肌群,或其他组织未能发现。

凡是遇有下列情况,从安全角度考虑,应放弃硬膜外麻醉:①多次穿破硬脊膜。②穿刺针误伤血管,致较多量血液流出。③导管被折断、割断而残留硬外腔。

十、硬膜外麻醉的意外及并发症

(一)穿破硬膜

硬膜外穿刺是一种盲探性穿刺,因此穿刺者应熟悉解剖层次,穿刺时缓慢进针,仔细体会各椎间韧带不同层次刺破感觉,并边进针边试阻力消失和负压现象,以避免穿破硬脊膜致发生全脊麻和脊髓损伤。麻醉者思想麻痹大意,求快而进针过猛,有时失误而致硬膜穿破。穿刺针斜面过长,导管质地过硬,都增加穿破硬膜可能性,这种穿破有时不易及时发现。多次施行硬膜外阻滞患者,硬膜外腔由于反复创伤出血,药物化学刺激硬膜外腔使其粘连而变窄,严重者甚至闭锁,易穿破硬膜。脊柱畸形或病变、腹内巨大肿瘤或腹水、脊柱不易弯曲、穿刺困难、反复穿刺,易穿破硬膜。老年人韧带钙化,穿刺时需用力过大,可致穿破。小儿硬膜外腔较成人窄,如小儿没施行基础麻醉或药量不足,穿刺时稍动,就可致硬膜穿破。

处理:一旦穿破应改用其他麻醉方法,如穿刺在 L_2 间隙以下,手术区域在下腹部、下肢或肛门、会阴区,改脊麻。

(二)穿刺针或导管误入血管

硬膜外间隙有丰富血管,有时发生穿刺针或导管误入血管,发生率据文献报道为 0.2%～0.3%,尤其是足月孕妇,因硬膜外腔静脉怒张故更易发生。若经针干或硬膜外导管里出血较少,经调整针和导管位置,用生理盐水冲洗后,再没血液流出,可注射 2%利多卡因 1～2 mL,观察有无局麻药毒性反应,5～10 min后无毒性反应,可继续给药。如针干或硬膜外导管里出血量较多,应用 1∶400 000 肾上腺素生理盐水冲洗硬膜外腔后,改另一间隙穿刺。若再发生出血应禁用硬膜外麻醉。

(三)空气栓塞

硬膜外穿刺,利用空气行注气试验以利判断穿刺针是否进入硬膜外腔是常用的鉴别手段,但是空气常随损伤血管而进入循环,致空气栓塞的发生率为20%～45%。临床上应用空气1～2 mL,不致引起明显症状,如注气速度达2 mL/(kg·min),进入血液空气超过10 mL,就可能致患者死亡。空气栓塞临床表现有气体交换障碍(肺动脉栓塞),缺氧和发绀,继而喘息性呼吸,意识迅速丧失,呼吸停止,随后血压下降,心跳停止。

1.处理

取头低左侧卧位,防止气栓进入脑,又可使气栓停留在右心房被心搏击碎,避免形成气团阻塞。心跳停止患者可剖胸行心室内抽气,心脏复苏。

2.预防

尽可能减少注入空气到硬膜外腔,限制在2 mL以内。

(四)广泛阻滞

硬膜外麻醉时常用量局麻药造成异常广泛阻滞平面,有以下三种可能性:①局麻药误入蛛网膜下腔产生全脊麻。②局麻药误入硬膜下间隙引起广泛阻滞。③局麻药在硬膜外腔出现异常广泛阻滞平面。

1.全脊麻

发生率为0.10%～0.05%,临床上表现为全部脊神经支配区域均被阻滞,意识消失,呼吸、心跳停止。

处理:维持患者循环和呼吸功能。气管插管行机械呼吸支持患者呼吸,循环以扩容和血管收缩药物支持,使循环稳定,患者可在30 min后苏醒。心跳停止按心肺复苏处理。预防十分重要,硬膜外麻醉必须试验给药,用药量应为3～5 mL,注药后仔细观察病情5～10 min,如出现麻醉平面广泛,下肢运动神经被阻滞现象应放弃硬膜外麻醉,并支持患者循环和呼吸至平稳为止。

2.异常广泛阻滞

注入常规剂量局麻药以后,出现异常广泛的脊神经阻滞现象,但不是全脊麻。阻滞范围广,但仍有节段性,腰部和骶神经支配区域仍正常。特点:多发生于注入局麻药后20～30 min,前驱症状有胸闷、呼吸困难、烦躁不安,然后出现呼吸衰竭甚至呼吸停止。血压多出现明显下降,有的病例血压下降不明显。脊神经被阻滞常达到12～15节段。

处理:支持呼吸和循环。预防:硬膜外麻醉应遵循分次给药方法,以较少用药量达到满意阻滞平面,忌一次注入大容量局麻药(8～15 mL),以免造成患者广泛脊神经被阻滞。异常广泛的脊神经阻滞的两种可能性是硬膜外间隙广泛阻滞与硬膜下间隙广泛阻滞。

(五)脊神经根或脊髓损伤

1.神经根损伤

硬膜外阻滞穿刺都是在背部进行,脊神经根损伤主要为后根,临床症状主要是根痛,即受损伤神经根分布的区域疼痛,表现为感觉减退或消失。根痛症状的典型伴发现象是脑脊液冲击症,即咳嗽、喷嚏或用力憋气时疼痛加重。根痛以损伤后3 d之内疼痛最剧烈,随时间推移,症状逐渐减轻，2 w 左右大多数患者疼痛可缓解或消失，遗留片状麻木区可达数月以上。处理：对症治疗，预后均较好。

2.脊髓损伤

损伤程度有轻有重，如导管直接插入脊髓或局麻药直接注入脊髓，可造成严重损伤，甚至贯穿性损害。临床患者感到剧痛并立即出现短时意识消失，随即出现完全性、松弛性截瘫，部分患者因局麻药溢出至蛛网膜下腔而出现脊麻或全脊麻，暂时不会出现截瘫症状。脊髓横贯性伤害时血压偏低而不稳定。严重损伤患者多死于并发症或残废生存。

脊髓损伤早期与神经根损伤的鉴别：①脊髓损伤时患者出现剧痛而神经根损伤当时有“触电”感或痛感。②神经根损伤后感觉缺失仅限于 1～2 根脊神经支配的皮区，与穿刺点棘突平面相一致；而脊髓损伤感觉障碍与穿刺点不在同一平面，颈部低 1 节段，上胸部低 2 个节段，下胸部低 3 个节段。脊髓损伤重点在于预防，但是一旦发生要积极治疗，重点在于治疗早期的继发性水肿。主要应用大剂量皮质类固醇，以防止溶酶体破坏，减轻脊髓损伤后的自体溶解；应用脱水治疗，减轻水肿对血管内部压迫，减少神经元的损害；应用大剂量 B 族维生素，以促进神经组织康复。中后期治疗可应用针灸、推拿按摩、理疗行康复治疗，经治疗后部分病例可望基本康复。

(六)硬膜外血肿

硬膜外间隙有丰富的静脉丛，穿刺出血率为 2%～5%，但出现血肿形成的患者并不多见。①诊断：硬膜外麻醉出现背部剧痛基本可诊断。行椎管造影、CT 或磁共振对于诊断及明确阻塞部位很有帮助。②治疗：及早手术治疗，在血肿形成后 8 h 内行椎板切除减压，均可恢复。手术延迟必将导致永久性残废，故争取时间尽快采取手术减压是治疗关键。预防措施：对有凝血功能障碍患者和正在使用抗凝治疗的患者应避免应用硬膜外麻醉，穿刺时有出血病例应用生理盐水冲洗，每次 5 mL，待回流液颜色变浅后，改全身麻醉。

(七)感染

硬膜外脓肿。患者除出现剧烈背部疼痛，还出现感染中毒症状如发热、白细胞总数和中性粒细胞明显升高。治疗早期(8 h 内)行椎板切除减压引流，应用大剂量抗生素治疗，一般患者康复，延误治疗可致永久性截瘫。

第三节　蛛网膜下腔阻滞

蛛网膜下腔阻滞系把局麻药注入蛛网膜下腔，使脊神经根、背根神经节及脊髓表面部分产生不同程度的阻滞，简称脊麻。脊麻至今有近百年历史，大量的临床实践证明，只要病例选择得当，用药合理，操作准确，脊麻不失为一简单易行、行之有效的麻醉方法，对于下肢及下腹部手术尤为可取。

一、适应证和禁忌证

一种麻醉方法的适应证和禁忌证都存在相对性，蛛网膜下腔阻滞也不例外。在选用时，除参考其固有的适应与禁忌外，还应根据麻醉医师自己的技术水平、患者的全身情况及手术要求等条件来决定。

(一)适应证

1.下腹部手术

如阑尾切除术、疝修补术。

2.肛门及会阴部手术

如痔切除术、肛瘘切除术、直肠息肉摘除术、前庭大腺囊肿摘除术、阴茎及睾丸切除术等。

3.盆腔手术

包括一些妇产科及泌尿外科手术,如子宫及附件切除术、膀胱手术、下尿道手术及开放性前列腺切除术等。

4.下肢手术

包括下肢骨、血管、截肢及皮肤移植手术,止痛效果可比硬膜外阻滞更完全,且可避免止血带不适。

(二)禁忌证

(1)精神病、严重神经官能症以及小儿等不能合作的患者。

(2)严重低血容量的患者:此类患者在脊麻发生作用后,可能发生血压骤降甚至心搏骤停,故术前访视患者时,应切实重视失血、脱水及营养不良等有关情况,特别应衡量血容量状态,并仔细检查,以防意外。

(3)凝血功能异常的患者:凝血功能异常者,穿刺部位易出血,导致血肿形成及蛛网膜下腔出血,重者可致截瘫。

(4)穿刺部位有感染的患者:穿刺部位有炎症或感染者,脊麻有可能将致病菌带入蛛网膜下腔引起急性脑脊膜炎的危险。

(5)中枢神经系统疾病,特别是脊髓或脊神经根病变者,麻醉后有可能后遗长期麻痹,疑有颅内高压患者也应列为禁忌。

(6)脊椎外伤或有严重腰背痛病史者,禁用脊麻。脊椎畸形者,使解剖结构异常,也应慎用脊麻。

二、穿刺技术

(一)穿刺前准备

1.麻醉前用药

麻醉前用药用量不宜过大,应让患者保持清醒状态,以利于进行阻滞平面的调节。常于麻醉前1 h肌内注射苯巴比妥钠0.1 g(成人量),阿托品或东莨菪碱可不用或少用,以免患者术中口干不适。除非患者术前疼痛难忍,麻醉前不必使用吗啡或哌替啶等镇痛药。氯丙嗪或氟哌利多等药不宜应用,以免导致患者意识模糊和血压剧降。

2.麻醉用具

蛛网膜下腔阻滞应准备的用具有:20 G和22 G以下的蛛网膜下腔阻滞穿刺针各一根,1 mL和5 mL注射器各一副,25 G和22 G注射针头各一枚,消毒钳一把,无菌单4块或孔巾1块,40 mL药杯两只,小砂轮1枚,棉球数只,纱布数块。集中在一起包成脊麻穿刺包,用高压蒸气消毒备用。目前还有一次性脊麻穿刺包市售可供选择。在准备过程中,认真检查穿刺针与针芯是否相符，有无破损，与注射器衔接是否紧密。对各种用药的浓度、剂量必须认真核对，并把手术台调节到需要的位置。准备好给氧装置、人工通气器械及其他急救用品，以备紧急使用。

(二)穿刺体位

蛛网膜下腔穿刺体位，一般可取侧位或坐位，以前者最常用(图 3-5)。

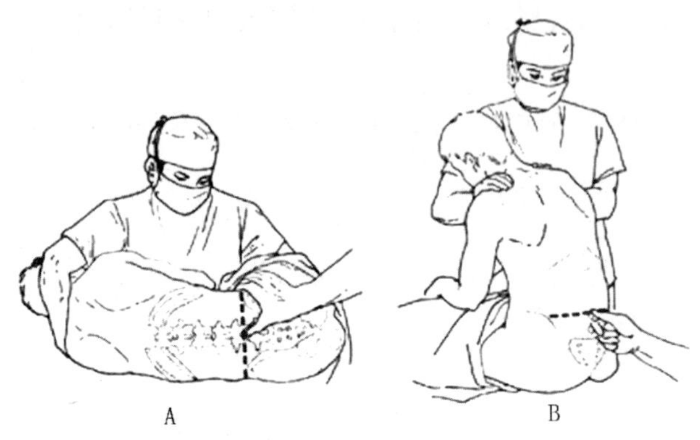

图 3-5　脊麻穿刺体位

A.侧卧位；B.坐位

1.侧位

取左侧或右侧卧位，两手抱膝，大腿贴近腹壁。头尽量向胸部屈曲，使腰背部向后弓成弧形，棘突间隙张开，便于穿刺。背部与床面垂直，平齐手术台边沿。采用重比重液时，手术侧置于下方，采用轻比重液时，手术侧置于上方。

2.坐位

臀部与手术台边沿相齐，两足踏于凳上，两手置膝，头下垂，使腰背部向后弓出。这种体位需有助手协助，以扶持患者保持体位不变。如果患者于坐位下出现头晕或血压变化等症状，应立即平卧，经处理后改用侧卧位穿刺。鞍区麻醉一般需要取坐位。

(三)穿刺部位和消毒范围

蛛网膜下腔常选用 L_3～L_4 棘突间隙，此处的蛛网膜下腔最宽，脊髓于此也已形成终丝，故无伤及脊髓之虞。确定穿刺点的方法是：取两侧髂嵴的最高点作联线，与脊柱相交处，即为第 4 腰椎或 L_3～L_4 棘突间隙。如果该间隙较窄，可上移或下移一个间隙作穿刺点。穿刺前须严格消毒皮肤，消毒范围应上至肩胛下角，下至尾椎，两侧至腋后线。消毒后穿刺点处需铺孔巾或无菌单。

(四)穿刺方法

穿刺点用 0.5%～1%普鲁卡因作皮内、皮下和棘间韧带逐层浸润。常用的蛛网膜下腔穿刺术有以下两种。

1.直入法

用左手拇、示两指固定穿刺点皮肤。将穿刺针在棘突间隙中点，与患者背部垂直，针尖稍向头侧作缓慢刺入，并仔细体会针尖处的阻力变化。当针穿过黄韧带时，有阻力突然消失的落空感觉，继续推进常有第二个落空感觉，提示已穿破硬膜与蛛网膜而进入蛛网膜下腔。如果进针较快，常将黄韧带和硬膜一并刺穿，则往往只有一次落空的感觉。

2.旁入法

于棘突间隙中点旁开 1.5 cm 处做局部浸润。穿刺针与皮肤成 75°角，进针方向对准棘突间孔刺入，经黄韧带及硬脊膜而达蛛网膜下腔。本法可避开棘上及棘间韧带，特别适用于韧带钙化的老年患者或脊椎畸形或棘突间隙不清楚的肥胖患者。

针尖进入蛛网膜下腔后，拔出针芯即有脑脊液流出，如未见流出可旋转针干 180°或用注射器缓慢抽吸。经上述处理仍无脑脊液流出者，应重新穿刺。穿刺时如遇骨质，应改变进针方向，避免损伤骨质。经 3～5 次穿刺而仍未能成功者，应改换间隙另行穿刺。

三、常用药物

(一)局麻药

蛛网膜下腔阻滞较常用的局麻药有普鲁卡因、丁卡因、丁哌卡因、地布卡因和利多卡因。其作用时间取决于脂溶性及蛋白结合力。上述药物的作用时间从短至长依次为：普鲁卡因、利多卡因、丁哌卡因、丁卡因及地布卡因。所以短时间的手术可选择普鲁卡因，中等时间的手术(如疝修补术及下肢截肢术)常选择利多卡因，而长时间的手术(膝或髋关节置换术及下肢血管手术)可用丁哌卡因、丁卡因及地布卡因。普鲁卡因成人用量为 100～150 mg，常用浓度为 5%，麻醉起效时间为 1～5 min，维持时间仅 45～90 min。利多卡因一般用量为 100 mg，最高剂量为 120 mg，常用浓度为 2%～3%，起效时间为 1～3 min，维持时间为 75～150 min。丁哌卡因常用剂量为 8～12 mg，最多不超过 20 mg，一般用 0.5%～0.75%浓度，起效时间需5～10 min，可维持 2～2.5 h。丁卡因常用剂量为 10～15 mg，常用浓度为 0.33%，起效缓慢，需 5～20 min，麻醉平面有时不易控制，维持时间 2～3 h，丁卡因容易被弱碱中和沉淀，使麻醉作用减弱，须注意。地布卡因常用剂量为 5～10 mg，常用浓度为 0.3%，起效时间可长达 10～30 min，使麻醉平面不易如期固定，另一缺点是毒性大，即使是一般剂量，也应注意其不良反应，故用于蛛网膜下腔阻滞存在顾虑。

(二)血管收缩药

血管收缩药可减少局麻药的血管吸收，使更多的局麻药物浸润至神经中，从而使麻醉时间延长。常用的血管收缩药有麻黄碱、肾上腺素及去氧肾上腺素。常用麻黄碱(1∶1 000)200～500 μg(0.2～0.5 mL)或去氧肾上腺素(1∶100)2～5 mg(0.2～0.5 mL)加入局麻药中。但目前认为，血管收缩药能否延长局麻药的作用时间，与局麻药的种类有关。利多卡因、丁卡因可使脊髓及硬膜外血管扩张、血流增加，把血管收缩药加入至利多卡因或丁卡因中，可使已经扩张的血管收缩，因而能延长作用时间，而丁哌卡因使脊髓及硬膜外血管收缩，药液中加入血管收缩药并不能延长其作用时间。麻黄碱、去氧肾上腺素作用于脊髓背根神经元 α-受体，也有一定的镇痛作用，与其延长麻醉作用时间也有关。因血管收缩药用量小，不致引起脊髓缺血，故常规与局麻药合用。

(三)药物的配制

除了血管收缩药外，尚需加入一些溶剂，以配成重比重液、等比重液或轻比重液以利药物的弥散和分布。重比重液其比重大于脑脊液，容易下沉，扩散与体位有关，常通过加 5%葡萄糖溶液制成，重比重液是临床上应用最多的脊麻液。轻比重液其比重小于脑脊液，但由于轻比重液阻滞平面调节较难掌握；可能导致阻滞平面过高，目前已很少采用。5%普鲁卡因重比重液配制方法为：普鲁卡因 150 mg 溶解于 5%葡萄糖液 2.7 mL，再加 0.1%肾上腺素 0.3 mL。利多卡因重比重液常用 2%利多卡因 60～100 mg，加入 5%葡萄糖液 0.5 mL 及 0.1%肾上腺素 0.25 mL 混匀后即可应用。丁卡因重比重液常用 1%丁卡因、10%葡萄糖液及 3%麻黄碱各 1 mL 配制而成。丁哌卡因重比重液取 0.5%丁哌卡因 2 mL 或 0.75%丁哌卡因2 mL，加 10%葡萄糖 0.8 mL 及 0.1%肾上腺素 0.2 mL 配制而成。

四、影响阻滞平面的因素

阻滞平面是指皮肤感觉消失的界限，麻醉药注入蛛网膜下腔后，须在短时间内主动调节和控制麻醉平面达到手术所需的范围，且又要避免平面过高。这不仅关系到麻醉成败，且与患者安危有密切关系，是蛛网膜下腔阻滞操作技术中最重要的环节。

许多因素影响蛛网膜下腔阻滞平面（见表 3-1），其中最重要的因素是局麻药的剂量及比重，椎管的形状以及注药时患者的体位。患者体位和局麻药的比重是调节麻醉平面的两个主要因素，局麻药注入脑脊液中后，重比重液向低处移动，轻比重液向高处移动，等比重液即停留在注药点附近，所以坐位注药时，轻比重液易向头侧扩散，使阻滞平面过高；而侧卧位手术时（如全髋置换术），选用等比重液或轻比重液可为非下垂侧提供良好的麻醉。但是体位的影响主要在 5～10 min 内起作用，超过此时限，药物已与脊神经充分结合，体位调节的作用就会无效。脊椎的四个生理弯曲在仰卧位时，L_3 最高，T_6 最低（图 3-6），如果经 L_2～L_3 间隙穿刺注药，患者转为仰卧后，药物将沿着脊柱的坡度向胸段移动，使麻醉平面偏高；如果在 L_3～L_4 或 L_4～L_5 间隙穿刺，患者仰卧后，大部药液向骶段方向移动，骶部及下肢麻醉较好，麻醉平面偏低，因此于腹部手术时，穿刺点宜选用 L_2～L_3 间隙；于下肢或会阴肛门手术时，穿刺点不宜超过 L_3～L_4 间隙。一般讲，注药的速度愈快，麻醉范围愈广；相反，注药速度愈慢，药物愈集中，麻醉范围愈小（尤其是低比重液）。一般以每 5 秒注入 1 mL 药物为适宜，但利多卡因容易扩散，注射还可以减慢，鞍区麻醉时，注射速度可减至每30 s1 mL，以使药物集中于骶部。穿刺针斜口方向（Whiteacare 针）对麻醉药的扩散和平面的调节有一定影响，斜口方向向头侧，麻醉平面易升高；反之，麻醉平面不易过多上升。局麻药的剂量对阻滞平面影响不大，Lambert（1989）观察仰卧位时应用不同剂量的局麻药，由于重比重液的下沉作用，均能达到相同的阻滞平面，但低剂量的阻滞强度和作用时间都低于高剂量组。

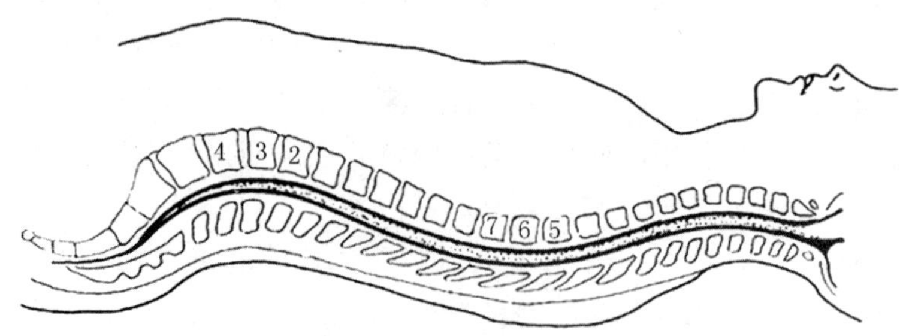

图 3-6　脊柱的生理弯曲与药物移动关系

表 3-1　影响蛛网膜下腔阻滞平面的因素

一、患者情况	抽液加药注射
年龄	三、脑脊液因素
身高	脑脊液组成
体重	循环
性别	容量
腹内压	压力
脊柱的解剖结构	便秘
体位	四、局麻药因素
二、穿刺技术	局麻药比重
穿刺点	局麻药体积
针头方向	局麻药浓度
斜面方向	局麻药注入量
注射速度	辅助用的血管收缩药

具体实际操作中，有人建议以 L_1 阻滞平面为界，阻滞平面在 L_1 以上，应选择重比重液，因这些患者转为水平仰卧位时，由于重力作用局麻药下沉到较低的胸段（T_6），可达满意的阻滞效果，而需阻滞 L_1 以下平面，可选用等比重液，因局麻药停留在注药部位，使阻滞平面不致过高，在确定阻滞平面时，除了阻滞支配手术部位的皮区神经外，尚需阻滞支配手术的内脏器官的神经，如全子宫切除术，阻滞手术部位皮区的神经达 T_{12} 即可，但阻滞支配子宫的神经需达 T_{10}、T_{11}，而且术中常发生牵拉反射，而阻滞该反射，阻滞平面需达 T_6，所以术中阻滞平面达 T_6，方能减轻患者的不适反应。

五、麻醉中的管理

蛛网膜下腔阻滞后，可能引起一系列生理扰乱，其程度与阻滞平面有密切关系。平面越高，扰乱越明显。因此，须切实注意平面的调节，密切观察病情变化，并及时处理。

（一）血压下降和心率缓慢

蛛网膜下腔阻滞平面超过 T_4 后，常出现血压下降，多数于注药后 15～30 min 发生，同时伴心率缓慢，严重者可因脑供血不足而出现恶心呕吐、面色苍白、躁动不安等症状。这类血压下降主要是由于交感神经节前神经纤维被阻滞，使小动脉扩张，周围阻力下降，加之血液淤积于周围血管系，静脉回心血量减少，心排血量下降而造成。心率缓慢是由于交感神经部分被阻滞，迷走神经呈相对亢进所致。血压下降的程度，主要取决于阻滞平面的高低，但与患者心血管功能代偿状态以及是否伴有高血压、血容量不足或酸中毒等情况有密切关系。处理上应首先考虑补充血容量，如果无效可给予血管活性药物（麻黄碱、间羟胺等），直到血压回升为止。对心率缓慢者可考虑静脉注射阿托品 0.25～0.3 mg 以降低迷走神经张力。

（二）呼吸抑制

因胸段脊神经阻滞引起肋间肌麻痹，可出现呼吸抑制表现为胸式呼吸微弱，腹式呼吸增强，严重时患者潮气量减少，咳嗽无力，不能发声，甚至发绀，应迅速有效吸氧。如果发生全脊麻而引起呼吸停止，血压骤降或心搏骤停，应立即施行气管内插管人工呼吸、维持循环等措施进行抢救。

(三)恶心呕吐

诱因有三:①血压骤降,脑供血骤减,兴奋呕吐中枢。②迷走神经功能亢进,胃肠蠕动增加。③手术牵引内脏。一旦出现恶心呕吐,应检查是否有麻醉平面过高及血压下降,并采取相应措施;或暂停手术以减少迷走刺激;或施行内脏神经阻滞,一般多能收到良好效果。若仍不能制止呕吐,可考虑使用异丙嗪或氟哌利多等药物镇吐。

六、连续蛛网膜下腔阻滞

蛛网膜下腔阻滞多为单次法给药,如果老年患者或衰竭患者,不能耐受血流动力学波动,应尽量避免单次法给药,可选用蛛网膜下腔置管连续给药。因为局麻药是通过导管分次给药,连续蛛网膜下腔阻滞每次给药量少,对循环干扰少,阻滞时间可随意控制,尚可用做术后镇痛;但连续蛛网膜下腔阻滞置管困难,术后头痛发生率高,而且有神经损伤、出血、感染的潜在危险。由于置管困难,既往都是使用17 G或18 G的穿刺针,未免使头痛发生率增高,随着工艺的改进,使导管通过22 G、25 G或26 G穿刺针已成为可能,通过使用这种小号的穿刺针及导管,使术后头痛发生率降低。置管困难的原因尚不清楚,可能与大量的脑脊液外溢使导管推入困难或硬膜妨碍导管的推入,轻轻转动穿刺针或使穿刺针前进或后退一点可能克服这些困难。一旦置管成功后,把导管置入蛛网膜下腔中3～4 cm,待导管固定好,体位调节好再给药。偶尔也碰到拔管困难,有导管折断的危险,此时应把患者重新置于侧卧位,最大限度弯曲脊柱,使导管受脊柱的压迫得到改善,可以顺利拔出导管。

第四节　脊椎硬膜外联合麻醉

一、复合麻醉穿刺法

20世纪90年代始,蛛网膜下腔和硬膜外联合阻滞麻醉已广泛应用临床,并取得满意效果。复合脊麻—硬膜外阻滞适合于8岁以上患者的T_7以下平面任何外科手术。脊麻与硬膜外联合阻滞麻醉可选用双穿刺点法(DST),也可采用单穿刺点法(SST),即向蛛网膜下腔注药,同时也经此穿刺针置入硬膜外导管。两点穿刺法先于T_{12}～L_1或L_1～L_2行硬膜外穿刺置入硬膜外导管,然后再于L_3～L_4或L_2～L_3或L_4～L_5,行蛛网膜下腔穿刺,注入局麻药液行脊麻;一点穿刺法经L_3～L_4,间隙穿刺,目前国内不少厂家专门设计和制造CSEA配套穿刺针并广泛应用临床,应用特制的联合穿刺针,针的样品都是针套针方式,即先用一根带刻度的17 G或18 G Tuohy Weiss针(即硬膜外穿刺针)进入硬膜外腔;然后用一根29 G Quineke或27 G Whitacre穿刺针(即蛛网膜下腔穿刺针)套入上述硬膜外穿刺针内,穿过并超出Tuohy针尖11～13 mm,就完全可以穿破硬膜(在L_3处穿刺自黄韧带至硬膜距离为5～20 mm)而进入蛛网膜下腔。如出现针尖顶着硬膜的帐篷现象(Tenting),则将Tuohy针(硬膜外穿刺针),亦包括脊麻针,向内推进少许(3～6 mm),以将硬膜穿破,穿过硬膜时,常有一种"啪"穿破感觉。针确定在蛛网膜下腔后,注药并退出脊麻针,再经硬膜外针(tuohy)置入硬膜外导管(在硬膜外腔深度为4～5 cm),该导管作为补充脊麻或延长麻醉时间用,也可作为术后镇痛。这种复合麻醉方法的麻醉效果基本上可达95%以上，据有关资料统计应用SST时脊麻的失败率达16%，应用DST时其失败率仅3%～4%。

二、应用单穿刺点法或双穿刺点法存在的问题

(1)因为患者在进行穿刺时都取侧卧位，而脊麻先注药，若应用重比重药液，注药后不能立即仰卧，还须行硬膜外腔置管。如置管顺利也需1～2 min，如置管不顺时间达5 min以上，局麻药在蛛网膜下腔发生作用，而容易发生单侧性或偏重单侧性脊麻。如侧卧位时患者体位不当，头或骶偏高或偏低，容易造成麻醉平面过高或过低。

(2)SST法很容易损坏脊麻穿刺针的前端，如穿刺针质量不好，损坏的微小金属片脱落下来进入硬膜外腔或蛛网膜下腔。破损的脊麻针的前端在穿破硬脊膜时，会使硬膜损伤更大。

(3)在应用SST时硬膜外针要正确处于正中位置，否则前端偏斜，则在应用脊麻穿刺针进行穿刺时也会跟着发生偏斜，甚至引导脊麻针进入硬膜外腔的侧硬膜囊。应用CSEA时在已经产生脊麻的麻醉平面基础上，硬膜外麻醉每扩展阻滞1个节段约需局麻药液1.5～3 mL，比单纯应用硬膜外麻醉阻滞1个节段的药量要少，因此麻醉应小剂量给药。

三、CSEA常用药物剂量和浓度

目前临床上脊麻多采用重比重药液，有的学者也应用等比重药液，但等比重药液需坐位穿刺，又容易引起麻醉平面过低，达不到麻醉需求。现分别介绍。

(一)重比重药液

脊麻药配制时加10%葡萄糖溶液0.5～1 mL，即为重比重液。脊麻用0.5%丁哌卡因1.6～2.0 mL(8～10 mg)，0.33%丁卡因1.8～2.0 mL；硬膜外用0.5%丁哌卡因10～15 mL。

(二)等比重药液

脊麻用0.33%丁卡因1.8～2.0 mL；硬膜外用1%利多卡因和0.25%丁哌卡因8～10 mL，或0.25%丁哌卡因10～12 mL，硬膜外麻醉追加药量为首次量的1/3～1/2。CSEA优点是作用起效快，麻醉效果确实，肌肉松弛比单纯脊麻或硬膜外麻醉都好。少量脊麻用药达到骶丛的阻滞，明显减少了硬膜外麻醉用药量，降低毒性反应发生率。值得探讨的问题是脑脊液不出、置硬膜外导管困难、单侧脊麻、麻醉平面过广、硬膜外导管误入蛛网膜下腔。

第五节　骶管麻醉

骶管阻滞是经骶裂孔穿刺，注局麻药于骶管以阻滞骶神经。它也是硬膜外阻滞的一种方法，适用于直肠、肛门及会阴手术，也用于婴幼儿及学龄前儿童的腹部和下肢手术。

一、穿刺部位

其定位方法是：一般取侧卧位或俯卧位。侧卧位时，腰背应尽量向后弓曲，双膝关节屈向腹部；俯卧位时，髋关节下需垫一厚枕，显露并突出骶部。穿刺者位于患者一侧，穿刺之前先定好位，从尾骨尖沿中线向头方向摸至4 cm处(成人)，可触及一有弹性的凹陷骶裂孔，在孔的两旁可触到蚕豆大的骨质隆起，即为骶角，两骶角连线中点即为穿刺点。髂后上嵴连线在第2骶椎平面，是硬脊膜囊的终止部位，骶管穿刺时不宜越过此连线，否则有误入蛛网膜下腔发生全

脊麻的危险。

二、穿刺与注药

于骶裂中心作皮内小丘，但不作皮下浸润，否则易使骨质标志不清，妨碍穿刺点定位，将穿刺针垂直刺进皮肤，并刺破骶尾韧带时可有阻力消失感觉。此时将针干向尾侧倾斜，与皮肤呈30°～45°，然后再将针向前刺入 2 cm 即可到达骶管腔，抽吸注射器，无脑脊液和血液回流，注入生理盐水和少量空气无阻力，也无皮肤隆起。证实针尖在骶管腔，即可注入试验剂量，观察5 min后，没有蛛网膜下腔阻滞现象，注入首次用药总量。

三、穿刺时注意问题

穿刺时如针与皮肤角度过小，即针体过度放平，针尖可在骶管的后壁受阻；若角度过大，针尖常可触及骶管前壁，穿刺如遇骨质，不宜用暴力，应退针少许，调整针体倾斜度后再进针，以免引起剧痛和损伤骶管静脉丛。骶管有丰富的静脉丛，除容易穿刺损伤出血外，对局麻药吸收也较快，故较易引起程度不同局麻药毒性反应。穿刺如抽吸时回流血量较多则放弃骶管阻滞，改用硬膜外麻醉，局麻用药浓度和剂量：1%～2%利多卡因 10～20 mL，最大用量 400 mg；25%～0.5%丁哌卡因 10～20 mL，最大用量 100 mg。

第六节　椎管内麻醉与抗凝治疗

一、抗血栓形成药物的种类、作用机制及用法

长期服用抗血栓形成药物的患者多见于静脉血栓栓塞症、遗传性高凝状态、机械心脏瓣膜置换术后或房颤。抗血栓形成药物包括抗凝血药物、溶栓药物、抗血小板药物。

（一）抗凝血药物

1.肝素

（1）作用机制：对凝血过程三个步骤均有抑制作用，包括抑制凝血活酶形成、灭活凝血酶、抑制纤维蛋白形成及促进纤溶。

（2）用法及用量如下。

标准肝素：包括：①持续静脉滴注是最好的给药途径，首剂 0.5～1.0 mg/kg，然后将 24 h 所需剂量溶于 5%葡萄糖溶液或 1000 mL 生理盐水中，以 1 mL/min 的速度静脉滴注。成人深静脉血栓形成治疗剂量1～1.5 mg/kg，每 6 h 一次。②间歇静脉注射是将 1～1.5 mg/kg 的肝素溶于 5%葡萄糖溶液或 40 mL 生理盐水中，每小时注射一次。③皮下注射适合预防性治疗，常用剂量为 0.8～1.0 mg/kg，于术前 2 h 注射一次，术后每 8～12 h 注射一次，连用 7 天。

低分子量肝素：每天 0.2～0.6 mL，皮下注射，也可静脉注射。

2.华法林片

（1）作用机制：拮抗维生素 K，阻碍凝血酶原等依赖维生素 K 的因子蛋白结构上谷氨酸残基羧化，导致形成活性异常的凝血因子。

（2）用法及用量：首日剂量 10～15 mg，10 mg/d，以后维持量 2.5～5.0 mg，每天用药前根据凝血酶原时间指数百分比加以调整。

(二)溶栓药物

1.链激酶

(1)作用机制:间接激活血浆素原转变为血浆素。静脉注射后,一分子链激酶与一分子血浆素原先形成复合激活因子,然后激活其余的血浆素原,发挥溶栓作用。

(2)用法及用量:注射前半小时,静脉注射地塞米松 2.5～5.0 mg,或氢化可的松 25 mg,预防变态反应。25 万～50 万单位链激酶溶于 50～100 mL 生理盐水或 5%葡萄糖溶液中,于 30 min 内滴完,或溶解于 40 mL 生理盐水中,缓慢静脉注射。维持剂量为 10 万单位/h,连续静脉滴注,直至疗程结束。亦可将链激酶 50 万 U 连同地塞米松 2.5～5.0 mg 或氢化可的松 25 mg 加入 5%葡萄糖溶液 250～500 mL 中,于6 h内静脉滴注完毕,1 次/天,一般情况下疗效在 12 h 内产生。疗程可持续至血栓溶解为止,最长可用药 7 天。有时可采用间歇给药的方法,首剂 50 万单位,以后每 24 h 给药 25 万单位,连续 3 天。

2.尿激酶

(1)作用机制:尿激酶可直接水解血浆素原。用尿激酶治疗血栓形成时,一部分尿激酶进入血栓内部,激活"凝胶状态"的血浆素原,使血栓从内部溶解;另一部分尿激酶则激活循环中"凝胶状态"的血浆素原,使血栓从表面溶解。

(2)用法及用量:尚无统一标准。日本学者多采用小剂量,每次 5 000～10 000 单位,总量在 50 万单位以内。欧美学者采用剂量偏大,常用首次剂量 15 万～25 万单位,于 10 min 至 1 h 内静脉滴入,维持量 10 万～50 万单位/h。

3.人体组织型纤溶酶原激活物

(1)作用机制:直接激活纤溶酶原成为纤溶酶,还可抑制血小板聚集。

(2)用法及用量:艾通立的常用量为 100 mg,用 100 mL 专用注射用水将药物溶解,首剂 10 mg 于1～2 min内静脉推注,然后在 60 min 内静脉滴注 50 mg,其余 40 mg 在 120 min 内静脉滴注。

4.东菱克栓酶

(1)作用机制:分解纤维蛋白原、增强纤溶系统的活性、降低血液黏滞度及改善微循环。

(2)用法及用量:5 单位/次,静脉注射。

(三)抗血小板药

1.阿司匹林

(1)作用机制:不可逆地抑制血小板膜上的环氧化酶,从而抑制血栓素 A_2(TXA_2)的合成和释放,最终抑制 TXA_2 诱发的血小板聚集。

(2)用法及用量:常用量为口服 50～150 mg/d。

2.双嘧达莫

(1)作用机制:抑制磷酸二酯酶,提高血小板内 cAMP 含量,抑制血小板功能。

(2)用法及用量:口服 0.1～0.4 g/d。

3.噻氯匹定

(1)作用机制:强效血小板抑制剂,阻滞血小板二磷酸腺苷(ADP)受体,抑制 ADP 所引起的血小板聚集。

(2)用法及用量:口服吸收良好,250 mg/次,2 次/天。

4.前列腺素 E_1(PGE_1)

(1)作用机制:调整 TXA_2/PGI_2 比值和通过增加 cAMP 含量来抑制血小板聚集。

(2)用法及用量:动脉持续注射剂量为 0.05～0.7 ng/(kg·min),单次股动脉注射为 50 μg 加生理盐水 50 mL,或 100～200 μg 加入生理盐水或 5%葡萄糖注射液 500 mL 中静脉缓慢滴注。

二、抗血栓形成药物的药代动力学、抗凝血监测及拮抗

见表 3-2。

表 3-2　抗凝血药物、抗血小板药物药代动力学特性、抗凝血监测及拮抗

药物	半衰期	抗凝血检测	拮抗
肝素	1～1.5 h	APTT	鱼精蛋白(完全)
低分子肝素	3～4 h	抗-Ⅹa 水平	鱼精蛋白(部分)
达那肝素	25 h	抗-Ⅹa 水平	新鲜冰冻血浆
华法林	48 h	INR	新鲜冰冻血浆 凝血酶原复合物 重组Ⅶ因子和维生素 K
阿司匹林	15～20 min	无可靠方法	输注 5～10 U 血小板
氯吡格雷	单次,24～36 h	无可靠方法	输注 5～10 U 血小板
噻氯匹定	治疗 14 d 后,96 h		
阿西单抗、依替巴肽	24～48 h	无可靠方法	输注 5～10 U 血小板
替罗非班	4～8 h	无可靠方法	输注 5～10 U 血小板
重组水蛭素	80 min	APTT	新鲜冰冻血浆
阿戈脱班	40～50 min	APTT	新鲜冰冻血浆

三、抗血栓形成药物与椎管内麻醉

在服用抗血栓形成药物的情况下,能否实施椎管内麻醉仍存在争议。

(一)肝素(UFH)

1.择期手术

对于静脉应用治疗剂量肝素患者(如 1 200 IU/h 输注),需要停药 4 h;而对于皮下应用治疗剂量肝素患者(如 17 500 IU,2 次/天),则应停药 12 h。

2.急诊手术

应用鱼精蛋白对抗肝素的抗凝作用,1 mg 鱼精蛋白约可以中和 100 IU 肝素。

3.术后管理

接受椎管内麻醉患者拔除硬膜外导管后 2 h 可给予小剂量肝素(5 000 IU,2 次/天),应用治疗剂量肝素至少应在拔管后 6～8 h,而在拔管后 12～24 h 后再给予治疗剂量肝素更为可取。

对于持续硬膜外镇痛的患者,目前尚无关于同时应用肝素安全性时限的报道。但持续硬膜外镇痛合用小剂量肝素(5 000 IU,2 次/天)是安全的。

(二)低分子量肝素(LMWH)

1.择期手术

对于应用低分子量肝素患者需要内、外科和麻醉科医师交流和沟通。当使用大剂量低分子量肝素时,脊髓血肿的风险不能完全避免。同时应避免使用抗血小板及其他抗凝血药物。如果穿刺或置管出血,则应在手术后 24 h 再给予低分子量肝素治疗。若应用一天一次剂量,第一次于术后 6～8 h 应用。但第二次剂量至少在首次剂量应用 24 h 后才能给予。可以留置导管,但导管至少应在最后一次应用低分子量肝素 10～12 h 后拔除,并且至少拔除后 2 h 才可以给予低分子量肝素。如果是一天给予两次低分子量肝素,无论采用何种麻醉方式,均需在术后 24 h 凝血充分时再应用。

2.急诊手术

尽管鱼精蛋白不能中和低分子量肝素的抗-Ⅹa 效应,但能够通过中和抗Ⅱa 效应部分逆转低分子量的抗凝作用。如果采用鱼精蛋白拮抗,则应每隔 4～6 h 重复应用。

3.术后管理

接受椎管内麻醉患者拔除硬膜外导管后 2 h 可给予小剂量低分子量肝素。然而,预防剂量低分子量肝素首次应用通常在术后 12～24 h。一般至少在术后 12～24 h,具有充分止血功能后才恢复应用治疗剂量低分子量肝素。对于术后持续硬膜外镇痛的患者,拔除导管后可以给予预防剂量低分子量肝素。但由于术后硬膜外镇痛大多术后持续 2～4 d,因此,临床医师可能担心,如果拔除导管后再应用低分子量肝素可能太晚。在这种情况下,可以于术后 12～24 h 给予低分子量肝素,同时进行硬膜外镇痛。

(三)华法林

1.择期手术

慢性房颤或静脉血栓栓塞患者接受华法林治疗,INR 控制的目标为 2.0～3.0,术前应停药 4～5 d。抗凝血效应的消除时间依赖于 INR 水平,INR 为 2.5 的患者,约 5 d 抗凝效应才能消除。

2.急诊手术

对于需要快速逆转华法林抗凝作用患者,可以给予新鲜冰冻血浆、凝血酶原复合物或重组因子Ⅶ。此外,所有患者还应该应用维生素 K 以对抗华法林的抗凝作用。

3.术后管理

接受椎管内麻醉患者术后给予华法林似乎与脊髓血肿风险增加无关,这可能是因为华法林在术后24～48 h,止血功能正常后应用。但是,也有接受华法林治疗实施椎管内麻醉发生脊髓血肿的报道。接受术后持续硬膜外镇痛患者,硬膜外导管在华法林开始或恢复治疗后当天可安全拔除。一般而言,华法林治疗可以在硬膜外导管拔除前晚开始。

(四)抗血小板药物

1.择期手术

多项研究表明,实施椎管内阻滞时,服用阿司匹林并不增加硬膜外出现血肿的概率,或者两者之间可能没有必然的联系。然而,对于服用氯吡格雷、噻氯匹定或血小板糖蛋白Ⅱb/Ⅲa 受体拮抗剂患者实施椎管内麻醉风险尚缺乏研究。有证据表明,服用氯吡格雷、噻氯匹定或血小板糖蛋白Ⅱb/Ⅲa受体拮抗剂患者，实施心血管手术，发生脊髓血肿风险增加。由于抗血小板药物对血小板功能的不可逆性抑制，因此术前需要停药7～10 d以恢复血小板正常功能。

2.急诊手术

由于没有拮抗剂，因此，对于需要快速逆转抗血小板药物抗凝作用患者，可以输注5～10单位血小板。

3.术后管理

接受椎管内麻醉患者，抗血小板药物可以在拔除导管后2～3 h恢复使用。接受术后持续硬膜外镇痛患者，可同时给予阿司匹林。然而，由于氯吡格雷、噻氯匹定或血小板糖蛋白Ⅱb/Ⅲa受体拮抗剂抗凝血作用较强，尤其是与阿司匹林合用时应慎重，在拔除硬膜外导管后再考虑开始使用。

(五)直接凝血酶抑制剂

1.择期手术

由于直接凝血酶抑制剂血浆半衰期短(<1.5 h)，所以使用该类药物的患者应在术前停药3～4 h，以维持正常的凝血功能。

2.急诊手术

由于没有拮抗剂，因此，对于需要快速逆转直接凝血酶抑制剂抗凝作用患者，可以输注2～4单位新鲜冰冻血浆，并检测部分凝血活酶时间(APTT)。

3.术后管理

接受椎管内麻醉患者，直接凝血酶抑制剂可以在拔除导管后2～3 h恢复使用。目前尚无关于同时应用直接凝血酶抑制剂和持续硬膜外镇痛安全性报道，但若患者应用治疗剂量的肝素和低分子量肝素，在拔除硬膜外导管之前应避免使用直接凝血酶抑制剂。

第四章　局部麻醉

第一节　表面麻醉

将渗透作用强的局麻药与局部黏膜接触，使其透过黏膜而阻滞浅表神经末梢所产生的无痛状态，称为表面麻醉。

表面麻醉使用的局麻药，难以达到上皮下的痛觉感受器，仅能解除黏膜产生的不适，因此表面麻醉只能对刺激来源于上皮组织时才有效果。黏膜细胞的指状突起与邻近细胞交错形成功能性表面，局麻药容易经黏膜吸收，皮肤细胞排列较密，外层角化，吸收缓慢而且吸收量少，故表面麻醉只能在黏膜上进行。但一种复合表面麻醉配方 EMLA(eutectic mixture of local anesthetics)为 5%利多卡因和 5%丙胺卡因盐基混合剂，皮肤穿透力较强，可用于皮肤表面，可以减轻经皮肤静脉穿刺和置管的疼痛，也可用于植皮，但镇痛完善需 45～60 min。

一、表面麻醉药

目前应用于表面麻醉的局麻药分两类：羟基化合物和胺类。

临床上应用的羟基化合物类表面麻醉药是芳香族和酯类环族醇，为苯甲醇、苯酚、间苯二酚和薄荷醇等，制成洗剂、含漱液、乳剂、软膏和铵剂，与其他药物伍用于皮肤病、口腔、肛管等治疗，与本章表面麻醉用于手术、检查和治疗性操作镇痛的目的并不一致。

本节讨论的胺类表面麻醉药，分为酯类和酰胺类。酯类中有可卡因、盐酸己卡因、苯佐卡因、对氨基苯甲酸酯和高水溶性的丁卡因。酰胺类包括地布卡因和利多卡因。另外尚有既不含酯亦不含酰胺的达克罗宁和盐酸普莫卡因，达克罗宁为安全的可溶性表面麻醉药，刺激性很强，注射后引起组织坏死，只能作表面麻醉用。

混合制剂 TAC(tetracaine，adrenaline，cocaine)可通过划伤皮肤而发挥作用，由 0.5%丁卡因，10%～11.8%可卡因，加入含 1 ∶200 000 肾上腺素组成，在美国广泛用于儿童皮肤划伤须缝合时表面麻醉，成人最大使用安全剂量为 3～4 mL/kg，儿童为 0.05 mL/kg。TAC 不能透过完整皮肤，但能迅速被黏膜所吸收而出现毒性反应。为避免毒性反应及成瘾性，研究不含可卡因的替代表面麻醉剂，发现丁卡因—去氧肾上腺素的制剂与 TAC 一样可有效用于皮肤划伤。

表面麻醉用的局麻药较多，但常见表面麻醉药主要有以下几种(表 4-1)。

表 4-1　常见的表面麻醉药

局麻药	浓度	剂型	使用部位
利多卡因	2%～4%	溶液	口咽、鼻、气管及支气管
	2%	凝胶	尿道
	2.5%～5%	软膏	皮肤、黏膜、直肠

续表

局麻药	浓度	剂型	使用部位
丁卡因	10%	栓剂	直肠
	10%	气雾剂	牙龈黏膜
	0.5%	软膏	鼻、气管、支气管
	0.25%～1%	溶液	眼
	0.25%	溶液	
EMLA	2.5%	乳剂	皮肤
TAC	0.5%丁卡因、11.8%可卡因及1∶200 000肾上腺素	溶液	皮肤

二、操作方法

(一)眼科手术

角膜的末梢神经接近表面,结合膜囊可存局麻药1～2滴,为理想的给药途径。具体方法为患者平卧,滴入0.25%丁卡因2滴,令患者闭眼,每2 min重复滴药1次,3～5次即可。麻醉作用持续30 min,可重复应用。

(二)鼻腔手术

鼻腔感觉神经来自三叉神经的眼支,它分出鼻睫状神经支配鼻中隔前1/3;筛前神经到鼻侧壁;蝶腭神经节分出后鼻神经和鼻腭神经到鼻腔后1/3的黏膜。筛前神经及鼻神经进入鼻腔后都位于黏膜之下,可被表面麻醉所阻滞。

方法:用小块棉布先浸入1∶1 000肾上腺素中,挤干后再浸入2%～4%利多卡因或0.5%～1%丁卡因中,挤去多余局麻药,然后将棉片填贴于鼻甲与鼻中隔之间约3 min。在上鼻甲前庭与鼻中隔之间再填贴第二块局麻药棉片,待10 min后取出,即可行鼻息肉摘除,鼻甲及鼻中隔手术。

(三)咽喉、气管及支气管表面麻醉

声襞上方的喉部黏膜,喉后方黏膜及会厌下部的黏膜,最易诱发强烈的咳嗽反射。喉上神经侧支穿过甲状舌骨膜,先进入梨状隐窝外侧壁,最后分布于梨状隐窝前壁内侧黏膜上,故梨状隐窝处施用表面麻醉即可使喉反射迟钝。

软腭、腭扁桃体及舌后部易引起呕吐反射,此处可以使用喷雾表面麻醉,但应控制局麻药用量,还应告诫患者不要吞下局麻药,以免吸收后发生毒性反应。咽喉及声带处手术,施行喉上神经内侧支阻滞的方法是用弯喉钳夹浸入局麻药的棉片,慢慢伸入喉侧壁,将棉片按入扁桃体后梨状隐窝的侧壁及前壁1 min,恶心反射即可减轻,可行食管镜或胃镜检查。

咽喉及气管内喷雾法是施行气管镜、支气管镜检查,或施行气管及支气管插管术的表面麻醉方法。先令患者张口,对咽部喷雾3～4下,2～3 min后患者咽部出现麻木感,将患者舌体拉出,向咽喉部黏膜喷雾3～4下,间隔2～3 min,重复2～3次。最后用喉镜显露声门,于患者吸气时对准声门喷雾,每次3～4下,间隔3～4 min,重复2～3次,即可行气管镜检或插管。

另一简单方法是在患者平卧头后仰时,在环状软骨与甲状软骨间的环甲膜作标记。用22 G 3.5 cm针垂直刺入环甲膜,注入2%利多卡因2～3 mL或0.5%丁卡因2～4 mL。穿刺

及注射局麻药时嘱患者屏气、不咳嗽、吞咽或讲话，注射完毕鼓励患者咳嗽，使药液分布均匀。2～5 min后，气管上部、咽及喉下部便出现局麻作用。

(四)注意事项

(1)浸渍局麻药的棉片填敷于黏膜表面之前，应先挤去多余的药液，以防吸收过多产生毒性反应。填敷棉片应在头灯或喉镜下进行，以利于正确安置。

(2)不同部位的黏膜吸收局麻药的速度不同。一般说来在大片黏膜上应用高浓度及大剂量局麻药易出现毒性反应，重者足以致命。根据Adriani及Campbell的研究，黏膜吸收局麻药的速度与静脉注射相等，尤以气管及支气管喷雾法，局麻药吸收最快，故应严格控制剂量，否则大量局麻药吸收后可抑制心肌，患者迅速虚脱，因此事先应备妥复苏用具及药品。

(3)表面麻醉前须注射阿托品，使黏膜干燥，避免唾液或分泌物妨碍局麻药与黏膜的接触。

(4)涂抹于气管导管外壁的局麻药软膏最好用水溶性的，应注意其麻醉起效时间至少需1 min，所以不能期望气管导管一经插入便能防止呛咳，于清醒插管前，仍须先行咽、喉及气管黏膜的喷雾表面麻醉。

第二节　局部浸润麻醉

沿手术切口线分层注射局麻药，阻滞组织中的神经末梢，称为局部浸润麻醉。

一、常用局麻药

根据手术时间长短，选择应用于局部浸润麻醉的局麻药，可采用短时效(普鲁卡因或氯普鲁卡因)；中等时效(利多卡因、甲哌卡因或丙胺卡因)或长时效局麻药(丁哌卡因或依替卡因)。表4-2简介各时效局麻药使用的浓度、最大剂量和作用持续时间。

表4-2　局部浸润麻醉常用局麻药

名称	普通溶液			含肾上腺素溶液	
	浓度(%)	最大剂量(mg)	作用时效(min)	最大剂量(mg)	作用时效(min)
短时效：					
普鲁卡因	0.5～1.0	800	15～30	1 000	30～60
氯普鲁卡因	1.0～2.0	800	15～30	1 000	30～90
中时效：					
利多卡因	0.5～1.0	300	30～60	500	120～360
甲哌卡因	0.5～1.0	300	45～90	500	120～360
丙胺卡因	0.5～1.0	500	30～90	300	120～360
长时效：					
丁哌卡因	0.25～0.5	175	120～240	225	180～410
依替卡因	0.5～1.0	300	120～180	400	180～410

二、操作方法

取24～25 G皮内注射针，针头斜面紧贴皮肤，进入皮内以后推注局麻药液，造成白色的橘皮样皮丘，然后取22 G长10 cm穿刺针经皮丘刺入，分层注药，若需浸润远方组织，穿刺针应由上次已浸润过的部位刺入，以减少穿刺疼痛。注射局麻药液时应加压，使其在组织内形成张力性浸润，与神经末梢广泛接触，以增强麻醉效果（见图 4-1）。

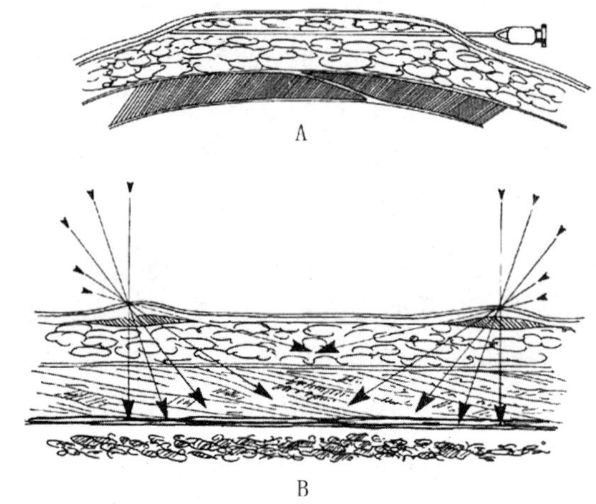

图 4-1　局部浸润阻滞

A.皮下浸润；B.穿刺针多次深入皮下、肌肉、筋膜和浆膜层浸润

三、注意事项

（1）注入局麻药要深入至下层组织，逐层浸润，膜面、肌膜下和骨膜等处神经末梢分布最多，且常有粗大神经通过，局麻药液量应加大，必要时可提高浓度。肌纤维痛觉神经末梢少，只要少量局麻药便可产生一定的肌肉松弛作用。

（2）穿刺针进针应缓慢，改变穿刺针方向时，应先退针至皮下，避免针干弯曲或折断。

（3）每次注药前应抽吸，以防局麻药液注入血管内。局麻药液注毕后须等待 4～5 min，使局麻药作用完善，不应随即切开组织致使药液外溢而影响效果。

（4）每次注药量不要超过极量，以防局麻药毒性反应。

（5）感染及癌肿部位不宜用局部浸润麻醉。

第三节　静脉局部麻醉

肢体近端上止血带，由远端静脉注入局麻药以阻滞止血带以下部位肢体的麻醉方法称静脉局部麻醉。静脉局部麻醉首次由 August Bier 于 1908 年介绍，故又称 Bier 阻滞，主要应用于成人四肢手术。

一、作用机制

肢体的周围神经均有伴行血管提供营养。若以一定容量局麻药充盈与神经伴行的静脉血管，局麻药可透过血管而扩散至伴行神经而发挥作用。在肢体远端缚止血带以阻断静脉回流，然后通过远端建立的静脉通道注入一定容量局麻药以充盈肢体静脉系统即可发挥作用，通过这种方法局麻药主要作用于周围小神经及神经末梢，而对神经干作用较小。

二、适应证

适用于能安全放置止血带的远端肢体手术，受止血带限制，手术时间一般在 1～2 h 内为宜，如神经探查、清创及异物清除等。如果合并有严重的肢体缺血性血管疾患则不宜选用此法。下肢主要用于足及小腿手术，采用小腿止血带，应放置于腓骨颈以下，避免压迫腓浅神经。

三、操作方法

(1)在肢体近端缚两套止血带。

(2)肢体远端静脉穿刺置管：据 Sorbie 统计，选择静脉部位与麻醉失败率之间关系为肘前＞前臂中部、小腿＞手、腕、足。

(3)抬高肢体 2～3 min，用弹力绷带自肢体远端紧绕至近端以驱除肢体血液（见图 4-2）。

(4)先将肢体近端止血带充气至压力超过该侧肢体收缩压 100 mmHg，然后放平肢体，解除弹力绷带。充气后严密观察压力表，谨防漏气使局麻药进入全身循环而导致局麻药中毒反应。

(5)经已建立的静脉通道注入稀释局麻药，缓慢注射（90 s 以上）以减轻注射时疼痛，一般在 3～10 min 后产生麻醉作用。

(6)多数患者在止血带充气 30～45 min 以后出现止血带部位疼痛。此时可将远端止血带（所缚皮肤已被麻醉）充气至压力达前述标准，然后将近端止血带（所缚皮肤未被麻醉）放松。无论在何情况下，注药后 20 min 内不可放松止血带。整个止血带充气时间不宜超过 1～1.5 h。若手术在 60～90 min 内尚未完成，而麻醉已消退，此时须暂时放松止血带，最好采用间歇放气，以提高安全性。恢复肢体循环 1 min 后，再次充气并注射 1/2 首次量的局麻药。

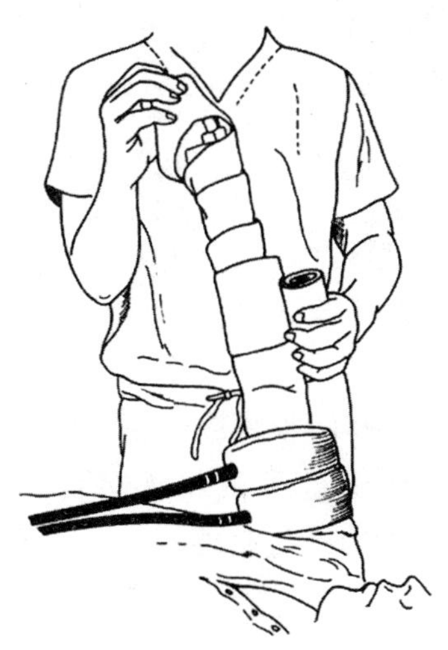

图 4-2　局部静脉麻醉

四、局麻药的选用与剂量

利多卡因为最常用的局麻药，为避免药物达到极量又能使静脉系统充盈，可采用大容量稀释的局麻药。以 70 kg 患者为例，上肢手术可用 0.5％利多卡因 50 mL，下肢手术可用 0.25％利多卡因60～80 mL，一般总剂量不要超过 3 mg/kg。丙胺卡因和丁哌卡因也成功用于静脉局部麻醉。0.25％丁哌卡因用于 Bier 阻滞，松止血带后常可维持一定程度镇痛，但有报道因心脏毒性而致死亡的病例。丙胺卡因结构与利多卡因相似,且入血后易分解,故其 0.5%溶液亦为合理的选择。氯普鲁卡因效果亦好,且松止血带后氯普鲁卡因可被迅速水解而失活,但约 10%患者可出现静脉炎。

五、并发症

静脉局部麻醉主要并发症是放松止血带后或漏气致大量局麻药进入全身循环所产生的毒性反应。所以应注意:①在操作前仔细检查止血带及充气装置,并校准压力计。②充气时压力至少超过该侧收缩压 100 mmHg 以上,并严密监测压力计。③注药后 20 min 以内不应放松止血带,放止血带时最好采取间歇放气法,并观察患者神志状态。

第四节　局麻药的毒性及不良反应

中毒反应是指单位时间内血液中局麻药浓度超过了机体的耐受力而引起的毒性反应,局麻药产生的全身毒性反应 98%为中毒反应,处理不当可引起致命后果。

一、局麻药的毒性

适量的局麻药和正确的操作方法不会产生毒性或不良反应,但局麻药误入血管或鞘内,或注药过量则可引起全身和局部毒性反应。此外,还有一些特殊的不良反应,如脂类局麻药的变态反应,大剂量静脉应用普鲁卡因及丙胺卡因可引起的高铁血红蛋白血症。

(一)原因

1.局麻药过量

中毒反应与其血液中浓度或吸收量成正比,与消除速度成反比,用药剂量过大或用药浓度过高可产生中毒反应。

2.操作技术的失误

虽然用药的浓度、剂量均在安全范围内,但因注射时误入血管可使血液中局麻药浓度迅速升高,引起中毒反应,甚至造成抽搐及呼吸、心搏停止。

3.患者机体状态

患者机体状态不同可改变对局麻药的吸收或破坏解毒作用。如高热能增加药物的扩散和吸收过程,恶病质、休克、高龄、代谢功能低下、肝功能低下、严重贫血、甲状腺功能亢进及维生素 C 缺乏等均能降低对药物的解毒能力。肾功能不全可延迟局麻药代谢产物的排泄,低蛋白血症可明显降低局麻药的中毒剂量。

(二)全身毒性反应

局麻药全身毒性反应包括中枢神经系统毒性和心血管系统毒性。中枢神经系统更易产生毒性反应,且产生毒性反应的局麻药剂量和血浆浓度更低。

1.中枢神经系统毒性

中枢神经系统毒性一旦发生要迅速诊断,给予及时恰当的处理和治疗。按中毒反应程度及临床体征分为以下 3 种类型。

(1)轻度中毒:患者如醉汉,表现为多语、吵闹、无理智、轻微头痛、头晕目眩、眼球震颤、运动不协调、面色潮红、血压增高、脉压变窄、脉搏增快等体征。应立即停止用药，同时吸氧，加强通气。

(2)中度中毒：患者烦躁不安，嗜睡、痛觉减弱随后出现视觉和听觉障碍，如视物不清、耳鸣，定向力差。血压明显增高，但脉搏趋向缓慢，并伴有脊髓刺激症状。此时除停止用药和吸氧外，应立即静脉或肌内注射地西泮 10～20 mg 或咪达唑仑 1～2 mg。

(3)重度中毒：肌肉抽搐，抽搐起始于面部肌肉和肢体末端肌肉，最后出现强直阵挛全身惊厥。一般来说，局麻药中枢神经系统毒性先表现为兴奋征象，严重时转入抑制。如果局麻药剂量较大或快速静脉注射，中枢神经系统兴奋征象很快被中枢神经系统的抑制征象取代，癫痫发作消失，呼吸抑制，最终呼吸骤停。某些患者未表现出兴奋期而直接进入抑制期，特别是同时应用其他中枢抑制剂。处理的关键在于尽快解除惊厥，用 2.5％硫喷妥钠缓慢静脉推注直至惊厥停止，必要时注射琥珀胆碱快速进行气管插管维持呼吸道通畅，进行人工或机械通气，并同时维持循环稳定。如发生心搏骤停，按心肺复苏处理。

各种局麻药引起中枢神经系统毒性剂量与局麻药药效强度有关。静脉注射注射普鲁卡因使猫抽搐的剂量是丁哌卡因的 7 倍，丁哌卡因的药效强度是普鲁卡因的 8 倍。局麻药误入静脉引起抽搐可由苯二氮䓬类药终止，如咪达唑仑静脉注射。呼吸性或代谢性酸中毒可增加局麻药中枢神经系统毒性的危险性。$PaCO_2$ 增高可增加脑血流，使局麻药更快到达脑组织。CO_2 弥散入神经细胞，降低细胞内 pH，使局麻药解离出阳离子，阳离子不能穿越细胞膜，发生离子捕获，加重中枢神经系统的毒性。

高二氧化碳血症和酸中毒可减少局麻药与血浆蛋白结合，进入脑组织的游离局麻药增多。另外，酸中毒阻碍局麻药的解离，通过脂质屏障的弥散率减小。

癫痫发作低通气和混合性酸中毒可加重中枢神经系统毒性。因此，实施局部麻醉时要准备监测设备、氧供、简易呼吸器和止惊药物。

2.心血管毒性

局麻药对心脏和外周血管具有直接作用，阻滞交感和副交感传出神经发挥间接作用。

(1)对心脏的直接作用：临床应用局麻药引起心脏毒性的剂量(CC)为中枢神经系统惊厥剂量(CNC)的 3 倍以上。局麻药抑制心脏快传导组织普肯耶纤维和心室肌去极化。局麻药还可缩短动作电位时间和有效不应期，但有效不应期与动作电位比值增大。不同局麻药的电生理作用不同。丁哌卡因抑制普肯耶纤维和心室肌快速除极作用大于利多卡因。高血浆浓度的局麻药延长心脏不同部位的传导时间，心电图表现为 PR 间期延长、QRS 波群增宽。极高血浆浓度的局麻药还可抑制窦房结的自主节律，引起窦缓和窦性停搏。

所有局麻药具有剂量依赖性负性肌力作用。丁哌卡因和丁卡因的心肌抑制作用强于利多卡因，利多卡因强于氯普鲁卡因。

丁哌卡因和依替卡因可引发严重的心律失常，而利多卡因、甲哌卡因和丁卡因少见。丁哌卡因引起心脏传导异常，引发类似于扭转型室速的折返性心律失常。丁哌卡因注射到实验动物的脑组织中引起心律失常，说明丁哌卡因除了直接的心脏毒性外，中枢神经系统毒性也可引发心律失常。丁哌卡因中毒引起心脏骤停难以复苏。

丁哌卡因对妊娠女性患者的心脏毒性已有很多报道，美国已不提倡产科麻醉应用 0.75％

丁哌卡因。

预防局麻药中毒反应除要避免产生麻药中毒原因的各因素外，可在应用局麻药前应用苯二氮䓬类药物如地西泮或咪达唑仑，能有效地降低局麻药的毒性反应及增加对局麻药的耐量，巴比妥类药物也有类似效能，麻醉前应用也有预防作用。局麻药中毒心脏复苏困难，无特效药物，且室性心律失常不能应用利多卡因治疗。首先要保持呼吸道通畅，给氧，必要时心脏按压，肾上腺素仍是一线用药。预防局麻药误入血管和局麻药过量至关重要。

(2)对外周血管的直接作用：局麻药对外周血管平滑肌具有双向作用。小剂量引起血管收缩，大剂量引起血管舒张。小剂量局麻药减少外周动脉血流而不影响血压，大剂量舒张动脉内径，血流增加。可卡因是一个例外，无论何种浓度均引起血管收缩。可能由于其抑制神经元摄取去甲肾上腺素，引起神经源性血管收缩。

实验动物和离体心肺研究证实局麻药可增加肺血管阻力，但人体的此种作用尚不确切。

二、局麻药的不良反应

(一)高铁血红蛋白血症

大剂量丙胺卡因(600 mg)能引起成人高铁血红蛋白血症，可自发缓解，也可静脉注射亚甲蓝。新生儿和婴儿 EMLA(包含丙胺卡因)应用较多，可能出现高铁血红蛋白血症。合并代谢障碍或同时应用其他引起高铁血红蛋白血症的药物危险性增加。

(二)过敏

局麻变态反应发生率只占其不良反应的 2%。酯类局麻药如普鲁卡因可引起过敏样反应。这些药物源于过敏源对氨基苯甲酸。酰胺类局麻药不产生对氨基苯甲酸，过敏样反应少见。但酰胺类局麻药液中含有与对氨基苯甲酸化学结构相似的防腐剂羟苯甲酯。对酯类和酰胺类局麻药均过敏的患者罕见，应禁忌脊麻。

(三)局部组织毒性

无论酯类还是酰胺类局麻药，只要神经内浓度过高就会直接引起神经毒性。常用的局麻药包装前已经过稀释处理。如果局麻药不经稀释应用必然引起长期或永久性神经损害。如5%利多卡因通过狭窄的鞘内导管，引起马尾综合征。实验室研究表明高浓度局麻药直接作用于裸露的神经纤维，在 5 min 内引起不可逆的传导阻滞。

利多卡因使单根脱髓鞘外周神经产生不可逆传导阻滞的浓度与临床常用浓度(2%)相重叠。但在临床应用中，神经受髓鞘保护，而且周围组织也可吸收局麻药。

一些研究证实罗哌卡因和利多卡因神经毒性比丁哌卡因常见。脊麻时利多卡因从 5%稀释至1%～2%的神经毒性无明显减少。一项最近的 Meta 分析称脊麻利多卡因短暂神经毒性发生率比丁哌卡因高 6.7 倍，比丙胺卡因高 5.5 倍。局麻药液中加入血管收缩剂可增加神经毒性的危险。最新的氯普鲁卡因不含任何防腐剂，其最突出的特点是血浆清除快，体内无蓄积。婴儿硬膜外麻醉氯普鲁卡因的作用优于利多卡因和丁哌卡因。

肌内注射局麻药会引起骨骼肌的改变。总的来说，效能强作用时间长的局麻药(丁哌卡因和依替卡因)骨骼肌损害重于效能弱作用时间短的局麻药(利多卡因和丙胺卡因)。骨骼肌损害可逆，肌肉很快再生，2 周内复原，而且不具有局部刺激征。

第五章　静脉全身麻醉

第一节　静脉麻醉方法

直接将麻醉药注入静脉内而发生全身麻醉作用称静脉麻醉。早在19世纪末法国人静脉注射水合氯醛取得麻醉效果，但真正开始推广还始于速效巴比妥类药的出现，也只六七十年时间。多因麻醉诱导及苏醒迅速而舒适，易为患者所接受；由于静脉麻醉药入血后不能及时消除，控制困难，难以满足复杂、长时间手术的要求，所以单一静脉麻醉只能适用于简单体表手术麻醉诱导、心律转复及门诊患者的处置等。但高效镇静、镇痛、安定类药及肌松药的出现，均可辅助静脉麻醉药进行复合麻醉，以满足各种复杂手术，使静脉麻醉的应用日益扩大。近年来，新型静脉麻醉药丙泊酚的出现，由于显效快，消除迅速，又无蓄积作用，有利于麻醉控制，接近吸入麻醉效应，更扩大了静脉麻醉的适应范围。

一、静脉麻醉方法

(一)硫喷妥钠静脉麻醉

1.适应证

临床上广泛用于复合麻醉。常配合肌松药做静脉快速诱导进行气管插管术，也可配合吸入麻醉诱导，以降低脑压或眼压。单独应用只适于不需肌肉松弛的小手术。静脉滴入多用于辅助局部麻醉或硬膜外阻滞麻醉。

由于迅速使咬肌松弛，导致舌后坠，易引起或加重呼吸困难，对麻醉后气道可能有阻塞的患者，如颈部肿瘤压迫气道、颏胸粘连、咽喉壁脓肿及开口困难等，禁忌使用。为了避免激发喉痉挛，对口咽部或盆腔、肛门、阴道、尿道内手术，在无气管插管时，也应避免应用此药。此外，对呼吸、循环功能障碍的患者，如肺水肿、心力衰竭及严重休克的患者，也不宜应用。严重肝、肾功能障碍的患者要慎重应用。对巴比妥类药有过敏史和支气管喘息的患者，可加重哮喘发作，应禁忌。

2.实施方法

(1)单次注入法：是把一定量的硫喷妥钠，经静脉一次注入的方法，可使患者在短时间内意识消失，并使某些反射与呼吸受到一时性抑制，多与肌肉松弛药并用行气管插管术。

(2)分次注入法：是经静脉间断分次注药的方法，即单纯用硫喷妥钠麻醉进行手术。当术者将手术准备工作完成后，开始静脉穿刺，用2.5%硫喷妥钠溶液先缓缓注入4～5 mL，待患者意识消失(睫毛反射消失)时，再缓缓注入同等剂量，密切观察呼吸情况。切皮时患者有反应，如手指屈曲活动或肌肉张力增加时，再追加首次剂量的1/3～2/3量。总剂量应在1.0～1.5 g左右，最多不超过2 g。否则将引起术后清醒延迟。此法多用于短时间(30 min以内)的手术，如脓肿切开或清创等不需肌肉松弛的小手术。由于硫喷妥钠早期使下颌关节松弛，容易发生舌后坠现象，所以麻醉前应垫高患者肩部，使头部后仰。由于喉反射较为敏感，一般禁用口咽通气管。当需要短时间肌肉松弛时，如关节脱位手法复位，可并用加拉碘铵20～40 mg溶于2.5％硫喷妥钠溶液 10 mL 内，缓慢注入后，再准备 2.5％硫喷妥钠溶液 10 mL，根据入睡程度适量增加，这样肌松药作用集中，硫喷妥钠也不易过量，效果满意。加拉碘铵对呼吸抑制虽差，但用量较大时(成人达80 mg)，也可使呼吸抑制，应予注意。

3.注意事项

硫喷妥钠静脉麻醉时，其深、浅变化较为迅速，应严密观察，以免发生意外。常见的意外为呼吸抑制，主要决定于注射速度。所以麻醉时应准备麻醉机，以便进行人工呼吸或辅助呼吸。对心血管功能不良者可引起血流动力学改变，可使用小浓度(1.25％)、小剂量缓慢注入或改用其他静脉麻醉药。

虽然麻醉过程极平稳，但偶尔可出现反流或舌后坠造成窒息，所以，麻醉中头部不应垫枕头。此麻醉本身不会产生喉痉挛，但却使副交感神经处于敏感状态，一旦给以局部或远隔部位如直肠刺激，可造成严重喉痉挛导致窒息，应高度警惕。如药液漏至皮下，可引起局部皮肤坏死，一旦发生药液外漏时，应迅速用 1％普鲁卡因溶液 10 mL 进行局部浸润，并做热敷，使局部血管扩张，加速药液吸收，以免皮肤坏死。如误注入动脉内，可造成动脉痉挛和肢体缺血性挛缩或坏死，临床表现为剧烈疼痛，注射的肢体末梢苍白、发冷，应立即停止注药，改用 2％普鲁卡因溶液 5 mL 动脉注入，并做臂神经丛阻滞等。

(二)羟丁酸钠静脉麻醉

1.适应证

临床上可与吸入或其他静脉麻醉药进行复合麻醉，适用于大部分需要全身麻醉的手术。因其对循环、呼吸干扰较小，更适合小儿或体弱及休克患者的麻醉。单独应用镇痛效果太差，常需辅以硫喷妥钠基础麻醉或给一定剂量的哌替啶或吩噻嗪类药强化麻醉。也可与局部麻醉或硬膜外麻醉复合应用。对精神过度紧张的患者，还可在入手术室前给药，达到基础麻醉的效果。近年来，还用于重危患者或心脏病患者手术的麻醉诱导。更适宜于气管插管困难不能用肌松药，并需保持自主呼吸的患者麻醉插管。用表面麻醉配合羟丁酸钠，既可松弛咬肌，又能避免患者插管痛苦。如患者嗜酒已显示乙醇慢性中毒、肌肉不时抽搐、癫痫患者及原因不明的惊厥患者，皆为禁忌。恶性高血压、心动徐缓、低钾血症、完全性房室传导阻滞或左束支传导阻滞的患者应慎用。

2.实施方法

麻醉前用药多选用哌替啶 1～2 mg/kg 及阿托品 0.5 mg 肌内注射。羟丁酸钠首次用量成人0.06～0.08 g/kg，小儿 0.1～0.125 g/kg，缓慢滴注后 5 min 左右患者逐渐入睡，10 min 左右进入睡眠状态，睫毛及角膜反射消失，瞳孔不大，眼球固定，下颌松弛，咽喉反射抑制，如配合气管黏膜表面麻醉，可顺利进行气管插管。麻醉后 20～30 min，血压中度升高，脉搏稍缓。由于羟丁酸钠镇痛作用微弱，疼痛刺激偶尔可引起心律失常或锥体外系反应，因此，羟丁酸钠在临床上已很少单独应用，宜与麻醉性镇痛药或氯胺酮等复合应用才能产生满意的麻醉效果。

羟丁酸钠一次用药可维持 60 min 左右，再次用药量为首次剂量的 1/2。一般在首次用药后 1 h 左右补充为宜。如待苏醒后再予补充，需加大剂量，且易出现躁动。长时间手术可以多次反复给药，很少出现耐药现象，最大用量以不超过 10 g 为宜。

3.注意事项

起效较慢，剂量过大或注射过快，可出现屏气、呕吐、手指不自主活动和肌肉抽动现象，多可自动消失。必要时用硫喷妥钠静脉注射。也可出现呼吸抑制，需行辅助呼吸或控制呼吸。

(三)氯胺酮静脉麻醉

1.适应证

氯胺酮静脉麻醉用于各种短暂的体表手术，例如烧伤创面处置、骨折复位、脓肿切开、外伤或战伤的清创及各种诊断性检查，例如心血管、脑血管、泌尿系统造影等操作，尤其适合于小儿麻醉。也可作为局麻、区域性麻醉的辅助用药，以达到完全镇痛。近年来，国内已广泛用氯胺酮、地西泮、肌松药进行复合麻醉，扩大了临床各科手术的适应证，而且不受年龄限制。还可用于心血管功能不全、休克及小儿等患者。未经控制的高血压、颅内高压患者，胸或腹主动脉瘤、不稳定性心绞痛或新近发生的心肌梗死、心力衰竭、颅内肿瘤或出血、精神分裂症等患者，均为禁忌。又因氯胺酮保持咽喉反射、增强肌张力，所以在口腔、咽喉、气管手术时应慎用。

2.实施方法

麻醉前需用东莨菪碱抑制分泌，用地西泮或氟哌利多减少麻醉后精神异常。根据给药方式不同，可分为下列两种方法。

(1)单次注入法：除小儿可应用肌内注射外，一般多采用静脉注射，平均剂量为 0.5～3 mg/kg，30～90 s显效，维持 5～15 min。肌内注射平均剂量为 4～10 mg/kg，3～5 min 后入睡，维持 10～20 min，镇痛效果可达 20～40 min，多次追加时，剂量有递减趋势。用药后先出现脉搏增快，继而血压上升，即为进入外科麻醉期的体征，有时出现无意识的活动，肌张力增强，常与手术操作无关。

(2)连续静脉滴注法：单次注入诱导后，用 0.1%浓度的氯胺酮溶液静脉滴注维持，滴速为 2～5 mg/(kg·h)，适合不需肌肉松弛的手术。氯胺酮总量不宜超过 20 mg/kg，手术结束前提前停药，以免苏醒延迟。

3.注意事项

(1)术前饱食患者，仍有发生误吸的可能，应予重视。

(2)麻醉中有时出现一过性呼吸抑制，也为剂量过大所致，在重症、衰弱患者较为多见。偶尔出现喉痉挛现象，给予氧气吸入及停止刺激即可缓解。

(3)单独应用氯胺酮，苏醒时常有精神异常兴奋现象，甚至有狂喊、躁动、呕吐或幻觉、噩梦等现象。因此，麻醉前并用适量巴比妥类、氟哌利多、吗啡或丙嗪类药，多能减轻精神异常，地西泮对减少噩梦的发生率有效。同时术后应避免机械刺激，保持安静也很重要。苏醒前偶尔有舌后坠及喉痉挛现象，均应妥善安置体位，保持气道通畅。

(四)丙泊酚静脉麻醉

丙泊酚是一种新型速效静脉麻醉药，作用快，维持时间短，恢复迅速平稳，易于控制，使静脉麻醉扩大了使用范围。

1.适应证

丙泊酚用药后起效快，苏醒迅速且无困倦感，定向能力可不受影响，故适于非住院患者手术。也可用于 2 h 以上的较长时间麻醉。丙泊酚可使颅内压、眼压下降，术后很少发生恶心、呕吐。抑制咽喉部位反射，可减轻喉部手术操作时的不良反应，且使声带处于外展位。其保护性反射在停药后可很快恢复。随着人们对丙泊酚研究的日益深入，应用领域越来越广泛。

丙泊酚用于心脏手术具有很好的效果。多采用连续静脉滴注，给药逐步达到麻醉所需深度，且多与麻醉性镇痛药合用。并且丙泊酚可降低脑的等电位，对脑的保护作用更优于硫喷妥钠，对心肌收缩性的影响也较后者为少，但尽量避免单次快速注射。

丙泊酚用于小儿麻醉中是安全有效的。但也有研究表明，小儿注药部位疼痛发生率很高，占20%～25%。选用肘部大静脉给药能明显减少这一不良反应。

颅脑手术麻醉，丙泊酚可有效地降低颅内压、脑代谢及脑血流，并可保持脑灌注量。丙泊酚还可用于 ICU 的危重患者。对需长时间机械呼吸支持治疗的气管插管患者具有良好镇静效应。长时间滴注很少蓄积，停药后不像咪达唑仑延续镇静而是很快清醒，必要时可迅速唤醒患者。

在危重患者应用丙泊酚可降低代谢和需氧量及增加混合静脉血氧饱和度。在高动力型患者可减少扩血管药及 G 受体阻滞药。由于镇痛效果差，常需与阿片类镇痛药配伍用。恶心、呕吐患者用 10 mg 丙泊酚会显著好转。孕妇及产妇禁用。

2.实施方法

(1)麻醉诱导：静脉注射丙泊酚 2.5 mg/kg，于 30 s 内推入，患者呼吸急促；78%出现呼吸暂停。2 mg/kg于 40 s 内推入，呼吸暂停明显低于上述报道，故芬太尼 5 μg/kg 静脉注射后再静脉注射丙泊酚0.8～1.2 mg/kg效果更好。同时丙泊酚对心血管系统有一定抑制作用。表现为血压下降、心率减慢，但能维持正常范围。丙泊酚对心率、动脉压的影响比等效剂量的硫喷妥钠弱，但作用强于硫喷妥钠，能有效抑制插管时的应激反应。

(2)麻醉维持：丙泊酚维持麻醉滴注开始量 140～200 μg/(kg· min)；10 min 后 100～140 μg/(kg· min)；2 h 后 80～120 μg/(kg· min)；手术结束前 5～10 min 停药。如用于心脏手术，则用芬太尼 20 μg/kg 诱导后，以 6 mg/(kg·h)输入丙泊酚，10 min 后减为 3 mg/(kg·h)维持。丙泊酚的血脑平衡时间短，更便于随手术刺激的强弱随时调整镇静强度。如果整个手术过程都需要镇静，可用丙泊酚持续滴入。而当术中需患者清醒与其合作或病情需要精确控制镇静深度时，随时停药或减量，可迅速唤醒患者。这是其他镇静药所不能比拟的优点。

(3)镇静维持：在 ICU 用于镇静时开始 5 min 滴注 5 μg/(kg· min)；每 5～10 min 逐渐增加5～10 μg/(kg· min) 直至达到镇静的目的。维持轻度镇静的滴速为 25～50 μg/(kg· min)；深度镇静为 50～75 μg/(kg· min)。

(4)复合麻醉：丙泊酚问世以来已用于全凭静脉麻醉。如将丙泊酚与氯胺酮合用于全凭静脉麻醉，发现此种配伍能提供稳定的血流动力学状态。且患者不伴有噩梦及异常行为发生，认为丙泊酚能有效地减少氯胺酮的不良反应。此二药用于全凭静脉麻醉是一种较理想的结合。

3.注意事项

丙泊酚虽有许多优点，但应强调它有较强的呼吸抑制作用。因此，对使用丙泊酚的患者应进行 SpO_2 监测，并由麻醉医生使用。另外，丙泊酚不应和任何治疗性药物或液体混用，可混于 5%葡萄糖溶液中行静脉滴注。在清醒状态下做静脉注射时，为减轻注射部位疼痛，可于溶液中加入

1%利多卡因溶液 1～2 mL。

(五)依托咪酯静脉麻醉

适应证：当患者有心血管疾病、反应性气道疾病、颅高压或合并多种疾病要求选用不良反应较少或对机体有利的诱导药物时，最适合选择依托咪酯，具有血流动力学稳定性。其主要用于危重患者的麻醉。诱导剂量 0.2～0.3 mg/kg，可用到 0.6 mg/kg，既无组胺释放，又不影响血流动力学和冠状动脉灌注压。对心脏外科冠脉搭桥手术、瓣膜置换手术，冠心病患者、心复律患者，神经外科手术、外伤患者体液容量状态不确定时，可用依托咪酯诱导。依托咪酯持续输注时，血流动力学稳定，可维持自主通气。

(六)咪达唑仑静脉麻醉

咪达唑仑是常用的苯二氮䓬受体激动剂。可用于术前镇静用药，以及区域麻醉或局部麻醉术中镇静和术后应用。其优点是抗焦虑、遗忘和提高局麻药致惊厥阈值。但咪达唑仑更适于麻醉诱导，用量0.2 mg/kg，老年患者咪达唑仑剂量宜小，要降低 20%以上。若与阿片类药物和(或)吸入性麻醉药合用时，先 0.05～0.15 mg/kg 诱导，再以 0.25～1 mg/kg 速度持续输注。足以使患者产生睡眠和遗忘作用，而且术毕可唤醒。注意事项：咪达唑仑主要问题是呼吸抑制，用于镇静或麻醉诱导时，可能发生术后遗忘及镇静过深或时间过长，可用氟马西尼拮抗。

(七)右旋美托咪定

右旋美托咪定是高度选择性的 α_2-受体激动剂，具有镇静、催眠和镇痛作用。右旋美托咪定目前被批准用于术后短时间(＜24 h)镇静。它主要作用于蓝斑的 α_2-受体，对呼吸影响小。右旋美托咪定对血压有双相作用：血药浓度较低时，平均血压降低；血药浓度较高时，血压则升高。心率和心排血量呈剂量依赖性降低。镇静时先给予负荷剂量 2.5～6.0 μg/kg(超过 10 min)，然后以 0.1～1 μg/(kg· min)输注。

(八)阿片类静脉麻醉

自 20 世纪中叶大剂量吗啡静脉麻醉用于临床心脏手术以来，阿片类静脉麻醉引起普遍的重视。特别是对心血管抑制极轻，镇痛效能显著，非常适宜于严重心功能不全患者的心脏手术。20 世纪末新型强效合成麻醉性镇痛药芬太尼静脉麻醉用于心脏手术，由于不良反应较吗啡少，且国内已能生产，迅速得以推广。近年来，又有不少新型强效麻醉性镇痛药也已陆续用于静脉麻醉。阿片类静脉麻醉由于肌肉紧张，术中又可能知晓及术后不遗忘，临床上多复合肌松药及镇静安定药，实际上也是静脉复合麻醉。有时也可复合吸入麻醉，明显地降低吸入麻醉药的 MAC。

1.吗啡静脉麻醉

吗啡静脉麻醉主要指大剂量吗啡(0.5～3.0 mg/kg)静脉注入进行麻醉。突出的优点为对心肌抑制较轻，术中及术后镇痛效果很强，抑制呼吸效应，便于控制呼吸或应用呼吸机。其缺点除了一般性阿片类静脉麻醉的缺点外，静脉注入过快，剂量大于 1 mg/kg 容易出现周围血管阻力下降及释放组胺引起血压下降，虽持续时间不长，但对个别心功能不全患者可能引起危险，需及时输液或用缩血管药。注入过快也可能兴奋迷走神经，出现心动过缓，需用阿托品拮抗。另一个突出的缺点为剂量过大(多见于1.5 mg/kg 以上)，注射后偶尔出现周围血管收缩，血压剧升，可能为代偿反应，促使去甲肾上腺素释放。且不能用追加吗啡剂量以降低血压，必须用恩氟烷或七氟烷吸入、静脉注射氯丙嗪或扩血管药来拮抗。此外，吗啡剂量超过3 mg/kg，常使术后引起暂时性精神失常、消化道功能紊乱及尿潴留等，所以，近年来已逐渐为芬太尼静脉麻醉所代替。

2.芬太尼静脉麻醉

大剂量芬太尼静脉注入对血流动力学的影响多与剂量及心脏功能有关。睡眠剂量个体差异很大，常需要6～40 μg/kg，一般动脉压、肺动脉压及心排血量均不改变，术后3～6 h即可苏醒。超过3 mg可使心率变慢，但只轻度降低心排血量、血压、体血管阻力及增加每搏量。缺血性心脏病患者给予20 μg/kg时可使平均压轻度下降。芬太尼5 μg/kg静脉注射后再注射地西泮10 mg可引起血压显著下降，主要是由于降低体血管阻力所引起，特别对心脏病患者更明显。同样，在芬太尼静脉麻醉后再给N_2O吸入，也可显著减少心排血量及增加体血管阻力、肺血管阻力及心率。且其机制不明，应予注意。总之，单纯芬太尼静脉注入对血流动力学影响不大，也不释放组胺及产生扩血管作用，更不抑制心肌。还能降低心肌耗氧量。血浆中消除半衰期及维持时间也比吗啡短，遗忘作用及抗应激作用也比吗啡强，如全麻诱导时气管插管引起心动过速及高血压反应的发生率也远较吗啡为少。所以，近年来已取代吗啡麻醉。由于麻醉时间不但决定于芬太尼的药代动力学，而且还决定于剂量、注药次数及与其他药的相互作用，如辅用咪达唑仑可增强及延长芬太尼抑制呼吸的时间，因此，麻醉设计时根据不同的病情及手术方法确定剂量及复合用药。

(1)适应证：与吗啡静脉麻醉适应证相类似。

(2)实施方法：①基本方法以40～100 μg/kg静脉注射诱导，注入半量后即给泮库溴铵0.08～0.12 mg/kg，然后将余下芬太尼注入，进行气管插管。术中如出现瞳孔稍有变大、结膜或颜面充血、流泪、皱眉、微动或轻度血压上升、心排血量增加等麻醉变浅改变时，应随时追加芬太尼及肌松药。肌松药也可用加拉碘铵或维库溴铵代替泮库溴铵。此法最适于体外循环下心内手术，特别对心功能不全的患者术后又需要用呼吸机辅助呼吸者。②芬太尼复合神经安定药静脉麻醉，一般芬太尼剂量可以显著减少，如先用咪达唑仑2 mg静脉注射，再用芬太尼10～30 μg/kg及琥珀胆碱或泮库溴铵静脉注射，进行气管插管，术中随时追加1/3～1/2剂量或吸入七氟烷、异氟烷。如心功能良好，成人可用2.5%硫喷妥钠溶液5～10 mL代替咪达唑仑静脉注射。心功能不全者应以羟丁酸钠40～60 mg/kg代替地西泮。③辅助其他全身麻醉，早在20世纪中叶已有N_2O全身麻醉时补充静脉注射芬太尼的报道，目前广泛应用的吸入麻醉药如氟烷、七氟烷等镇痛效果稍差，更常辅用小剂量芬太尼0.1～0.2 mg静脉注射。各种静脉复合麻醉也常补充芬太尼0.1～0.3 mg。由于对呼吸抑制程度个体差异很大，所以术中应注意呼吸管理，术后也应注意呼吸恢复情况。

3.阿芬太尼静脉麻醉

阿芬太尼能够迅速穿透脑组织，所以，阿芬太尼在血浆中的浓度比舒芬太尼和芬太尼稍高即可达到血浆和中枢神经系统的平衡。这种特性可以解释在应用镇静—催眠药前或与其同时应用，小剂量阿芬太尼10～30 μg/kg静脉注射有效。阿芬太尼25～50 μg/kg静脉注射和较小睡眠剂量的镇静-催眠药配伍用，常可有效预防喉镜检查及气管插管时明显的血流动力学刺激。对于短小手术,可通过阿芬太尼0.5～2.0 μg/(kg· min)输注或间断单次静脉注射 5～10 μg/kg 补充应用。在同时应用强效吸入麻醉药的平衡麻醉中,相对较低的血浆阿芬太尼浓度可降低异氟烷 MAC 50%。为避免残余的呼吸抑制作用,在手术结束前 15～30 min,应减少阿芬太尼的输注或重复给药剂量。

4.舒芬太尼静脉麻醉

诱导更为迅速,在术中和术后能减轻或消除高血压发作,降低左心室每搏做功、增加心排血量且血流动力学更稳定。舒芬太尼诱导剂量 2～20 μg/kg,可单次给药或在 2～10 min 内输注。在大剂量用法中,舒芬太尼的总剂量为 15～30 μg/kg。麻醉诱导期间大剂量阿片类药引起肌肉强直,可导致面罩通气困难。这表明用舒芬太尼 3 μg/kg 行麻醉诱导期间的通气困难是由于声门或声门以上的呼吸道关闭所致。

同时补充应用的药物可显著影响对舒芬太尼的需要。如对于行冠状动脉手术的患者,丙泊酚诱导剂量(1.5±1) mg/kg 和总维持量(32±12) mg/kg 可减少舒芬太尼诱导剂量(0.4±0.2) μg/kg 和总维持量(32±12) mg/kg。依托咪酯和阿片类药联合应用能提供满意的麻醉效果,且血流动力学波动较小。应用舒芬太尼 0.5～1.0 μg/kg 和依托咪酯 0.1～0.2 mg/kg 行麻醉诱导能保持血流动力学稳定性。在平衡麻醉中,用舒芬太尼 1.0～2.0 μg/(kg·h)持续输注维持麻醉,既保持了阿片类药麻醉的优点,又避免了术后阿片作用的延长。

5.瑞芬太尼静脉麻醉

瑞芬太尼作用时间很短,为了维持阿片类药作用,应该在初始单次给药之前或即刻,即开始输注0.1～1.0 μg/(kg· min)。可有效抑制自主神经、血流动力学以及躯体对伤害性刺激的反应。瑞芬太尼麻醉后苏醒迅速,无不适,最具可预测性。

瑞芬太尼的应用使苏醒迅速,且无术后呼吸抑制。以(0.1±0.05) μg/(kg· min)的速度输注,自主呼吸及反应性可恢复,且其镇痛作用可维持 10～15 min。一项随机、双盲、安慰剂对照研究证实,在局部麻醉下进行手术的门诊患者,瑞芬太尼以 0.05～0.1 μg/(kg· min)持续输注,同时单次给予咪达唑仑2 mg,可产生有效的镇静及镇痛作用。在开颅术中以瑞芬太尼(1 μg/kg)静脉注射后继续以维持量0.5 μg/(kg· min)输注,复合丙泊酚及 66%氧化亚氮应用,可提供满意的麻醉效果及稳定的血流动力学,且术后可迅速拔管。在瑞芬太尼麻醉苏醒期,应考虑到在麻醉苏醒前或即刻应用替代性镇痛治疗。有报道用瑞芬太尼麻醉做腹部大手术,围术期应用吗啡 0.15 mg/kg 或 0.25 mg/kg 静脉注射,或芬太尼0.15 mg,并不能立即完全控制术后疼痛。氯胺酮 0.15 mg/kg 静脉注射,维持 2 μg/(kg· min)的应用,可以减少腹部手术中瑞芬太尼及术后吗啡的应用,且不增加不良反应的发生。

小剂量瑞芬太尼输注缓解术后疼痛也已取得成功。在腹部或胸部手术,应用丙泊酚 75 μg/(kg· min)和瑞芬太尼 0.5～1.0 μg/(kg· min)行全身麻醉后,持续输注瑞芬太尼 0.05 μg/(kg· min)或 0.1 μg/(kg· min),可提供充分的术后镇痛。

二、静脉复合麻醉

任何一种静脉麻醉药都很难达到全身麻醉的基本要求,即神志消失、镇痛完全、肌肉松弛及抑制神经反射，且不少静脉麻醉药常有蓄积作用，不能用于长时间手术，会刺激血管引起疼痛及形成血栓，甚至还可出现变态反应。但近年来静脉麻醉用药还出现了不少具有高选择性的强效镇痛药、速效催眠药、新型肌肉松弛药及各种抑制神经反射的神经阻滞药、神经节阻滞药，均可使麻醉者有可能充分利用各药的长处，减少其剂量，以补不足之处。这种同时或先后使用多种全麻药和辅助用药的方法统称为复合麻醉，也有称平衡麻醉或互补麻醉。所有麻醉用药全经静脉径路者，也可称为全凭静脉复合麻醉。

(一)静脉复合麻醉药的选择及配方

静脉复合麻醉需要经静脉应用多种静脉麻醉药及辅助用药。静脉麻醉药进入静脉，不易迅速清除。停药后不像吸入麻醉药可经气道排出或迅速洗出。因此，应选择短效、易排泄、无蓄积的静脉麻醉药，同时满足全麻四要素的基本原则。静脉复合麻醉的配方应该因人而异。要尽量少用混合溶液滴注，以避免因不同药代动力学的麻醉药出现不同的效应，致消失时间不同，从而使调节困难，容易混淆体征。或者持续滴注一种药物，再分次给其他药物较易控制。一旦出现不易解释的生命体征改变，首先，应停止静脉麻醉用药，必要时可改吸入麻醉，以明确原因，便于处理。

(二)静脉复合麻醉深度的掌握

静脉复合麻醉的麻醉深度已很难按常用的全麻分期体征进行判断。需根据药代动力学、药效动力学及剂量，结合意识、疼痛、肌松及血流动力反应分别调整相关用药。首先要熟悉各药的最低有效滴速(简称 MIR)，即此滴速可使半数受试者对疼痛刺激有运动反应。切忌单纯加大肌松药剂量，掩盖疼痛反应及恢复知晓。并可因手术产生过度应激反应，使患者遭受极大痛苦。这种情况已屡见不鲜，应从中吸取教训。还要避免大量应用有蓄积作用的麻醉药，如长期应用硫喷妥钠或地西泮可使患者术后数天不醒。所以，麻醉者必须具备丰富的全麻经验及深知用药的作用时间。

(三)静脉麻醉过程中的管理

静脉复合麻醉处理得当，对机体影响极小，但麻醉管理常不比吸入麻醉简单，处理不当，同样引起较严重并发症。首先应用套管针穿刺静脉并保持静脉径路通畅。持续滴注时更应保持滴速稳定并避免输液过多。此外，应密切注意气道通畅及呼吸管理，并遵循吸入麻醉时应注意的事项。几种麻醉药复合应用还应注意交互作用。需依赖于麻醉者的经验、过硬的技术及扎实的基本功。

(四)神经安定镇痛麻醉及强化麻醉

神经安定镇痛麻醉也是复合麻醉。法国学者拉波里提出一种麻醉方法，不但阻断大脑皮质，而且也阻断某些外来侵袭引起的机体应激反应，如自主神经及内分泌引起的反应，并称为“神经节阻滞”或“神经阻滞”，配合人工低温曾称为“人工冬眠”，主要应用以吩噻嗪类为主的“神经阻滞剂”，即冬眠合剂。临床麻醉时并用神经阻滞剂，可增强大脑皮质及自主神经的抑制，所以称为强化麻醉。由于吩噻嗪类药对机体的作用机制过于广泛，对血流动力学影响又较大，常混淆临床体征及增加麻醉与麻醉后处理的困难。Janssen 提出神经安定镇痛术概念，并用于临床麻醉，也称神经安定麻醉。主要用神经安定药及强效镇痛药合剂，使患者处于精神淡漠和无痛状态，20 世纪中叶开始应用依诺伐(即氟哌利多、芬太尼合剂)，迅速得以推广，也属于静脉复合麻醉范畴。

1.强化麻醉

主要应用吩噻嗪类药增强麻醉效应，使全麻诱导平稳，局麻患者舒适。

(1)适应证：强化麻醉多适于精神紧张而施行局部麻醉的患者，尤其对甲状腺功能亢进症和颅脑手术时可降低代谢，还有促进降温的优点。应用东莨菪碱麻醉或氧化亚氮麻醉时，常采用强化麻醉，以增强其麻醉效果。

(2)实施方法：主要用药为氯丙嗪 1 mg/kg 或冬眠合剂 1 号(M_1)即氯丙嗪 50 mg、异丙嗪 50 mg及哌替啶 100 mg(6 mL)，也有用二氢麦角毒碱 0.9 mg 代替氯丙嗪，称冬眠合剂 2 号(M_2)。此外，还有乙酰丙嗪、二乙嗪等代替氯丙嗪者。一般多在麻醉前 1 h 肌内注射或入手术室后麻醉前将合剂或氯丙嗪置于5%葡萄糖溶液 250 mL 中快速滴入或分次从滴壶内输入。然后再进行各种麻醉。

(3)注意事项：①强化麻醉常使全麻患者术后苏醒迟缓，而且意识清醒后保护性反射又不能同时恢复。一旦出现呕吐，可能误吸而造成窒息的危险。此外，强化麻醉后过早地翻动患者，容易引起直立性低血压，都增加麻醉后护理的困难，也是近年来应用逐渐减少的原因。②由于强化麻醉后周围血管扩张，头部受压过久，易产生麻醉后头部包块，即局部水肿，继而脱发。因此，术中、术后应不断变换头部位置，并对受压处给以按摩。③强化麻醉中氯丙嗪等用量，应不超过2 mg/kg。如麻醉失败或麻醉效果不确实时，应及时地改换麻醉方法，切不可盲目增加冬眠合剂用量而增加术后并发症或意外。④椎管内及硬膜外麻醉和腹腔神经丛阻滞时并用氯丙嗪等合剂，可使血压明显下降，偶尔遇到升压困难者，可造成死亡。主要由于氯丙嗪、乙酰丙嗪等具有抗肾上腺素作用，脊椎及硬膜外麻醉或腹腔神经丛阻滞可使交感神经阻滞，二者并用后一旦血压剧降，有可能使肾上腺素类药无效而出现意外。为安全起见，椎管内及硬膜外麻醉时禁用氯丙嗪等药。

2.神经安定麻醉

基本上类似强化麻醉，是增强麻醉效应的辅助措施，并能减少术后的恶心、呕吐等不适反应。

(1)适应证：类似强化麻醉，更常作为复合麻醉中重要辅助用药，偶尔也可用于创伤或烧伤换药时的镇痛措施。有帕金森病(震颤麻痹症)、癫痫史者及甲状腺功能低下患者等禁用。

(2)实施方法：麻醉时肌内注射或静脉注射神经安定类药及强效镇痛药，目前最常用的前者为氟哌利多 0.1～0.2 mg/kg 或咪达唑仑 0.1～0.2 mg/kg，后者为芬太尼 0.1～0.2 mg 或喷他佐30～60 mg。也有用氟哌利多芬太尼合剂依诺伐，但复合麻醉中应用仍根据需要以分开静脉注射为合理，因为氟哌利多作用时间长，而芬太尼作用时间较短。

(3)注意事项：芬太尼注入速度过快，偶尔出现胸腹壁肌肉僵硬引起呼吸抑制，则需用琥珀胆碱配合控制呼吸拮抗之。氟哌利多用量过大时，偶尔出现锥体外系反应，可经静脉注入异丙嗪 10 mg 或氯丙嗪5～10 mg即可制止，必要时可重复给予。术后适当应用哌替啶，常可起到预防作用。

术后出现呼吸抑制或呼吸暂停，多为芬太尼用量过多，可用纳洛酮 0.2 mg 静脉注入即可解除。

三、靶控输注静脉麻醉

近年来，随着计算机技术的飞速发展和在临床医学中的广泛应用，麻醉技术也朝着更加安全、可靠，易于管理，可控精确的目标发展。靶控输注（target controlled infusion，TCI）静脉麻醉就是“数字化麻醉管理”的典型代表。靶控输注的发展使静脉麻醉更加方便，易于控制。

（一）TCI 的概念及基本原理

TCI 是指将计算机与输液泵相连，根据以群体药代一药效动力学参数编制的软件，通过直接控制“靶部位”——血浆或效应室的麻醉药物浓度，从而控制及调节麻醉深度的静脉输注方法。TCI 与传统用药方法最大的不同是不再以剂量为调整目标，而是直接调整靶浓度，使麻醉医师能像使用吸入麻醉药挥发器那样任意调节静脉麻醉药血药浓度成为可能。

TCI 的基本原理即 BET 方案根据药物的三室模型原理，为了迅速并准确维持拟达到的血药浓度，必须给予负荷剂量，同时持续输注从中央室消除的药物剂量，并且加上向外周室转运的药物剂量，这就是著名的 BET 输注方案。很显然，如果按照上述 BET 给药模式来计算非常复杂，只能通过计算机模拟。计算机控制的药物输注能够成功地达到相对稳定的靶浓度，麻醉医师可以根据临床反应来增加或降低靶浓度。

（二）TCI 系统的组成及分类

完整的 TCI 系统主要有以下几个组成部分。①药动学参数：已经证明正确的药物模型以及药动学参数。②控制单位：计算药物输注速度，如控制输注泵的软件和微处理器。③连接系统：用于控制单位和输注泵连接的设备。④用户界面：用于患者数据和靶控浓度（血浆或效应室浓度）的输入。

目前，大多数 TCI 系统仍处于临床实验阶段，主要原因在于，这些输注设备对输注药物没有进行统一的标准化设置。此外，提供 TCI 的输液泵种类和安全功能也有待进一步研究。由 Kenny 等设计的 Diprefusor 系统是首个面市的 TCI 系统，它是将计算机及其控制软件整合到输液泵的中央处理器，该系统结构紧凑、使用方便、可靠性高。但是，该系统仍具有一些缺陷：只能用于丙泊酚，不能用于 15 岁以下儿童，且只有一个适于年轻健康成年人的参数可以设定。

根据靶控部位的不同可以将 TCI 分为血浆 TCI 和效应室 TCI 两种模式。而根据是否依赖机体反馈信息还可将 TCI 系统分为开放环路系统和闭合环路系统。

血浆 TCI 模式是以药物的血浆浓度为靶控目标的输注方法，开始给予一定的负荷量，当血浆计算浓度达到预定的靶浓度时即维持在这一浓度。效应室浓度随之逐渐升高，将迟滞一定时间（相对于血浆浓度）后最终与血浆浓度平衡一致。这种方法适合于平衡时间较短的药物，同时也适合于年老体弱的患者，因其负荷量较小，循环波动较小。而对于平衡时间长的药物则会导致诱导缓慢。

效应室 TCI 模式则是以药物的效应室浓度为靶控目标的输注方法，给予负荷量后暂时停止输注，当血浆浓度与效应室浓度达到平衡一致时再开始维持输注。与血浆靶控相比，使用同一药物时平衡时间短、诱导快，负荷量较大而使循环波动较大。因此适合于年轻体健的患者。开放环路 TCI 是无反馈装置的靶控，仅由麻醉医师根据临床需要和患者生命体征的变化来设定和调节靶浓度。

闭合环路 TCI 则通过一定反馈系统自动调节靶控装置，根据反馈指标的变化自动调整输注剂量和速度。这样就提供了个体化的麻醉深度，克服了个体间在药代学和药效学上的差异，靶控目标换成了患者的药效反应而不是药物的浓度，最大限度地做到了按需给药，从而避免了药物过量或不足以及观察者的偏倚。例如通过脑电双频谱指数（bispectral index，BIS）指标来反馈调控丙泊酚的 TCI，是目前比较成熟的方法之一。在使用闭合环路 TCI 时要注意反馈指标是否真实、准确，不可盲目相信单一指标而忽略综合评估，避免由于干扰因素造成麻醉深度不当。

（三）TCI 技术的临床应用

1.TCI 优点

与传统的静脉麻醉技术相比，TCI 有如下优点。

（1）操作简单，易于控制、调整麻醉深度，安全、可靠；理论上能精确显示麻醉药物的血中或效应器（大脑）部位的浓度。

（2）提供平稳的麻醉，对循环和呼吸的良好控制，降低了麻醉意外和并发症。

（3）能预知患者的苏醒时间，降低术中知晓和麻醉后苏醒延迟的发生率。

鉴于 TCI 的给药模式，最适合应用起效时间和消退时间均很短的药物，即 $T_{1/2}$keO 和 $T_{1/2}$CS 值较小的药物。$T_{1/2}$keO 是指恒速给药时，血浆和效应室浓度达平衡的时间（效应室药物浓度达到血浆浓度50%所需的时间），其意义是可以决定起效快慢。如果持续输注（或停止输注）5 个 $T_{1/2}$keO，可以认为效应室的药物浓度达到稳态（或药物基本消除）。

时量相关半衰期（$T_{1/2}$CS）是指维持某恒定血药浓度一定时间（血药浓度达稳态后）停止输注后，血药浓度（作用部位药物浓度）下降 50%所需的时间。它不是定值，而是随输注剂量、时间的变化而变化。其意义是可以预测停药后的血药浓度。采用这两个参数较短的药物才能达到诱导、恢复都十分迅速的目的，又利于在麻醉过程中根据需要迅速调节麻醉深度，真正体现出 TCI 的特点。

目前临床使用的麻醉药物中，以瑞芬太尼和丙泊酚的药代动力学特性最为适合。其他药物如咪达唑仑、依托咪酯、舒芬太尼、阿芬太尼、芬太尼也可以用于 TCI，但其效果不如前两者。至于肌肉松弛药，由于其药效与血浆浓度关系并不密切，而且药代动力学并非典型的三室模型，因此，目前不主张使用 TCI 模式，而以肌松监测反馈调控输注模式为宜。

2.TCI 适用的手术种类

TCI 技术可以应用于目前大多数手术的临床麻醉。TCI 的特点是起效快、维持平稳且可控性好、恢复迅速彻底，因此更加适用于时间短而刺激强度大且变化迅速的手术，例如支撑喉镜下手术、眼科手术、口腔科手术、腹腔镜检查及手术、气管镜检查及手术、胃镜检查、肠镜检查、胆管镜手术、门诊日间手术等。

3.TCI临床应用的注意事项

(1)选择适合的患者和手术。

(2)尽量选择 $T_{1/2}keO$ 和 $T_{1/2}CS$ 小的药物。

(3)要结合患者的具体情况选择 TCI 模式(血浆靶控或效应室靶控)。

(4)手术过程中不要以单一靶浓度维持,而应根据手术刺激强度和患者的反应来及时调节靶控浓度。

(5)一定要从麻醉开始就使用靶控输注,而不要中途加用靶控输注(由于靶控输注有负荷量)。

(6)靶控装置具有自动补偿功能(即换药后可以自动补充换药期间的药量),不需要手动追加或增大靶浓度。

(7)手术结束前根据手术进程和药物的 $T_{1/2}CS$ 选择停止输注的时机,不宜过早。

(8)注意静脉通路的通畅和注射泵的工作状态,一旦静脉阻塞或注射泵有故障,患者会发生术中知晓。

(四)TCI系统性能的评估

计算机预期浓度与实际血药浓度的一致性反映了 TCI 系统的性能。影响系统性能的因素如下。

(1)系统硬件:主要指输液泵的准确性。目前临床上大多数输液泵的机电化设计已经比较完善,因此来源于系统硬件的误差率很小。

(2)系统软件:主要指药代动力学模型数学化的精度。因为药代模型涉及极为烦琐的运算,运用计算机模拟运算则可以大大提高精确度,而且目前迅猛发展的计算机处理器已经完全可以精确到位。

(3)药代动力学的变异性:这是影响 TCI 系统准确性的最主要来源。包括两个部分,一是所选择的药代模型本身有其局限性,表现为所使用的药代模型(如开放型三室模型)并不能说明药物在机体中的药代学特征,即使运用个体的药代学参数也不能对浓度进行准确的估计。虽然三室模型是 TCI 系统应用最为广泛的药代模型,但是也有其应用的局限性。如模型假设药物进入房室内即均匀分布,而事实上并非如此。个体的生物学变异性或患者生理状态的不同均能改变药代学特性,从而导致模型对浓度预测值的误差。二是 TCI 系统的药代参数只是对群体的平均估计,与个体实际的药代参数之间有着相当的差距。目前已证实生物学的差异性使 TCI 系统的误差不可能低于20%。

由于缺少静脉麻醉药物浓度的快速测定方式,缺乏广泛接受的针对不同性别、年龄及生理状态的国人的药代模型和药代参数,以及缺乏对静脉麻醉药及阿片类药物敏感而可靠的药效学监测指标,目前的TCI仍有诸多不足之处。但其实现了麻醉药由经验用药到定量化用药的跨越,从而提高了麻醉质量及麻醉用药的安全性和合理性。随着计算机辅助麻醉的理论基础及相关知识的发展和进一步完善,TCI的临床应用范围必将越来越广。

第二节　麻醉诱导

一、静脉麻醉诱导剂量的计算

静脉麻醉诱导剂量或称负荷剂量(loading dose)计算公式:$dose=C_T\times V_{\text{peak effect}}$,其中 C_T 是效应部位的靶浓度,具体由麻醉医生根据临床经验在一定范围内选定(表 5-1 和表 5-2)。$V_{\text{peak effect}}$ 为峰效应时的分布容积,其计算公式为:$V_{\text{peak effect}}/V_1=C_{\text{p,initial}}/C_{\text{p,peak effect}}$,$V_1$ 为中央室分布容积;$C_{\text{p,initial}}$ 为最初血浆药物浓度;$C_{\text{p,peak effect}}$ 为峰效应时血浆药物浓度。

表 5-1　丙泊酚诱导和维持麻醉所需血药浓度

状态	浓度窗(μg/ mL)
诱导和插管	
未用麻醉前药	6～9
用麻醉前药	3～4.5
维持	
合用氧化亚氮	2～5,3～7
合用阿片类药	2～4,4～7
合用氧	6～9,8～16
恢复满意通气	1～2
镇静	0.1～1.5,1～2

表 5-2　芬太尼类药维持麻醉所需血药浓度(ng/ mL)

状态	芬太尼	阿芬太尼	苏芬太尼
诱导和插管			
合用硫喷妥钠	3～5	250～400	0.4～0.6
合用氧化亚氮	8～10	400～750	0.8～1.2
维持			
合用氧化亚氮和挥发性麻醉药	1.5～4	100～300	0.25～0.5
合用氧化亚氮	1.5～10	100～750	1.25～10
合用氧	15～60	1 000～4 000	2～8,10～60
恢复满意通气	1.5	125	0.25

计算静脉诱导剂量公式中之所以选用 $V_{\text{peak effect}}$(峰效应时的分布容积),是因为从三室模型出发,如果选用 V_1(中央室分布容积),在药物达到效应室之前已发生再分布和排除,以致计算出的药物剂量偏低。图 5-1 显示单次注射芬太尼、阿芬太尼和苏芬太尼后,达峰效应时血浆药物浓度与最初血浆药物浓度的关系。前者分别为后者的 17%、37%、20%。

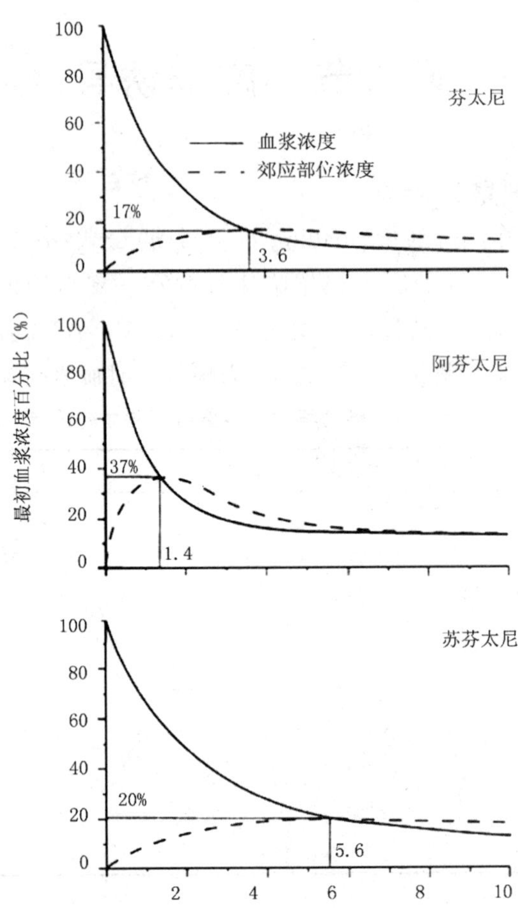

图 5-1　芬太尼、阿芬太尼和苏芬太尼注射后血浆浓度与效应部位浓度的关系

由于在临床浓度范围内，这一比率是恒定的，因此根据上述公式很容易计算出 $V_{peak\ effect}$(表 5-3)。

表 5-3　单次给药后药物的峰效应分布容积和达峰时间

药物	峰效应分布容积 $V_{peak\ effect}$(L)	达峰效应时间(min)
丙泊酚	24	2.0
芬太尼	75	3.6
阿芬太尼	5.9	1.4
苏芬太尼	89	5.6
雷米芬太尼	17	1.6

根据表 5-3 看出，芬太尼的 $V_{peak\ effect}$ 是 75 L，假如要达到 4.0 ng/ mL 的芬太尼效应室浓度，根据公式计算出的芬太尼剂量＝4 ng/ mL×75 L＝300 μg，而达峰效应时间为 3.6 min。如果要达到 5 μg/ mL 的丙泊酚效应室浓度，计算出的丙泊酚剂量＝5 μg/ mL×24 L＝120 mg，达峰效应时间为 2 min。

二、丙泊酚 TCI 静脉诱导的应用

TCI 静脉诱导操作十分简便，麻醉医生主要是确定一个适宜患者个体的靶浓度。表 5-1 和表5-2提供了丙泊酚和芬太尼类药物的麻醉诱导靶浓度的参考数据。但实际应用时主要还是依靠麻醉医生的临床经验来确定。

据一个多中心的临床报道，丙泊酚 TCI 诱导与人工诱导进行比较。562 例患者，年龄18～85 岁，来自 29 个医疗中心。以对口头指令反应丧失为意识消失的指征。人工诱导组采用注射泵以 1 200 mL/h 的速度注射丙泊酚。TCI 诱导组，血浆靶浓度根据麻醉医生经验来选择。结果 TCI 组平均靶浓度为5.7 μg/ mL(2.5～12.0 μg/ mL)。意识消失时丙泊酚用量为(1.69±0.50) mg/kg，明显低于人工诱导组的丙泊酚用量，(2.31±0.75) mg/kg($P<0.01$)。意识消失时间，TCI 诱导组为(71±54)s，高于人工诱导组[(61±31)s，$P<0.05$]。患者麻醉前 ASA 分级不同明显影响 TCI 靶浓度(表 5-4)。

表 5-4　患者 ASA 分级与 TCI 丙泊酚诱导靶浓度

分级	TCI 血浆浓度(μg/ mL)
平均	5.7(2.5～12)
ASA Ⅰ	6.07
ASA Ⅱ	5.08
ASA Ⅲ	4.46

丙泊酚 TCI 静脉诱导意识消失所需的时间长短与所选的靶浓度有关。来自国内的经验，将丙泊酚诱导靶浓度分别设置为 4 μg/ mL、5 μg/ mL、6 μg/ mL 三组，在与咪达唑仑(0.02 mg/kg)和芬太尼(2 μg/kg)联合诱导下，意识消失所需时间随所设靶浓度的增高而减少(表 5-5)。意识消失时三组患者的效应室浓度都尚未达到预定靶浓度，均<3 μg/ mL。而丙泊酚的用量三组大体相近，BIS 也均降至 60 左右。3 min 后行气管插管，此时三组效应室浓度已接近该组的预设靶浓度，BIS 也降至 45 左右。尽管三组效应室浓度不同，但是三组均无气管插管的心血管反应(血压、心率)。

表 5-5　TCI 丙泊酚诱导时各参数变化

状态	分组	时间(s)	血浆浓度(μg/ mL)	效应室浓度(μg/ mL)	BIS	剂量(mg)
意识消失	Ⅰ组	45.8±12.99	4±0	2.4±0.51	60±9.33	93±15.5
	Ⅱ组	40.3±4.98	5±0	2.4±0.57	64±7.27	76±12.0
	Ⅲ组	37.8±8.33	6±0	2.7±0.78	64±7.00	88±14.1
全麻插管	Ⅰ组	3 min	4±0	3.4±0.11	45±12.4	139±13.6
	Ⅱ组	3 min	5±0	4.3±0.08	46±8.3	129±10.5
	Ⅲ组	3 min	6±0	5.2±0.39	46±4.56	133±12.8

三、静脉麻醉联合诱导

联合诱导是两种或多种不同麻醉药物联合应用，以达到作用相加或协同的目的，从而可以

减少麻醉药各自的用量,减轻可能产生的不良反应。例如,巴比妥类药物硫喷妥钠与苯二氮䓬类药物咪达唑仑联合诱导可以产生明显的协同作用。因为二者共同作用于 GABA 受体(图 5-2)。因此在应用联合诱导时,TCI 丙泊酚的靶浓度应适当降低。

用咪达唑仑 0.02 mg/kg 与丙泊酚联合诱导,此量仅相当于咪达唑仑产生意识消失 ED_{50} 的 1/10。咪达唑仑联合诱导较单纯用丙泊酚诱导明显减少意识消失时的丙泊酚用量(两药呈协同作用,表 5-6)。而用阿芬太尼 0.02 mg/kg 与丙泊酚联合诱导,虽然也减少丙泊酚用量,但两药呈相加作用(表 5-7)。如将咪达唑仑0.02 mg/kg、阿芬太尼 0.02 mg/kg 与丙泊酚联合诱导,可将丙泊酚诱导意识消失的用量平均减少 86%。

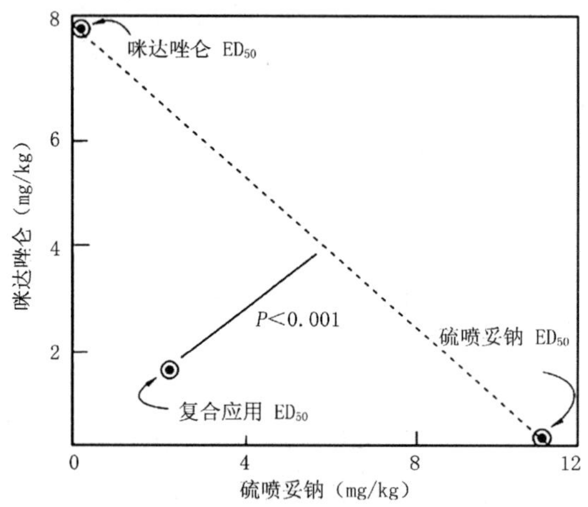

图 5-2　咪达唑仑(M)与硫喷妥钠(T)联合用药对消除意识的半数有效量(ED_{50})的影响

表 5-6　咪达唑仑与丙泊酚联合诱导的协同作用

意识消失	丙泊酚诱导用量(mg/kg)			
	盐水	咪达唑仑	变化	
ED_{50}	1.07	0.74	+45%	$P<0.01$
ED_{90}	1.88	1.03	+82%	$P<0.01$

表 5-7　阿芬太尼与丙泊酚联合诱导的相加作用

意识消失	丙泊酚诱导用量(mg/kg)			
	盐水	阿芬太尼	变化	
ED_{50}	1.10	0.92	+20%	NS
ED_{90}	1.62	1.24	+30%	NS

咪达唑仑与丙泊酚联合诱导的协同作用随咪达唑仑剂量的增加而加强(表 5-8)。表中以意识消失作为观察指标,可以看出,随着咪达唑仑剂量的增加,丙泊酚诱导量呈剂量相关的递减。咪达唑仑不同剂量间(0.02 mg/kg、0.04 mg/kg 和 0.06 mg/kg)存在显著性差异。

表 5-8　不同剂量咪达唑仑与丙泊酚联合诱导

咪达唑仑剂量(mg/kg)	丙泊酚用量(mg/kg)			
	意识消失		BIS50	
0	1.51±0.32		3.09±0.45	
0.02	0.65±0.17	↓58%	1.90±0.31	↓39%
0.04	0.53±0.12	↓65%	1.53±0.31	↓50%
0.06	0.29±0.12	↓81%	1.48±0.28	↓52%

第三节　麻醉维持

一、静脉麻醉维持期间给药速率的计算

理论上静脉麻醉维持给药速率应等于药物从体内的总清除率(Cls)乘以血浆浓度。为了维持一个稳定的靶浓度(C_T),给药速率应与药物从体内排除的速率相等。

静脉麻醉维持的给药速率$=C_T \times Cls$

此计算公式概念浅显易懂,但它不适用于多室模型的静脉麻醉药长时间持续输注时的药代动力学特征。图 5-3 可以看出药物的吸收和消除在以血液为代表的中央室,而药物的分布在 1 个或多个假定的周边室,消除和分布是同时进行的,且随着给药时间的延长,药物从中央室分布到周边室的量逐渐减少,其给药量也应随之减少,即以指数衰减形式输注给药。

维持给药速率$=C_T \times V_1 \times (k_{10}+k_{12}e^{-k21t}+k_{13}e^{-k31t})$

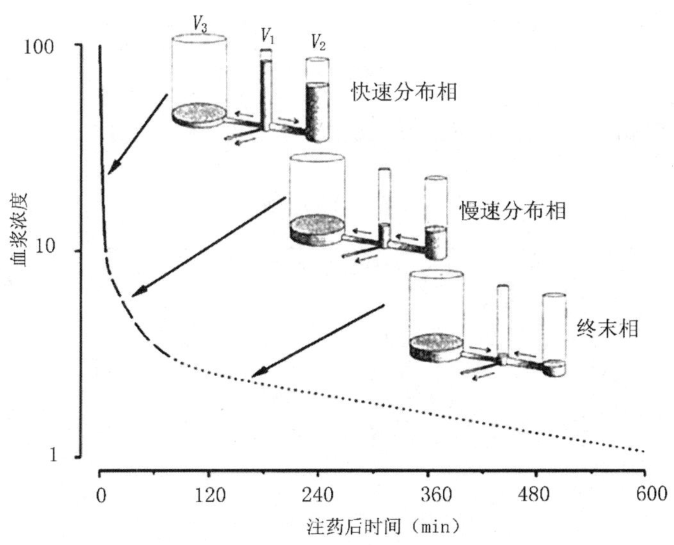

图 5-3　单次注药后三室模型的血浆浓度变化

在快速分布相,药物从中央室(V_1)向快速周边室(V_2)、慢速周边室和体外转运。在慢速分布相,药物从 V_2 向 V_1,以及从 V_1 向 V_3 和体外转运。在终末相,药物从 V_2 和 V_3 向 V_1 转运,从 V_1 排出体外

临床医师显然不会用此公式去计算给药速度，但有依据此公式提供的计算好的给药模式，例如维持1.5 ng/ mL芬太尼血药浓度，给药速率可按下列步骤：最初 15 min 速率为 4.5 μg/(kg·h)；15～30 min 速率为 3.6 μg/(kg·h)；30～60 min 速率为 2.7 μg/(kg·h)；60～120 min 速率为 2.1 μg/(kg·h)。尽管此模式也可提供较精确的血药浓度，但显然不如 TCI 系统计算机控制给药速率来得更为方便。

二、静脉麻醉维持期间靶浓度的调节

(一)手术伤害性刺激对 TCI 靶浓度的影响

手术的伤害性刺激程度在手术中并非一成不变的，不同程度的伤害性刺激，如气管插管、切皮等，所需的血浆靶浓度也不同(图 5-4)。TCI 系统只能帮助你计算和快速达到你所选定的靶浓度，术中伤害性刺激的变化、患者的反应性变化，都要麻醉医生随时观察，及时调整靶浓度。表 5-9 列出手术中不同条件下常用静脉麻醉药所需的血浆浓度范围。应该注意的是，提前预防性地改变靶浓度来对抗伤害性刺激，比伤害性刺激后机体出现反应才处理要平稳得多，对机体的干扰和影响也小得多。

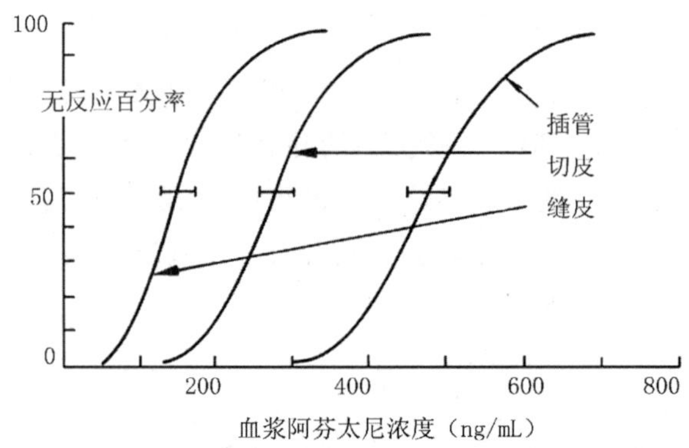

图 5-4 气管插管、切皮和缝皮时所需血浆阿芬太尼浓度

表 5-9 外科手术时所需麻醉药血浆浓度

药物	切皮	大手术	小手术	自主呼吸	清醒	镇痛或镇静
阿芬太尼(ng/ mL)	200～300	250～450	100～300	＜200～250	—	50～100
芬太尼(ng/ mL)	3～6	4～8	2～5	＜1～2	—	1～2
苏芬太尼(ng/ mL)	1～3	2～5	1～3	＜0.2	—	0.02～0.2
雷米芬太尼(ng/ mL)	4～8	4～8	2～4	＜1～3	—	1～2
丙泊酚(μg/ mL)	2～6	2.5～7.5	2～6	—	0.8～1.8	1.0～3.0
依托咪酯(ng/ mL)	400～600	500～1 000	300～600	—	200～350	100～300
氯胺酮(μg/ mL)	—	—	1～2	—	—	0.1～1.0
咪达唑仑	—	50～250(与阿片类药合用)	50～250(与阿片类药合用)	—	150～200，20～70(与阿片类药合用)	40～100

(二)TCI 系统如何降低靶浓度

TCI 系统提高靶浓度比较好实现,计算机根据药代动力学原理,计算出给药模式和泵速,很快可以达到麻醉医生预期设置的靶浓度。然而用 TCI 系统降低靶浓度,计算机所能做的工作就是停泵,然后完全依赖该药在体内的重新分布与代谢。根据药代动力学参数,计算出何时下降到麻醉医生预期设置的靶浓度,再重新开启注射泵维持该靶浓度。这方面,TCI 不如吸入麻醉可以人工干预,通过加快药物从呼吸道的排除,来降低吸入麻醉药的靶浓度。

药物在体内下降的快慢过去认为主要取决于药物消除半衰期的长短。理论上,一般经过 4～5 个半衰期,体内的药物基本排除(表 5-10)。目前又提出一个新的概念药物持续输注后半衰期。

表 5-10　药物消除半衰期

半衰期数量	药物剩余(%)	药物排除(%)
0	100	0
1	50	50
2	25	75
3	12.5	87.5
4	6.25	93.75

(三)持续输注后半衰期

持续输注后半衰期是指维持恒定血药浓度一定时间后停止输注,中央室的药物浓度下降 50%所需的时间。其意义在于它不同于药物消除半衰期($t_{1/2\beta}$)。研究表明,某些具有较长的 $t_{1/2\beta}$ 的药物可以具有较短的持续输注后半衰期。例如,苏芬太尼的 $t_{1/2\beta}$ 比阿芬太尼要长,但如持续输注 8 h,停止输注后,苏芬太尼较阿芬太尼恢复要快,即持续输注后半衰期要短(图5-5),反之亦然。图 5-6 可以看出常用的静脉麻醉药的持续输注后半衰期随输注时间的延长而变化。芬太尼和硫喷妥钠明显不适于长时间输注。

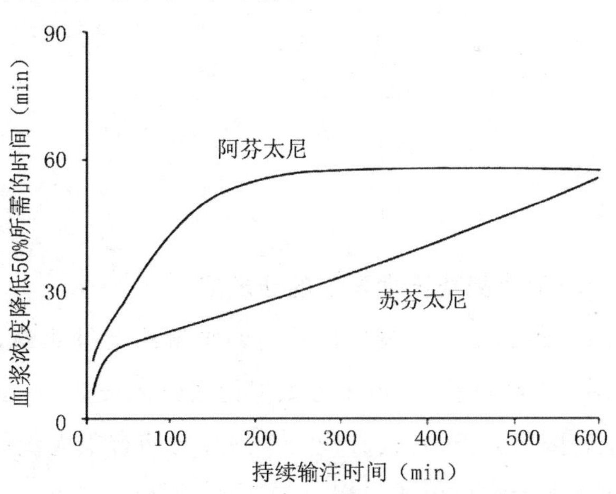

图 5-5　阿芬太尼和苏芬太尼持续输注后半衰期比较

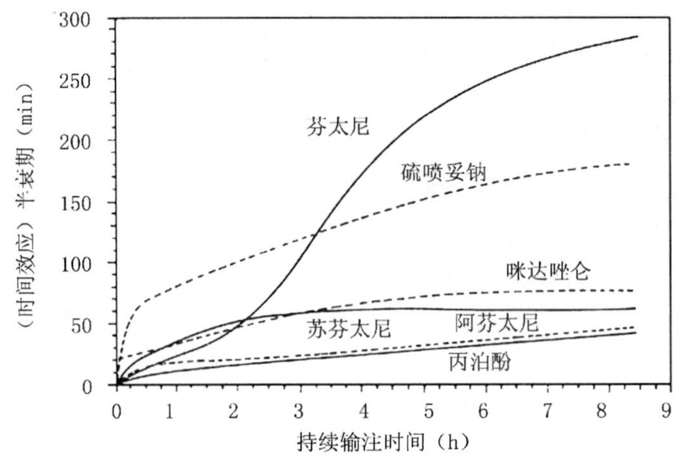

图 5-6　药物持续输注后半衰期

三、麻醉性镇痛药的应用

镇痛是全麻中重要组分，也是全凭静脉麻醉中的重要成分。TCI 静脉麻醉中同样需要应用麻醉性镇痛药和肌肉松弛药。表 5-1 可以看出麻醉中是否复合用麻醉性镇痛药，对 TCI 丙泊酚靶浓度影响很大。至于麻醉性镇痛药的用法，可以根据经验和临床需要单次或分次注射，也可以持续输注。目前已有TCI 系统应用麻醉性镇痛药的方法。

（一）适用于 TCI 系统的理想镇痛药应该具有以下条件

(1)在血与效应室之间的转运非常迅速。

(2)停药后药物浓度迅速下降。

(3)达到患者清醒和不抑制呼吸的水平。

（二）阿片类药持续输注较间断给药的益处

(1)减少总用药量。

(2)血流动力学稳定。

(3)减少不良反应。

(4)减少追加。

(5)意识恢复迅速。

（三）雷米芬太尼是近年阿片类药药理学上的新发展

雷米芬太尼有独特的代谢机制——被非特异性的水解酶持续水解，因此其恢复几乎不受持续输入时间的影响。图 5-7 可以看出，雷米芬太尼持续输入长达 10 h，其持续输注后半衰期始终不变，在长时间输注后恢复方面，它较其他几个阿片类药有很大优势。雷米芬太尼镇痛效能不减，术后无呼吸抑制之虑。相反由于代谢过于迅速，停药后镇痛作用很快消失，没有术后镇痛作用成为其缺点。

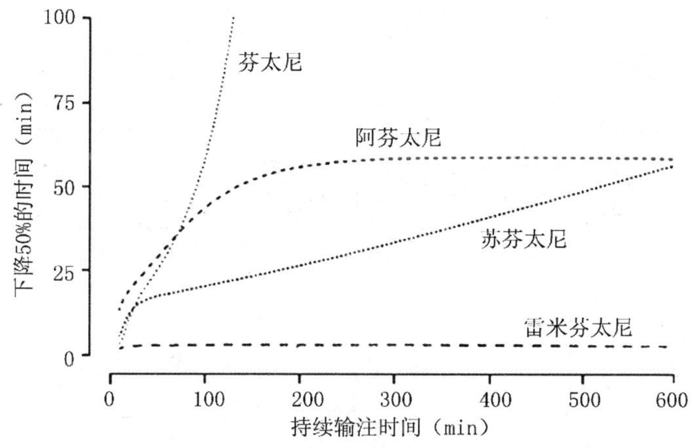

图 5-7　雷米芬太尼持续输注后半衰期

四、效应部位的浓度

TCI以血浆药物浓度为指标，而效应部位（室）药物浓度不等于血浆药物浓度，常常有一个滞后现象。图5-8以脑电边界频率作为效应部位药物作用的指标，可以看出效应部位的反应曲线明显滞后于血浆药物浓度变化曲线。TCI应以效应部位浓度为目标，而目前又无法测定效应部位的药物浓度，因此引出k_{e0}和$t_{1/2}k_{e0}$的概念。

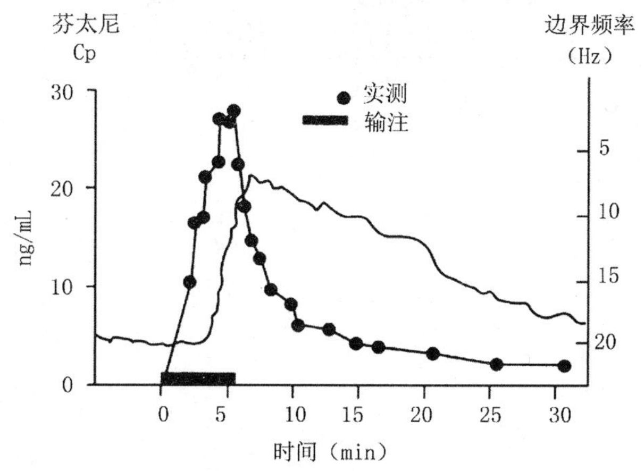

图 5-8　脑电图边界频率

反映效应室芬太尼浓度变化，明显滞后于芬太尼血浆浓度（Cp）的变化

（一）k_{e0}

k为一级速率常数，表示单位时间内药物的转运量与现有量之间的比值，例如$k=0.1/h$，表示剩余药量中每小时有10%被转运。从图5-9可以看出，e表示效应室；0表示体外。k_{e0}本应是药物从效应室转运至体外的一级速率常数。而目前通常用来表示药物从效应室转运至中央室的速率常数，即反映药物在中央室和效应室之间的平衡速度。药物的k_{e0}越大，平衡的时间越短。例如丙泊酚k_{e0}为0.239/min，是芬太尼k_{e0}（0.105/min）的两倍，丙泊酚效应室达峰时间也几乎是芬太尼的两倍。

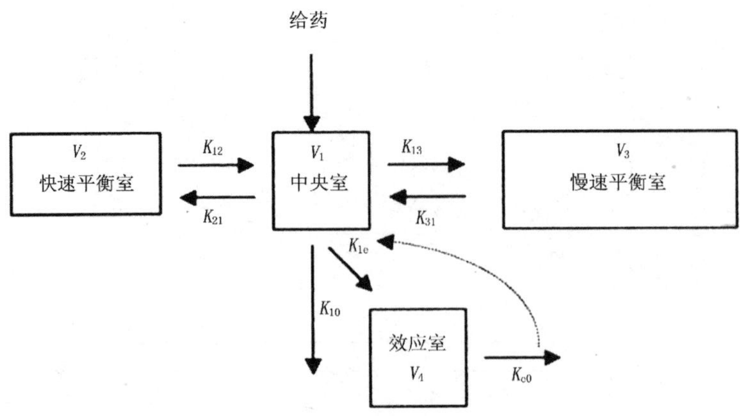

图 5-9　药物在中央室和效应室之间的平衡

(二) $t_{1/2}k_{e0}$

维持一个稳态血药浓度时，效应室（生物相）浓度达到血浆浓度 50%时所需的时间为 $t_{1/2}k_{e0}$。可用0.693/k_{e0}来计算。

从表 5-11 可以看出原则上药物的 k_{e0}越大，$t_{1/2}k_{e0}$越小，效应室平衡的时间越快。例如阿芬太尼 k_{e0}较大，达峰效应时间不到 1 min，达峰时单次剂量的阿芬太尼约 60%再分布和排出体外。而芬太尼，达峰效应时间要 4 min，达峰时 80%以上的药物（单次注射）已再分布和排出体外。图 5-10 可以看出。药物的 $t_{1/2}k_{e0}$越小，药物效应室达峰时间越短，效应室浓度占血浆浓度的比值也越高。

表 5-11　静脉麻醉药单次给药后 k_{e0} 和 $t_{1/2}k_{e0}$

药物名称	K_{e0}（min）	$t_{1/2}k_{e0}$（min）	效应室达峰效应时间（min）
阿芬太尼	1.41	0.96	1.0
雷米芬太尼	1.14	0.76	1.2
依托咪酯		1.5	2
丙泊酚	0.238	2.4	2.2
苏芬太尼	0.227	3.05	4.8
咪达唑仑		4	2.8
芬太尼	0.147	4.7	3.8

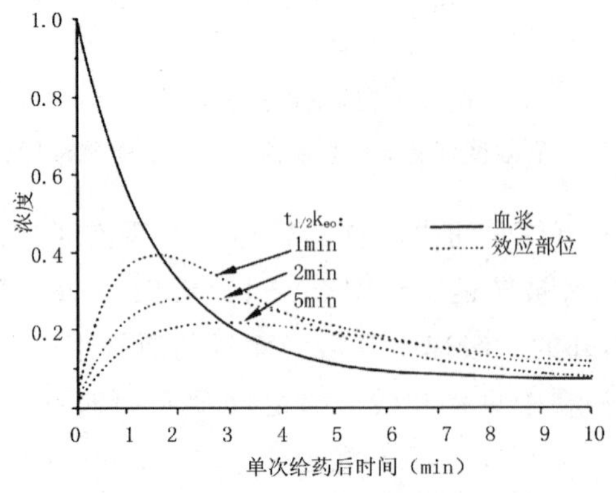

图 5-10　$t_{1/2}k_{e0}$对效应室浓度的影响

注：实线表示注药后血浆浓度变化，虚线表示不同 $t_{1/2}k_{e0}$的药物在效应部位浓度的变化

五、静脉麻醉中知晓

麻醉中知晓的问题有关章节会详细介绍。本文仅涉及静脉麻醉中知晓的某些特殊性问题。麻醉中知晓包括外显记忆和内隐记忆，一般来说，麻醉下记忆的丧失是呈剂量相关的。表 5-12可以看出，患者术中的记忆功能随着麻醉药剂量的增加逐渐下降。

表 5-12　丙泊酚镇静与记忆功能

丙泊酚剂量	外显记忆保存
8 μg/(kg· min)	88%
17 μg/(kg· min)	86%
33 μg/(kg· min)	65%
67 μg/(kg· min)	18%

镇静浓度的丙泊酚尚不能完全消除外显记忆，更不能消除内隐记忆。文献报道，丙泊酚输注速率达 110 μg/(kg· min)，患者意识消失。但有学者报道，一组患者用丙泊酚 110 μg/(kg· min)复合硬膜外阻滞维持麻醉，根据患者脑电 BIS 的反应，分成 BIS<60 组和 BIS>60 组。两组的 BIS 有显著性差异(72±10.51 与 56±11.86，$P<0.05$)，但是无论 BIS 大于或小于 60，两组患者麻醉中的内隐记忆都存在。业已证实，临床认为满意的静脉麻醉，BIS 维持在 60～40，大脑处理听信息的过程仍可发生。大脑仍能接受听刺激，并在一个相当复杂的水平处理这些听信息。即临床满意的麻醉下仍可存在某些形式的记忆，特别是内隐记忆。新近功能型脑成像技术已开始揭示内隐记忆的解剖学基础和证据。

然而记忆只能靠术后调查才能发现。如何在麻醉中确保患者没有记忆，没有知晓，目前一个重要的发现就是中潜伏期听觉诱发电位(MLAEP)与麻醉下内隐记忆之间的联系。AEPI (AEP index)可以作为麻醉下内隐记忆的一个监测指标，它比 BIS 在反映意识的转变和有无记忆方面要更加精确。

第四节　麻醉恢复

一、药代动力学特性对麻醉恢复的影响

药物持续输入停止后，药物浓度的下降比负荷剂量给药后的下降要慢。这与输入时间的长短有关。输入时间越长，停止输入后药物在血中效应室衰减得就越慢。这一现象的发生是因为随着输入时间的延长，大的周边室里药物已渐渐地充满，导致周边室和中央室浓度梯度减少，停药后药物由中央室向周边室分布减慢，当中央室的药物浓度小于周边室的药物浓度时，药物将反向流动(图 5-11)。输入时间更长的话，周边室和中央室最终达到平衡，此时继续输入将不会再增加停止输入后药物浓度的衰减变慢的情况，硫喷妥钠就是一个例子。从图 5-11 可以看出，由于硫喷妥钠的清除速率很慢，甚至较短时间的输注后，血中药物浓度从适当麻醉深度恢复过来也要很长时间。前文提到持续输注后半衰期的概念，硫喷妥钠属于有较长的持续输注后半衰期的药物，显然不适合用于静脉麻醉的维持，更不适用于 TCI。而丙泊酚

(图 5-12)、雷米芬太尼有优越的药代动力学特点，长时间持续输入停药后恢复十分迅速。

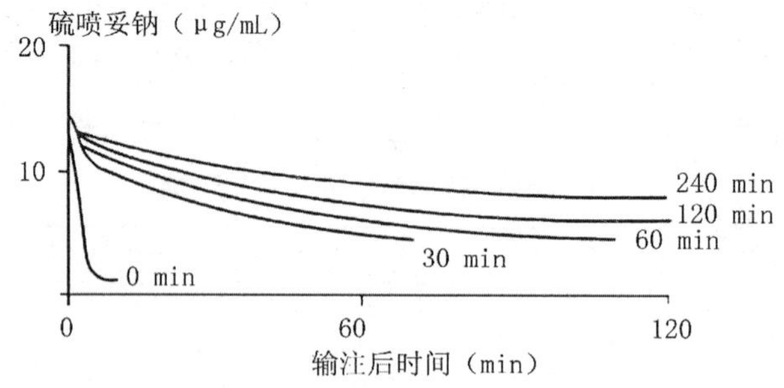

图 5-11 TCI 系统输入靶浓度(15 μg/ mL)的硫喷妥钠持续不同时间，停药前后血药浓度的恢复

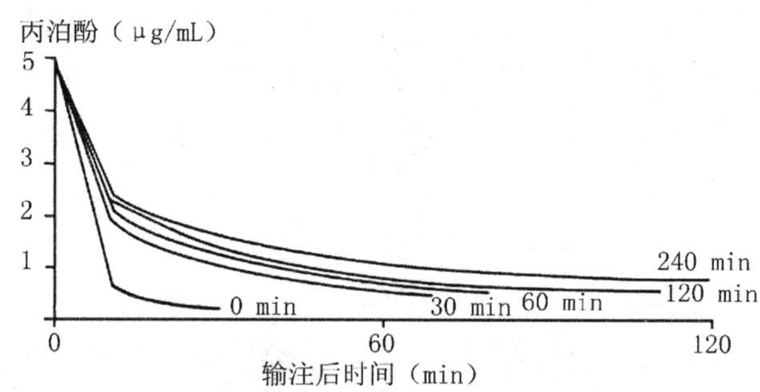

图 5-12 TCI 系统输入靶浓度(5μg/ mL)的丙泊酚持续不同时间，停药前后血药浓度的恢复

二、根据药代动力学预测麻醉恢复

(一)TCI 技术计算药物浓度的下降

TCI 系统根据药代动力学原理可以快速正确地调控血浆中麻醉药和镇痛药的靶浓度，计算并显示效应室的浓度变化。停药后 TCI 系统仍可以继续计算和显示血浆和效应室浓度的下降情况。根据临床经验和药物的治疗窗(参见表 5-1)，可以准确地了解到患者的血药浓度是否已达到清醒或镇静水平。

(二)药代动力学和药效学模型预测麻醉药物的恢复时间

利用药代动力学和药效学模型，可以预测效应室药物浓度从麻醉状态降至苏醒可以拔除气管导管的时间。例如从表 5-2 可以看出，苏芬太尼在麻醉恢复期达到满意通气水平的血药浓度为0.25 ng/ mL。如果术中维持苏芬太尼血药浓度 0.5 ng/ mL，持续 2 h。停药后，从图 5-6 苏芬太尼恢复曲线上可以看出，持续输入 120 min，停药后血浆药物浓度下降 50%需要 30 min 左右，也就是说 30 min 后血浆苏芬太尼浓度将从 0.5 ng/ mL 降至 0.25 ng/ mL，达到了恢复满意通气的水平，可以拔除气管内导管。

第六章　临床常用麻醉药物

第一节　局麻药

根据化学结构不同，局麻药可分两大类。①酯类局麻药：具有亲酯疏水特性，常用的有普鲁卡因、丁卡因、氯普鲁卡因。②酰胺类局麻药：具有亲水疏酯特性，常用的有利多卡因、丁哌卡因、罗哌卡因。

一、普鲁卡因

普鲁卡因为人工合成的短效酯类局麻药。

(一)作用特点

(1)麻醉强度较低，作用时效较短。注入组织后 1～3 min 出现麻醉作用，一般维持 45～60 min，镇痛作用往往突然消失，于短时间内由无痛转为剧痛。

(2)穿透黏膜能力很弱，不能产生表面麻醉作用。

(3)普鲁卡因静脉用药，有中枢性镇静和镇痛作用，表现嗜睡和痛阈增高，但必须在全麻药静脉诱导的基础上，才允许静脉用药以产生全身麻醉的维持作用。以普鲁卡因 1 mg/(kg · min)的速度静脉滴注30 min，可使普鲁卡因达到稳态血药浓度水平。

(4)有奎尼丁样抗心律失常作用，但因中枢神经系统毒性和生物转化过快，不适于作为抗心律失常药。

(二)临床应用

普鲁卡因的浓度越高，被吸收的速度越快，毒性越大。因此，临床上应采用其最低有效浓度。此外，浓度越高(如神经阻滞超过 5%，脊髓麻醉超过 10%)，可引起局部神经损伤而并发神经炎、神经坏死，术后表现感觉迟钝和肢体无力，甚至瘫痪。

(1)局部浸润麻醉：0.25%～1.0%溶液均可；神经阻滞麻醉可用 1.5%～2.0%溶液，一次最大量为 1 g。

(2)蛛网膜下腔阻滞麻醉：3%～5%溶液，一般剂量为 150 mg 起效时间 1～5 min；作用时效45～60 min。

(3)静脉复合麻醉：1%溶液静脉持续滴注，但必须首先在其他全麻药诱导抑制大脑皮质以后，才允许静脉滴注，绝对禁止在清醒状态下直接静脉用药。总用量一般不受限制。

(4)一般不用于表面麻醉或硬膜外阻滞麻醉，因其麻醉效能很差。

二、丁卡因

丁卡因为酯类长效局麻药，麻醉强度大，为普鲁卡因的 16 倍，麻醉维持时间长，但起效慢，穿透性强，表面麻醉效果好，与神经组织结合迅速牢固。

(一)作用特点

(1)对周围神经细胞的作用与普鲁卡因相同;对中枢产生明显抑制,严禁静脉用药。

(2)抑制心肌收缩力强,心脏毒性大,严重时引起泵功能衰竭、室颤或心搏停止。

(3)对血管平滑肌产生直接松弛作用。

(4)在体内主要由血浆胆碱酯酶水解,速度较慢;部分丁卡因经胆管排至肠道,再被吸收至血液而进行水解,代谢产物经尿排出。

(二)临床应用

(1)表面麻醉:眼:0.5%～1%溶液滴眼;鼻、咽喉、气管:1%～2%溶液喷雾;尿道:0.1%～0.5%溶液,尿道灌注;表麻一次最大量,成人不超过40～60 mg,潜伏期1～3 min,维持1 h。

(2)神经阻滞麻醉:常用0.15%～0.3%溶液,一次最大量成人50～75 mg,潜伏期15 min,维持2～5 h。如果配制成0.2%丁卡因、1%利多卡因混合液,起效加快,毒性反应率下降,而时效仍保持较长。

(3)蛛网膜下腔阻滞麻醉:常用0.3%～0.5%溶液,成人用量为7～12 mg。潜伏期15 min,维持1.5～2 h。

(4)硬膜外阻滞麻醉:常用0.25%～0.3%溶液,成人一次最大量75～90 mg,潜伏期15～20 min,维持1.5～3 h。

(5)禁用于局部浸润麻醉、静脉注射或静脉滴注。

三、氯普鲁卡因

氯普鲁卡因与普鲁卡因相似。在血内水解速度较普鲁卡因快4倍,因此毒性低,起效快,只需6～12 min,维持30～60 min。盐酸氯普鲁卡因不适于表面麻醉。1%溶液用于局部浸润麻醉,一次最大剂量800～1 000 mg,加用肾上腺素后时效可达70～80 min。2%～3%溶液适用于硬膜外阻滞或其他神经阻滞,具有代谢快,胎儿和新生儿血内浓度低的优点,适用于产科麻醉。特别注意的是,氯普鲁卡因溶液的pH为3.3,若不慎将大量的氯普鲁卡因注入蛛网膜下腔,有可能引起严重的神经并发症。

四、利多卡因

利多卡因为酰胺类中效局麻药,水溶液性能稳定,耐高压灭菌,可较长时间储存。

(一)作用特点

(1)麻醉效能强,起效快,扩散渗透性强。

(2)经吸收入血或静脉给药,有明显的中枢抑制作用。血药浓度较低时表现镇静、思睡,痛阈提高,并抑制咳嗽反射。

(3)在全麻药静脉诱导的基础上,允许静脉滴注利多卡因以施行全身维持麻醉,但血药浓度超过5 mg/ mL时可出现中毒症状,甚至惊厥。

(4)具有迅速而可靠的抗室性心律失常功效,治疗剂量时对房室传导和心肌收缩性无明显影响,但血药浓度高时可引起心脏传导速度减慢,出现房室传导阻滞和心肌收缩力减弱,心输出量下降。

(二)临床应用

(1)表面麻醉:4%溶液(幼儿用2%溶液)喷雾口、咽喉、气管内黏膜,一次最大量200 mg,起效时间为5 min,维持15～30 min。

(2)局部浸润麻醉:0.5%～1.0%溶液,成人一次最大量200 mg。

(3)神经阻滞麻醉:1%～2.0%溶液,成人一次最大量350～400 mg。

(4)硬膜外阻滞麻醉:1.5%～2.0%溶液,成人一次最大量400 mg,起效时间5 min,作用高峰时间15～20 min,运动神经麻痹时间45～60 min,完全消退时间90～120 min。利多卡因中加用1∶20万肾上腺素,可延长作用持续时间。

(5)治疗室性心律失常:2%溶液1～2 mg/kg单次静脉慢注;或先给负荷量1～2 mg/kg静脉慢注,再继以45～50 mg/min静脉持续滴注。原有室内传导阻滞者慎用;完全性房室传导阻滞者禁用。

五、丁哌卡因

丁哌卡因为酰胺类长效局麻药,水溶液稳定,耐重复高压灭菌。

(一)作用特点

(1)麻醉效能强,起效时间较长,作用持续时间也长。

(2)对感觉、运动神经的阻滞效果与药物浓度有关。①0.125%～0.25%溶液:仅阻滞感觉神经,无运动神经阻滞功效。②0.5%～0.75%溶液:运动神经阻滞效果良好。

(3)其毒性与丁卡因相似,逾量或误注血管可引起严重毒性反应,引起循环衰竭和惊厥,以心脏毒性症状出现较早,其循环衰竭和严重室性心律失常症状往往与惊厥同时或先后出现,复苏较困难。因此,必须严格掌握用药剂量,成人一次或4 h内用量不能超过150 mg;使用较高浓度时,溶液中宜加用1∶20万肾上腺素,可减缓吸收速度。

(二)临床应用

(1)禁用作局部浸润麻醉。

(2)神经阻滞麻醉:0.25%～0.5%溶液,一次最大量200 mg。

(3)硬膜外阻滞麻醉:0.5%～0.75%溶液。0.75%溶液的肌松效果较好。起效时间5～7 min,作用高峰时间15～25 min,持续时间3～5 h。

(4)蛛网膜下腔阻滞麻醉:可用轻比重(0.125%～0.25%)、等比重(0.5%～0.75%)或重比重(0.5%～0.75%加10%葡萄糖液)溶液;剂量10～15 mg,不超过20 mg,起效时间3～5 min,持续时间3～4 h,下肢可达5～6 h。

(5)术后镇痛或分娩镇痛:0.125%～0.25%溶液硬膜外腔注射,现多采用患者自控的硬膜外止痛。

六、罗哌卡因

(一)作用特点

罗哌卡因是一种新型长效酰胺类局麻药。可能通过升高神经动作电位的阈值,延缓神经冲动的扩布,降低动作电位升高的速度,发挥阻断神经冲动的产生和传导的作用。麻醉作用的产生与神经纤维的轴径、髓鞘形成和传导速度有关。罗哌卡因脂溶性大于利多卡因小于丁哌卡因,神经阻滞效能大于利多卡因小于丁哌卡因,对心脏兴奋和传导抑制弱于丁哌卡因。利多卡因、丁哌卡因和罗哌卡因致惊厥量之比为5∶1∶2；致死量之比约为9∶1∶2。临床上，1%罗哌卡因与0.75%丁哌卡因在起效时间和运动神经阻滞的时效没有显著差异。

（二）临床应用

（1）外科手术麻醉：神经阻滞麻醉和硬膜外麻醉（包括剖宫产术硬膜外麻醉）；局部浸润麻醉。常用浓度为0.5%～1.0%。

（2）急性疼痛控制：用于术后或分娩镇痛，可采用持续硬膜外输注，也可间歇性用药。常用浓度为0.2%～0.5%。

（三）禁忌证

（1）对酰胺类局麻药过敏者禁用。

（2）严重肝病患者慎用。

（3）低血压和心动过缓患者慎用。

（4）慢性肾功能不全伴有酸中毒及低血浆蛋白患者慎用。

（5）年老或伴其他严重疾病需施用区域麻醉的患者，在施行麻醉前应尽力改善患者状况，并适当调整剂量。

七、局麻药不良反应

（一）中毒反应

单位时间内血液中局麻药浓度超过机体耐受阈值时，可出现一系列严重的全身症状，即为局麻药中毒反应。

（1）临床表现：①兴奋型：突然表现精神紧张、多语、定向力障碍；呼吸急促；心率增快、血压升高；肌肉震颤，可发展为阵发性抽搐；因持续强烈抽搐可导致缺氧而呼吸心搏骤停。②抑制型：多发生于老年、体弱患者（因局麻药耐受阈值低），或局麻药误入血管而引起，表现嗜睡或神志消失，呼吸浅慢或暂停，脉搏徐缓，血压下降。也可突发呼吸循环骤停。此型较少见，但易被误诊。

（2）诱因：单位时间内用药量过大，或意外误注血管内，是局麻药中毒的主要诱因，但也与下列因素有密切关系：①局麻药的强度越大，毒性越大，惊厥症状的出现越早。②在血管丰富部位用药，与血管稀少部位用药，两者的血药浓度差异很大，中毒反应率差异很大。③局麻药中加用低浓度肾上腺素，吸收入血的速度明显减缓，中毒反应率降低。但肾上腺素用量过大或吸收过快，同样会出现与局麻药毒性反应难以鉴别的“肾上腺素反应”。因此，强调肾上腺素浓度不超过1∶20万。④血pH下降，或$PaCO_2$上升，血液趋于酸性，致惊阈值降低，较易发生惊厥。⑤患者机体状态差、肝功能衰竭、心衰或维生素C缺乏等，可影响局麻药的分布和代谢，局麻药的毒性反应发生率增高。

（3）预防：①选用最低有效浓度局麻药，减少用药总量。②严防血管内误注，注药前常规作抽吸试验。③局麻药加用适量肾上腺素以延缓吸收速度，降低单位时间内血药浓度的骤升。④长效和短效局麻药混合使用时，局麻药毒性反应率可显著降低。⑤术前药常规使用安定类或巴比妥类药物，可提高局麻药致惊阈值，预防毒性反应。⑥纠正患者的全身状况，局麻药毒性反应率可减少。

（4）治疗：①警惕局麻药毒性反应，及时发现，尽早处理，多能治愈。出现毒性反应早期症状(兴奋、多语)时,首先立即停止用药,保证呼吸道通畅,面罩吸入高浓度氧,一般在纠正低氧状态后,往往可得到迅速缓解。②出现惊厥时,不可慌张,首先用面罩人工呼吸;同时静脉注射硫喷妥钠1～2 mg/kg或地西泮0.1～0.2 mg/kg,一般均可有效制止惊厥,然后继续维持氧治疗。如不能控制,可在给予硫喷妥钠基础上静脉注射琥珀胆碱,行气管插管控制呼吸。③并存循环抑制者,应加快静脉输液,并适当应用麻黄碱、多巴胺等药物以维持循环稳定。

(二)高敏反应

个别患者对局麻药的耐受力特低,仅使用小剂量即出现严重中毒反应,称为"高敏反应",事先一般很难预测,表现急剧,常突发晕厥、呼吸抑制和循环衰竭。其发生常与患者病理生理状况如高热、脱水和酸中毒等有关。掌握最小用药量,采用最小有效浓度药液,高敏反应发生率可降低。

(三)特异质反应

使用极微量局麻药即出现严重毒性反应,表现循环衰竭、心跳停止,虽极为罕见,但确实存在,往往在首次用药时即可发生,并非变态反应(过敏),因不存在致敏过程。此为特异质反应。

(四)类变态反应

(1)患者曾用过某种局麻药,并无不良反应,而于再次使用该局麻药时,却出现"过敏"样体征,轻者表现皮肤红斑疹或荨麻疹,重者出现血管神经性水肿,如呼吸道黏膜水肿、支气管痉挛、呼吸困难,甚至肺水肿和血压下降。此类反应称为"类变态反应",可能与局麻药直接促进肥大细胞和嗜碱性粒细胞释放组胺有关。

(2)一旦发生,按毒性反应处理,并尽早使用大剂量激素和抗组胺类药。

(3)由于局麻药都为化学制品,其成分中既不含抗原,也无半抗原,故无法在体内构成"抗原抗体变态反应",因此真正的局麻药"过敏"反应可能不存在,而临床上往往将较为常见的局麻药毒性反应或"肾上腺素反应",错误地诊断为局麻药"过敏"反应。

(4)如果患者对酯类局麻药过敏,应换用罕见变态反应的酰胺类局麻药。

第二节　全麻药

一、吸入麻醉药

(一)恩氟烷

无色透明挥发性液体,味略芳香,分子量184.5;沸点56.5 ℃。一般不燃烧、爆炸。血/气分配系数1.91;脑/气分配系数1.45。麻醉有效浓度:诱导期2%～5%;维持期1.5%～3.0%。最小麻醉浓度在吸 O_2 时1.68 vol%;吸 N_2O 时0.57 vol%。动脉有效血药浓度为100～250 mg/L。

(1)药理特性:①麻醉效能高,诱导和苏醒都较快。②对中枢神经系统的抑制与剂量相关。吸入较高浓度(3%～3.5%)时,脑电图可见惊厥性棘波,有时伴面颈、四肢肌肉阵挛性抽搐,此为麻醉过深的特征;过度通气导致 $PaCO_2$ 降低时更易出现,但发作较短暂。在保持血压不变的情况下,脑血管扩张,脑血流量增加,颅内压增高,但耗氧量减少。若血压过降,则脑血流量减少。③镇痛良好，肌松满意。与非去极化肌松药有协同作用，肌松药剂量可显著减少。停吸后，其肌松作用迅速消失，故用于重症肌无力患者有突出的优点。④对循环系统产生抑制，其程度与吸入浓度有关。吸入高浓度时，直接抑制心肌，同时扩张外周血管，可致血压下降，其下降程度与麻醉深度呈平行关系。利用此点可作为判断恩氟烷麻醉深浅的标志。心率通常增快，但很少引起心律失常。恩氟烷不增加心肌对儿茶酚胺的敏感性，故适用于嗜铬细胞瘤患者，麻醉中也可并用低浓度肾上腺素。⑤对呼吸道无明显刺激，不增加气道分泌，可扩张支气管。对呼吸中枢的抑制较其他吸入全麻药为强。⑥抑制肠胃道蠕动和腺体分泌，但麻醉后恶心、呕吐少。⑦对子宫平滑肌有一定的抑制作用，深麻醉使分娩期或剖宫产的出血增加。⑧降低眼压，适用于眼科手术。⑨对皮质醇、胰岛素、ACTH、ADH 及血糖均无影响，适用于糖尿病患者。

(2)禁忌证：癫痫、颅内高压患者不宜使用。

(3)不良反应：①深麻醉抑制呼吸循环功能：故应控制吸入浓度，谨防麻醉过深。②惊厥：需避免深麻醉，不宜过度通气，以防 $PaCO_2$ 下降。③肝损害：目前的看法尚不一致，发生率很低，不超过 1/25 000，其诱因不明。④肾损害：恩氟烷可轻度抑制肾功能，但多于停药 2 h 内迅速恢复。对于原有肾疾病的患者可能致血清氟化物升高，出现暂时性肾功能损害，甚至无尿。因此，对严重肾功能不全者以不用恩氟烷为妥。

(二)异氟烷

无色透明挥发性液体，分子量 184.5；沸点 48.5℃；微有刺激味；化学性质非常稳定，不燃烧、不爆炸，理化性质接近理想。血气分配系数 1.4(属最低的一种，故麻醉深度容易调节)；脑/气分配系数 2.6。麻醉有效浓度：诱导期 1%～4%；维持期 0.8%～2%。MAC 在吸 O_2 时为1.15%；吸 70%N_2O 时为 0.5%。动脉有效血浓度为100～300 mg/L。

(1)药理特性基本与恩氟烷者相似，不同点有：①在任何麻醉深度时，其抑制迷走活性的作用均强于抑制交感活性。②异氟烷对中枢神经系统的抑制也与吸入浓度相关，但深麻醉或低 $PaCO_2$ 时不出现惊厥型脑电活动和肢体抽搐，故可用于癫痫患者。③肌松效果良好，单独使用即可达到气管插管及手术所需的肌松程度；明显增强非去极化肌松药的作用，一般仅需常用量的 1/3 即足。异氟烷增肌肉血流量，加快肌松药的消除：从而使术后呼吸麻痹、通气不足的危险性显著减少。异氟烷对重症肌无力患者极为适用，也适用于肝、肾功能不全患者，不致引起肌松药消除缓慢。④一般不引起颅内压增高，即使增高也属短暂且轻微，同时可利用过度通气降低 $PaCO_2$ 以控制颅内高压，故可慎用于颅内压增高的患者。⑤对循环系统的抑制较氟烷或恩氟烷者弱，对心肌抑制也轻。虽可使每搏量减少，血压下降，但心率增快，在1～2 MAC 时心输出量无明显减少。血压下降主要系外周血管阻力下降所致，这与其他氟化全麻药不同。由于心输出量无明显减少，重要脏器灌注量仍得以保证。所以可利用较深异氟烷麻醉以施行短时间控制性降压，适用于某些手术操作的需要。异氟烷降低冠脉阻力，不减少甚至增加冠脉血流量。异氟烷不诱发心律失常，不增加心肌对儿茶酚胺的敏感性，故术中可并用肾上腺素。⑥异氟烷具有很大的心血管系安全性，其心脏麻醉指数(心脏衰竭时的麻醉浓度/麻醉所需的浓度)为 5.7，大于恩氟烷(3.3)和氟烷(3.0)。⑦异氟烷对呼吸的抑制比恩氟烷轻。比氟烷重。在 1MAC 时，对 CO_2 诱发的通气增强反应减弱50%～70%；在 2MAC 时则不产生 CO_2 通气反应，致呼吸停止。异氟烷对缺氧诱发的抑制反应更强，0.1MAC时即抑制50%～70%，1MAC时不产生反应。异氟烷可使已收缩的支气管扩张，适用于慢性阻塞性肺疾病和支气管哮喘患者，术后肺部并发症也减少。⑧对肝、肾功能影响轻微，与异氟烷排泄迅速、代谢程度低、能较好维护肾血流有关。⑨浅麻醉时对子宫平滑肌的影响不大，深麻醉时则仍有抑制。⑩异氟烷不升高血糖，适用于糖尿病患者。

(2)临床应用：异氟烷适用于其他全麻药不适用的疾病，如重症心脏病、癫痫、颅内高压、重症肌无力、嗜铬细胞瘤、糖尿病、支气管哮喘等。此外，异氟烷可施行短时间控制性降压。其禁忌证目前尚不明确。

(3)不良反应：较少且轻。对呼吸道有一定的刺激性。苏醒期偶可出现寒战。深麻醉时产科手术出血增多。

(三)七氟烷

无色透明挥发性液体，分子量 200.05，沸点 58.5 ℃；临床使用浓度不燃不爆。在室温下可长时间保存；与碱石灰接触产生有毒物质，为其最大的缺点，故只适用于半开放系统装置；血/气分配系数为 0.5 g，低于其他含氟全麻药，故诱导、苏醒均迅速，且平稳，麻醉深度易于调节且麻醉后恶心呕吐较少。临床常用(1～1.5) vol%。药理特性如下。

(1)七氟烷不增加脑血流量，脑耗氧量下降，不引起颅内压增高，适用于颅脑外科手术。

(2)有一定的肌松作用。

(3)对循环影响轻微，不增高心肌对儿茶酚胺的敏感性，不易引起心律失常。

(4)对呼吸道无刺激，不增加分泌物，不引起支气管痉挛。

(5)对肾脏影响轻，适用于肾功能差的患者。

(6)有关七氟烷对肝脏的影响，待深入研究做出评价。

(四)氧化亚氮(笑气)

氧化亚氮在 50 个大气(atm)压下呈液体状态(1atm＝101kPa)，储存于高压钢桶，性能稳定，使用前需经减压变为气态后吸用，气体略甜味。化学性稳定，与碱石灰、橡胶、金属均不起反应。分子量 44，沸点－89 ℃，微甜无刺激味；血/气分配系数 0.47，为吸入全麻药中最小者；脑/气分配系数 1.06。麻醉有效浓度：诱导期 70%，维持期 60%，但必须与 30%～40%氧气同时吸用。动脉有效血药浓度：400～600 mg/L。

(1)药理特性：①N_2O 在血中的溶解度(0.47)很低，诱导迅速平稳，患者有愉快感，无兴奋期；苏醒也快而平顺，即使长时间吸入，一旦停吸也能在 1～4 min 内完全清醒。②N_2O 有强大的镇痛效能，20%的镇痛作用与吗啡 5 mg 者相当。随吸入浓度增高，镇痛作用也增强。N_2O 的镇痛作用可被纳洛酮部分拮抗，提示其镇痛作用与内源性阿片样肽—阿片受体系统有关。③N_2O 全麻醉效能很低，即使吸入浓度高达 80%，也难以达到三期 1 级的麻醉深度而患者已经面临缺氧危害，故极不安全。N_2O 的效价也很小，MAC 需高达 1.05，因此，N_2O 不能单独施行麻醉，必须与其他吸入麻醉药复合使用，且浓度不能超过 70%。④N_2O兴奋交感神经系统高级中枢，增强交感神经系统活动。⑤N_2O 使脑血管扩张，脑血流量增多，脑代谢增高、颅内压升高。⑥高浓度对心肌产生直接抑制，但弱于其他挥发性全麻药。低浓度不致引起血流动力影响。N_2O 很少引起心律失常，偶尔诱发房室交界性心律。⑦N_2O 对呼吸道无刺激性，不增加分泌物，不抑制纤毛活动，通气量无明显变化。N_2O 与其他全麻药或麻醉性镇痛药复合则增强呼吸抑制作用。⑧N_2O术后恶心、呕吐少，发生率为 15%。

(2)临床应用：N_2O 仅适用于复合全麻：①与含氟全麻药复合，可加速诱导，明显降低含氟全麻药 MAC 和用药量。②与静脉全麻药、麻醉性镇痛药、肌松药复合，组成“静吸复合麻醉”。③与神经安定镇痛药复合，实施神经安定镇痛麻醉。

(3)禁忌证：①患者并存体内闭合性空腔病变，如肠梗阻、气胸、中耳炎、空气栓塞、气脑造影等时禁用。②如果麻醉机的 N_2O 流量表和氧流量表不准确，则绝对禁用。

(4)不良反应：①缺氧：临床使用 N_2O，必须与氧按规定的比例同时吸用，N_2O 浓度不应超过 70%，以 60%N_2O 与 40%O_2 并用最为恰当。②弥散性缺氧：发生于停吸 N_2O 后的最初几分钟内，系组织内的大量 N_2O 迅速排入血液，进入肺泡后使肺泡内的氧浓度被大量稀释，导致氧分压急剧下降所致，此即为“弥散性缺氧”。因此，应在停吸 N_2O 后继续吸入纯氧 5～10 min，可防止此类并发症。③闭合空腔增大：正常时体内闭合空腔均为氮气所充填。由于氮的血液溶解度很小(0.013)，很难弥散。相比之下，N_2O 的弥散速度远比氮气大，因此很容易进入闭合气腔，并使闭合气腔容积显著增大(吸入 N_2O 3 h 后最为明显)。因此，对原有闭合气腔病变的患者(如肠梗阻、气胸、空气气栓、气脑造影等)，不宜使用 N_2O，否则将加重病情，甚至引起肠管破裂、张力性气胸等严重并发症。④骨髓抑制：动物吸入 50%N_2O 24 h 后，N_2O 可与维生素 B_{12} 发生竞争，从而干扰某些依赖维生素 B_{12} 的酶活性，并抑制骨髓功能，从而引起贫血、白细胞和血小板减少。但临床应用 N_2O 麻醉几小时，一般不致出现此类并发症。

二、静脉麻醉药

静脉麻醉药诱导迅速，患者舒适，睡眠遗忘作用良好，使用方便，不刺激呼吸道，不燃不爆，不污染手术室空气，但缺点也明显：①镇痛作用不强或无，肌松差，麻醉分期不明确，深浅较难掌握，故若单一使用，一般无法完成多数手术。②用药量稍大可致呼吸、循环严重抑制。③消除较慢，后遗残余作用长，术后常伴乏力、嗜睡等不良反应。因此，目前主要将静脉麻醉药用于复合麻醉中，此外，也用作麻醉前用药、麻醉诱导或基础麻醉。

(一)硫喷妥钠

(1)药理特性：①中枢神经系统：硫喷妥钠脂溶性较高，起效快，静脉注射 3～5 mg/kg 可在一次臂脑循环时间(10～15 s)内意识消失，但 40 s 后即转浅，维持 15～20 min 后初醒，继以约 3 h 的再睡眠。麻醉有效血药浓度为 30 mg/L。长时间较大量使用硫喷妥钠，当血药浓度达60 mg/L时，消除半衰期明显延长，可达 70 h。因此，长时间使用时应监测血药浓度，以不超过 30 mg/L 为宜。其作用强度、作用时间和术后苏醒时间随剂量的大小而异。小剂量时无镇痛作用，反而痛阈降低，对痛敏感，表现交感兴奋反应，甚至骚动。麻醉征象仅表现为眼球固定、瞳孔稍小、睫毛反射消失，呼吸、循环抑制等，分期不清楚。硫喷妥钠使大脑血管收缩，故适用于颅内高压患者作麻醉诱导。血浆蛋白亲和力强的药物(如阿司匹林、吲哚美辛、保泰松、甲芬那酸、萘普生等)与硫喷妥钠伍用时，两者发生竞争，药效增强，因此，硫喷妥钠的用量应减少。老龄患者的神经系统对硫喷妥钠特别敏感，消除半衰期可延长至 13～20 h，剂量应酌情减少。②心血管系统：血压下降明显，与剂量、注速(血药浓度)、麻醉深度、用药时间长短有密切关系，还与术前病情和术前药有明显关系。硫喷妥钠直接抑制心肌，也抑制延髓血管运动中枢。剂量大、注速快、血药浓度增高快时，心血管抑制越强。心缩力虽减弱，但心肌氧耗量却增加约36%。3～5 mg/kg时动脉压、心输出量及每搏量均下降10%～25%；6 mg/kg下降50%。成人按50 mg/min速度静脉注射时，动脉压一般无直接影响，但静脉扩张较明显，静脉回流减少，仍会影响血压的稳定性。术前药如用吩噻嗪类，可明显增强硫喷妥钠的降压作用，且持续时间延长。在代谢性酸中毒、血pH降低时，硫喷妥钠对。心血管系的毒性增大。严重高血压、有效血容量不足(休克)、心功能欠佳(瓣膜病、冠心病、缩窄性心包炎等)、肾功能不全的患者，对硫喷妥钠很敏感，血压下降幅度大，可突发循环系危象。因此，需严格掌握适应证与禁忌证，必须使用时一次用药量不应超过2.4 mg/kg，浓度降为1.5%～2%，注速需缓慢。一旦发生低血压后，升压代偿机制极差，不会随麻醉转浅而自动回升，甚至苏醒期仍保持较低的血压水平，若同时伴有呼吸抑制和缺氧，则低血压持续时间可能更长。一般不引起心肌应激性增高，也不引起心律失常，但若注速过快而致呼吸抑制、缺氧和CO_2蓄积时，易致继发性严重心律失常。③呼吸系统：硫喷妥钠选择性作用于延脑呼吸中枢，抑制强，单次剂量过大、注速稍快时，呼吸频率和幅度即降低，甚至呼吸停止。浅麻醉即引起呼吸中枢对CO_2的敏感性降低，且与麻醉深度相平行。麻醉稍深，呼吸完全依靠缺氧兴奋颈动脉体反射来维持；麻醉继续加深，颈动脉体反射也抑制，呼吸就完全停止。阿片类加重硫喷妥钠对呼吸的抑制，对CO_2的敏感性更降低。手术强刺激时呼吸可能加深增快，但停止刺激后，呼吸抑制现象立即复现。硫喷妥钠对心肺功能欠佳、危重患者以及婴幼儿的呼吸抑制更为严重，所以应慎用或不用。④自主神经系统：硫喷妥钠抑制交感神经活动，副交感作用相对占上风，咽喉、支气管平滑肌处于敏感状态，稍受刺激即可诱发呛咳、喉痉挛或支气管痉挛，上呼吸道分泌物多、慢性支气管炎或迷走神经稍亢进的患者更易发生。因此，喉镜窥视、气管插管或咽喉分泌物吸引等操作绝对禁忌在硫喷妥钠麻醉下施行；只有在术前使用阿托品或东莨菪碱、施行咽喉气管表面麻醉及注射琥珀胆碱等条件下才能操作。⑤肝、肾功能：硫喷妥钠对肾功能有一过性轻微抑制，与血压下降、肾血流量和肾小管滤过率降低有关，但恢复较快。深麻醉可能直接抑制肾小管机制，在血压下降的同时，促使垂体释放抗利尿激素，使尿量减少。硫喷妥钠一般剂量对肝脏无明显影响，大剂量对肝功能有抑制，但几天后可自行恢复。主要经肝脏降解代谢，一般剂量对微粒体药物代谢酶不致引起显著影响。正常时硫喷妥钠与血浆蛋白结合率较高(72%～86%)，但于肝、肾功能欠佳时，硫喷妥钠与血浆蛋白结合率降低，游离成分增多，则药效增强，不良反应也增多，嗜睡时间延长。因此，对肝肾功能欠佳的患者，硫喷妥钠用药量必须减少，注速也应减慢。对肝硬化或肝昏迷前期患者应避用。对血糖的影响不明显，对糖尿病患者无禁忌。⑥消化系统：引起反流和继发喉痉挛，甚至误吸。因此，麻醉前必须常规禁食。⑦硫喷妥钠可降低眼压：可用于眼科手术患者。硫喷妥钠用于孕妇或产妇时，剂量应酌减或避用。

(2)禁忌证：①婴幼儿、产妇分娩或剖宫产手术。②呼吸道梗阻或存在难以保持呼吸道通畅的情况。③失代偿的高血压病、严重心脏病。④未经有效处理的严重贫血、休克、脱水、尿毒症、肾上腺皮质功能不全、支气管哮喘等。⑤无急救设备、不具备气管插管和呼吸管理条件者。

(3)临床应用：现主要用于麻醉诱导快速气管内插管。先静脉缓慢注射2.5%硫喷妥钠1～5 mg/kg，直至患者睫毛反射消失，再注入琥珀胆碱后施行快速气管内插管，一般总量不超过6～8 mg/kg。用药期间需面罩吸如纯氧，密切注意呼吸、循环抑制程度。对具有相对禁忌证患者，其剂量和注速应合理选择或避用。

（二）氯胺酮

氯胺酮（KT）是唯一具有镇痛作用的静脉全麻药，也可肌内注射用药，可单独用作小手术的全身麻醉，也可作为复合麻醉组成药。目前，它广泛应用于各种小儿手术的麻醉。

（1）药理特性：①中枢神经系统：KT 对中枢神经系统既抑制又兴奋。既抑制大脑联络径路和丘脑新皮质系统，又兴奋边缘系统。其麻醉的表现甚为特殊：一方面表现麻木、失重、悬空感，对周围环境不关心，倦怠，意识逐渐消失，浅睡，表情淡漠，体表镇痛完全；另一方面肌张力增加、肢体无目的微动、眼睑睁开凝视，眼球水平或垂直震颤，角膜反射和对光反射活跃，眼泪和唾液分泌增多，膝和跟腱反射亢进。在临床上有"氯胺酮分离麻醉"之称。镇痛效应：KT 选择性抑制丘脑内侧核，阻滞脊髓网状结构束的上行传导；也与中枢神经和脊髓中的阿片受体有亲和性，故镇痛效应极强，但不能制止腹腔内脏牵拉反应。KT 导致颅内压增高。EEG 出现癫痫样脑电波，但不向皮质扩散，也不会出现癫痫发作。KT 是否有抗惊厥功效，目前尚无定论。KT 麻醉后苏醒期常出现极不愉快的精神症状，包括噩梦、幻觉、谵妄等，以 16 岁以上、女性、剂量大、注速过快、短小手术后为多见。若复合应用地西泮或咪达唑仑，此类精神症状可明显减少。②心血管系统：一方面通过增加交感活性及兴奋交感中枢而间接兴奋心血管系统，临床表现心率增快，血压增高，全身血管阻力、肺动脉压和肺血管阻力均增加，心脏指数、每搏量、心输出量、冠脉血流量均上升，心肌耗氧量增高；另一方面直接抑制心肌，呈负性变力和变时作用，表现血压下降和心律变慢。在一般情况下，KT 的兴奋作用强于抑制作用，故临床表现以血压上升、心率增快等为主，但当患者处于强烈应激反应或儿茶酚胺明显耗竭时（如低血容量、休克、心力衰竭等），抑制作用将占上风，表现血压严重下降。此外，对儿茶酚胺有影响的药物（如苯二氮䓬类、恩氟烷、吩噻嗪等）与 KT 复合时，也需警惕心肌抑制效应。③呼吸系统：KT 对呼吸有抑制作用，对潮气量的影响甚于呼吸频率，与剂量和注速有密切关系。剂量和注速恰当时，仅呼吸轻微减浅变慢，恢复很快。相反，注速快、剂量大，或同时伍用麻醉性镇痛药时，可显著抑制呼吸，甚至呼吸停止。此外，对婴儿或老年人的呼吸抑制作用较明显，应特别警惕。KT 麻醉中，咽、喉反射并不消失，因此严禁施行口腔、咽喉、气管支气管手术。唾液和支气管分泌物显著增加，故术前药需用阿托品类药。④其他作用：KT 使眼压增高，眼球震颤。骨骼肌张力增加，肢体不自主运动，甚至突然抽动。KT 用量大、手术时间长，或伍用其他药物时，术后可能出现肝脏毒性。KT 有自身酶促作用（酶诱导），多次用药后可能出现快速耐药性。KT 可强化肌松药的作用。KT 可增加子宫肌张力和收缩强度，能迅速透过胎盘影响胎儿。少数患者注药后出现呃逆、恶心、呕吐。

（2）临床应用：单独 KT 只适用于短小手术、清创、更换敷料或麻醉诱导。临床主要用于施行复合麻醉，如地西泮、羟丁酸钠等。或于普鲁卡因、琥珀胆碱混合液中加入 0.1%浓度，施行静脉滴注维持麻醉。也可与吸入麻醉复合使用。单纯氯胺酮麻醉：分为肌内注射法、静脉注射法和静脉滴注法 3 种。①肌内注射法：主要用于小儿短小手术或者作为其他麻醉方法的基础用药。常用剂量为 4～6 mg/kg，对于年龄在 2 岁以内的婴幼儿，体液量相对较大，剂量可增大至6～8 mg/kg给药后 2～5 min 起效，维持30 min 左右，术中还可根据情况追加1/2～1/3。②静脉注射法：首次剂量 1～2 mg/kg，在 1 min 内缓慢静脉注射。药物注射完毕就可手术。

作用维持时间 10～15 min，追加剂量为首次剂量的 1/2。该法除了适用于小儿不需肌松的一般短小手术外，也可用于对肌肉松弛要求不高的成人短小手术，如人工流产、烧伤换药等。但为了减少其精神不良反应，一般需复合应用中枢性镇静药。③静脉滴注法：先静脉注射氯胺酮 1～2 mg/kg作为麻醉诱导，然后持续滴入 0.1%的氯胺酮溶液维持。滴入速率掌握先快后慢的原则，至手术结束前逐渐降低并停止。术中复合使用其他镇静、镇痛药物可以减少氯胺酮用量和其不良反应。由于此法易于产生药物蓄积作用，目前临床上已经很少使用。

(3)禁忌证：严重高血压、动脉粥样硬化、肺心病、肺动脉高压、心脏代偿功能不全、颅内高压、眼压过高、精神病史或可疑精神病、甲状腺功能亢进、酒后等禁用。

(4)不良反应：KT 麻醉过程中，少数患者可出现呓语、呻吟、精神错乱，甚至抽动，并有幻觉、恐惧等精神行为激动现象。术后可出现视物变形、复视，甚至一过性失明及一过性抑郁等不良反应，在成人或学龄儿童或单独使用 KT 时较多见，如果复合安定类药则很少发生。

(三)羟丁酸钠

羟丁酸钠系纯粹的睡眠药，无镇痛作用，不是单独的全麻药，但是较好的全麻辅助药。临床用 25%溶液，pH 8.5～9.5，与其他药物混合容易沉淀。对静脉无刺激。静脉注射后易透过血脑屏障。

(1)药理作用：①中枢神经系统：一般剂量仅作用于大脑皮质，引起生理性睡眠。血药浓度 0.5～1.5 mmol/L时呈浅睡眠；1.5～2.5 mmol/L 中等度睡眠；超过 2.5 mmol/L 为深睡。由于不抑制网状激活系统，且皮质对该系统的控制也弱，因此，容易出现椎体外束征象(肌肉颤搐、不自主肢体活动增强等)。羟丁酸钠不影响脑血流量，不引起颅内压增高。但兴奋副交感神经，致心率减慢，唾液和呼吸道分泌物增多，有时引起恶心、呕吐。②循环系统：轻度兴奋循环系统，血压稍升高，脉搏缓慢有力，心输出量不变化，不引起心律失常，毛细血管扩张充盈良好，肤色红润。③呼吸系统：不抑制呼吸。呼吸中枢对 CO_2 保持灵敏性。呼吸频率稍减慢，潮气量稍增大，每分通气量不变或稍增加。但如果注药太快、剂量过大、年老、小儿或体弱患者，仍可产生显著的呼吸抑制。可使咽喉反应迟钝，气管反射减弱，嚼肌和下颌比较松弛，因此，可在表面麻醉下完成气管插管操作，患者耐受插管良好。④对肝肾无毒性，即使黄疸患者也可选用。⑤羟丁酸钠在代谢过程中可使血浆钾离子转移入细胞内，注药 15 min 后可出现一过性血清钾降低。因此，对低血钾症患者应慎用，在 ECG 监护下使用，若出现 ST-T 段变化或出现 U 波，应及早停药，并补钾处理。

(2)临床应用：①成人诱导剂量 50～80 mg/kg 静脉慢注；小儿常用 80～100 mg/kg。对年老、危重患者剂量宜酌减为 40～50 mg/kg 静脉慢注。维持麻醉常复合氯胺酮或其他麻醉。②气管内插管时，一般先静脉注射小剂量地西泮，再静脉注射羟丁酸钠及琥珀胆碱后插管。

(3)禁忌证：癫痫、原因不明的惊厥、慢性酒精中毒、低血钾及完全性房室传导阻滞、心动过缓患者。

(四)依托咪酯

为速效、短效催眠药，无镇痛作用，适用于麻醉诱导或其他复合麻醉组成药。

(1)药理作用：①中枢神经系统：静脉注射后约 1 min，血药浓度超过 0.23 mg/ mL 时即入睡。本身无镇痛作用，但有较强的中枢抑制作用。同时降低脑耗氧量，使脑血流量和颅内压下降,故可能有脑保护作用。不引起特异的癫痫样脑电活动,但在诱导过程有时出现肌肉不协调动作、震颤、阵挛、强直等椎体外系兴奋征象,伍用苯二氮䓬类、芬太尼或其他麻醉药可防止这类不良现象。②循环系统:其对循环系统的影响轻微,即使用 0.45 mg/kg 较大剂量,血压、CVP、心输出量、每搏量、肺毛细血管楔压、外周血管阻力均无明显改变。因此,适用于心肌功能不全、心脏储备差的患者。③呼吸系统:正常剂量时,对呼吸无明显影响。但剂量大、注速快时也引起呼吸抑制。如果出现肌阵挛等椎体外系兴奋征时,可有屏气和呼吸暂停。④其他:对肝、肾几乎无毒性。不引起组胺释放。能影响肾上腺皮质的酶系,抑制肾上腺皮质功能,使皮质醇释放量显著减少。因此,一般禁用于 ICU 的患者。

(2)适应证:①全麻诱导。②短时间门诊手术或诊断性操作,如内镜检查、扁桃体摘除、人工流产、电击除颤和拔牙等。③适用于危重心脏病心功能极差、脑动脉瘤、主动脉瘤、心内直视手术等需要诱导期血压平稳的患者。④适用于癫痫、青光眼、颅内占位性病变伴颅内高压,及以往有恶性高热史的患者。

(3)临床应用:①诱导剂量用 0.15～0.3 mg/kg,一般病例用 0.2～0.25 mg/kg,青少年用量可偏大,老人或危重患者需减量(0.1～0.2 mg/kg),于 30～60 s 内静脉注射完毕。②全麻维持可静脉滴注用药,0.12～0.2 mg/(kg· min),同时复合芬太尼、依诺伐静脉注射,或吸入安氟醚等全麻药,睡眠时间可显著延长。

(4)不良作用:①局部静脉疼痛率为 10%～63%,主要为药液偏酸所致。注药前 1～2 min 先静脉注射芬太尼或(和)氟哌利多,或于药液内加入小剂量利多卡因,静脉注射速度可稍加快,由 30 s 缩短至15 s,局部静脉疼痛率可减半。②局部静脉炎、栓塞和栓塞性静脉炎的总发生率为 8%,较硫喷妥钠者高。如果总用量大于 0.9 mg/kg,发生率超过 37%。③用于已用抗高血压药、利尿药、钙通道阻滞药、单胺氧化酶抑制剂或硫酸镁治疗的患者,可诱发血压骤降意外,故不宜并用,若需使用应减量,并密切监测。④肌震颤或阵挛发生率为 9.3%～95%,轻者居多,严重者少数(1.2%～4%),可能与影响脑深部结构或脑干有关。⑤呃逆 4%;术后恶心、呕吐 30%,与用药量大小无关。

(五)丙泊酚

丙泊酚(异丙酚)为一种新型、快效、超短作用时间的静脉全麻药。也是目前临床上应用最为广泛的静脉麻醉药。具有诱导迅速平稳、苏醒快、苏醒时间可预知,苏醒后意识清晰、无嗜睡眩晕等优点。最初仅用作麻醉诱导和催眠。由于其在苏醒方面有突出的优点,不仅单次注射后苏醒快,即使分次重复用药或连续静脉滴注用药,苏醒和恢复过程仍迅速,术后副效应(嗜睡、头晕、虚弱、恶心、呕吐等)轻,回家途中很少有不适感,饮食恢复快。因此,在近年来其临床适用范围已显著扩大,广泛用于门诊、神经外科、心血管外科、小儿外科、全凭静脉麻醉、ICU 镇静、介入性检查诊断中镇静等。

(1)药理特性:①中枢神经系统:降低脑血流量,与剂量相关,以 3、6 和 12 mg/(kg·h)静脉滴注,脑血流量下降率分别为 7%、28%和 39%。脑代谢率降低 22%。脑组织糖代谢率降低 36%。引起体循环抑制,但不影响脑循环的自身调节功能。如同巴比妥一样,丙泊酚具有对脑缺血、缺氧损害的保护功效,并可制止脑缺氧引起的抽搐。具有降低颅内压和脑氧耗量的作用,对颅内高压患者的降颅压功效尤为显著。②循环系统:大剂量(2.5 mg/kg)静脉注射,可引起 SBP、DBP、MAP 下降，但对心率影响不大。用于心脏病患者麻醉诱导，给药后 5 min，MAP、SVR、CO、CI 等均显著下降，至 7 min 后才逐渐恢复；若剂量再增大，血流动力变化将更显著，但心肌耗氧量及动静脉血氧含量差也明显下降，故仍能满足机体需氧。用于非心脏病患者麻醉诱导，其血流动力变化的趋势与心脏病患者相似，但变化的速度和幅度相对均较缓慢。应用大剂量丙泊酚导致血压下降后，若再静脉连续滴注丙泊酚，不论滴速快慢，一般血压已不会再进一步下降。③呼吸系统：明显抑制呼吸，对心脏病患者的抑制较非心脏病患者明显。70%心脏病患者用药后，需施行气管内插管控制呼吸，自主呼吸恢复需 3～5 min；对非心脏病患者，仅一过性呼吸抑制，持续 30～70 s，80%患者仅需面罩吸氧，不需辅助呼吸，SpO_2 仍能维持 97%以上。丙泊酚与芬太尼合用时，将无例外地出现呼吸暂停，持续 4～7 min。丙泊酚与等效剂量硫喷妥钠相比，呼吸抑制率发生较高。④使眼内压降低，作用强于硫喷妥钠。对眼内压已增高的患者，其降压效果尤为显著。⑤肝肾功能：经连续 7 天以上滴注丙泊酚的患者，证实肝肾无损害。

（2）临床应用：①麻醉诱导：丙泊酚几乎适合临床各类手术的全麻诱导，尤其是需要术后快速清醒的患者。健康成年人丙泊酚的诱导剂量为 1.5～2.5 mg/kg，对体质强壮者剂量可适当增加 1/3。在麻醉诱导过程中应严密观察呼吸循环功能的变化，及时给予辅助呼吸或处理可能发生的循环功能抑制。对年老体弱或循环功能不良的患者，可将小剂量（正常剂量的 1/2～1/4）丙泊酚与依托咪酯、咪达唑仑等联合应用。以避免或减轻其循环功能抑制作用。小儿表现分布容积较大，清除率高，丙泊酚麻醉诱导时剂量可适当增加。②麻醉维持：丙泊酚单次静脉注射后血药浓度迅速下降，用于麻醉维持时成人剂量为每小时4～12 mg/kg。丙泊酚镇痛作用差，没有肌肉松弛作用，麻醉维持时还需复合麻醉性镇痛药、肌肉松弛药或吸入性麻醉药。由于丙泊酚静脉给药作用维持时间短、无蓄积，故多采用泵注给药。丙泊酚静脉麻醉下停药后血浆浓度很快下降，无明显蓄积作用，患者苏醒快而完全，并且术后恶心呕吐发生率低。③门诊小手术和内镜检查：丙泊酚以其良好的可控性和清醒彻底等优点，广泛用于无痛人流、脓肿切开引流、骨折闭合复位和内镜检查等。还可以与强效镇痛药芬太尼、阿芬太尼、氯胺酮等联合用于时间稍长的手术。④区域麻醉的镇静：区域麻醉与丙泊酚镇静相结合，达到镇静、抗焦虑、消除牵拉反射、消除患者不适和减少术后呕吐的目的。

用于辅助椎管内麻醉时可首先给予 0.2～0.8 mg/kg 负荷量，然后以每小时 0.5 mg/kg 静脉泵注或滴注维持，根据镇静深度适当调整给药速率。在镇静的过程中，应注意监测 SpO_2、ECG 和血压。

（3）禁忌证：对丙泊酚过敏者；严重循环功能不全者；妊娠与哺乳期的妇女；高脂血症患者；有精神病或癫痫病病史者。对于 3 岁以下小儿是否属于禁忌有待进一步探讨，应慎用。

（4）注意事项：①注射部位疼痛：常见，选用粗大静脉或中心静脉给药，或在给药前应用镇痛药可以减少疼痛的发生。②变态反应：临床发生率很低。③呼吸和循环功能抑制：丙泊酚对呼吸抑制作用呈剂量相关性，较等效剂量的硫喷妥钠呼吸暂停的发生率高，但持续时间短暂，只要及时予以辅助呼吸，不致产生严重后果。丙泊酚对循环的抑制主要表现为血压下降，而它对于心肌收缩力的影响较小，这主要与其直接作用于血管平滑肌，交感神经张力下降或压力感受器反应的变化有关，应当在麻醉诱导之前扩充血容量，以维持血流动力学的稳定。④其他：

偶见诱导过程中患者出现精神兴奋、癫痫样抽动，还可以引起肌痉挛。治疗可用地西泮、咪达唑仑和毒扁豆碱等药物控制。

第三节　扩张血管药

一、酚妥拉明

(一)药理特性

(1)具有拮抗肾上腺素的作用。静脉注射后 2 min 内出现血管扩张，对阻力血管的扩张作用大于容量血管。外周阻力下降，肺动脉压下降，血压下降。

(2)兴奋心脏，心肌收缩力增强，心率增快，心输出量增加，微循环得到改善。

(3)防止毛细血管前括约肌过度收缩，增加组织血流灌注，拮抗毛细血管中的组胺和 5-羟色胺等血管活性物质。

(4)延长凝血和凝血酶原时间，减少微血管内凝血形成。

(5)因血压下降引起反射性交感神经兴奋，促进去甲肾上腺素释放，可出现心动过速、心室纤颤等心律失常及心绞痛，可慎用普萘洛尔及利多卡因等治疗。

(二)临床应用

(1)控制嗜铬细胞瘤切除时围术期高血压急性发作，常与小量β受体阻滞药伍用以预防心律失常。术前 5～20 mg 口服，每日 2～3 次，术中静脉慢注 2～5 mg 或继以 2.5～5 mg 加入 5%葡萄糖液 100 mL 中静脉滴注，滴速根据血压下降的程度进行调节。

(2)治疗急性心肌梗死及伴肺水肿的充血性心力衰竭，可增强心肌收缩力，降低心脏前、后负荷，增加心输出量，而心肌耗氧量仅轻微增加。但必须严格防止血压剧降，故常与多巴胺等拟肾上腺素药联用。

(3)治疗外周血管痉挛性疾病，如雷诺病。

(4)硫喷妥钠、50%葡萄糖液或去甲肾上腺素等药液，若漏注于血管外的皮下组织，可引起局部小血管剧烈痉挛而导致局部皮肤、皮下组织缺血、甚至坏死。此时，可用本药 5～10 mg 加于生理盐水或 1%普鲁卡因 20 mL 作漏注部位皮下局部浸润，有防止坏死的功效。

(三)不良反应

(1)用药不当，如在低血容量或低血压情况下使用本药，可发生严重低血压。

(2)静脉注射时可能引起心动过速、心律失常或心绞痛冠心病者。

(3)偶尔出现副交感神经亢进症状，如肠蠕动增强，腹痛和腹泻。对胃及十二指肠溃疡患者应慎用。

二、硝普钠

(一)药理特性

(1)选择性直接松弛血管平滑肌，强烈扩张小动脉和小静脉血管，使动脉压和外周血管阻力迅速下降，肺动脉压、中心静脉压和左室充盈压也随之下降。

(2)对血管运动中枢和交感神经末梢无任何直接作用，也不影响心肌收缩力。

(3)用于心功能正常的患者,除外周血管阻力降低、左室充盈压下降、动压下降外,心输出量也轻度下降,同时多数伴有反射性心动过速。

(4)用于急性心功能不全时,可使增高的外周阻力和左室充盈压下降,心脏前负荷减轻。因此,每搏量和心输出量显著增加,而心率无明显改变,甚或减慢。

(5)用于慢性心功能不全或低心排综合征时,可降低外周血管阻力,减轻心脏后负荷和射血阻抗。因此,整体循环功能得到改善。心肌耗氧量减少,心输出量有所增加,心率轻度减慢。

(6)其他作用:引起颅内压升高,较大剂量时脑、心肌、肝、横纹肌等组织的摄氧功能有所抑制。

(7)硝普钠在体内代谢过程中产生氰化物,其多数通过肝和肾的硫氰生成酶,使之与硫代硫酸钠结合而形成无毒的硫氰化合物,并由肾排出,少数以氢氰酸形式由肺排出。若用药量过大,体内硫氰化合物积聚,通过硫氰氧化酶的作用可回逆成有毒的氰化物,故必须严格控制剂量,避免超量用药。

(二)临床应用

1.控制性降压,或围术期严重高血压降压

(1)静脉单次注射:2～5 mg/次,90 s 内发挥降压作用。但仅能维持 2～5 min,故需静脉持续滴注用药。

(2)静脉持续滴注:将硝普钠 50 mg 加入 5%葡萄糖液 500 mL 或 1 000 mL 中,配制成 0.01%或0.005%溶液,初速 0.5～0.8 μg/(kg· min)[平均 0.3μg/(kg· min)],经 2～3 min 后,血压缓慢下降,根据预期降压水平调整滴速,一般于 4～6 min 后达到预期低血压水平。停止滴药后1～10 min,血压即可回升至原水平。

(3)硝普钠总量以 1 mg/kg 为宜,24 h 极量不能超过3～3.5 mg/kg,否则血液氰化物浓度可达中毒水平(>1 mg/L)。24 h 总量超过 4～12 mg/kg 可导致死亡。

(4)少数青壮年患者可能遇降压困难,与硝普钠同时激活交感神经－肾上腺素－血管紧张素系统,导致血儿茶酚胺及血管紧张素浓度增高、心率增快与血管收缩有关。此时可加深麻醉,或伍用小量普萘洛尔或卡托普利静脉注射,有望协助降压。

2.心功能不全或低心排综合征

一般以 8～16 μg/min 静脉滴注开始,以后每 5～10 min 增加 5～10 μg,直至获得预期效果。一般应保持舒张压不低于 8 kPa(60 mmHg)为准,以保证冠脉灌注。无高血压病史的心衰患者,一般对硝普钠十分敏感,剂量平均 50 μg/min 即可。

(三)不良反应

1.氰化物中毒

应用硝普钠,只要合理掌握用药量,一般不会发生氰化物中毒。但用药过量,或患者肝肾功能不全、维生素 B_{12} 缺乏或硫代硫酸钠不足时,可能发生氰化物中毒,导致组织缺氧。清醒患者出现疲劳、恶心、呕吐、厌食、定向障碍、肌肉抽搐和顽固性代谢性酸中毒。

用药期间若出现血 pH 持续过低,提示有氰化物中毒的可能,应尽早停药,此时检查血液硫氰酸盐浓度可做出确诊,正常人血硫氰酸盐浓度不超过 29 mg/L,使用硝普钠的患者可耐受 100～150 mg/L,超过 200 mg/L 可致死亡。治疗:①立即停药,吸氧,维持有效循环。②应用高铁血红蛋白形成剂，如亚硝酸异戊酯吸入，或亚硝酸钠 5 mg/kg 稀释成 20 mL 于 3～4 min 内静脉注入。③亚硝酸钠注完后，继以硫代硫酸钠 150 mg/kg 于 15 min 内静脉滴注完。④再用结构类似维生素 B_{12} 的羟钴维生素和氯钴维生素，剂量为硝普钠用量的 22.5 倍。

2.其他不良反应

反射性心动过速、反跳性高血压、颅内压升高、凝血异常、肺分流量增多及甲状腺功能低下等。

三、硝酸甘油

(一)药理特性

(1)对血管平滑肌的松弛作用最为明显。能拮抗去甲肾上腺素、血管紧张素等的缩血管作用，舒张全身大小动脉和静脉血管，以舒张静脉容量血管最为明显，使血液储存于大静脉和四肢血管，静脉回流减少，心脏前负荷下降；同时外周阻力下降，心脏后负荷减轻。每搏量和心输出量无大影响，但心肌耗氧量显著减少；这是硝酸甘油缓解心绞痛的主要原理。

(2)增加心肌缺血区的血流量，这是硝酸甘油另一重要作用。冠状动脉扩张促进冠脉血流再分布，改善心内膜层供血供氧，使心肌缺血范围缩小和心室功能改善。达到防治心绞痛、心肌梗死和急性心功能衰竭的效果。

(3)使用稍大剂量时，也可施行控制性降压，但可能伴有反射性心动过速；并引起颅内压增高，对原先有颅内压增高患者尤其明显。

(4)一般需静脉滴注用药方能维持疗效。

(5)硝酸甘油降压的优点在于剂量容易调节，很少发生血压过低；心率变化不大；基本无毒性。一旦血压过低，只需及时减慢滴速并稍加快输液即可被迅速纠正。

(二)临床应用

1.控制性降压

用 10 mg 加入 5% 葡萄糖 100 mL 中配制成 0.01% 溶液作静脉滴注，初速 1 μg/(kg·min)，观察用药反应后调节滴速，一般达 3～6 μg/(kg·min)即能使血压降至预期水平。硝酸甘油降压与硝普钠降压的不同点：①对舒张压的下降幅度小于硝普钠，有利于心肌供血。②心率增快较轻，有利于降低心肌耗氧量。③不引起血管紧张素增加，停药后血压回升较硝普钠略慢，很少出现反跳性高血压。

2.心功能不全和心肌梗死

适用于防治冠状动脉搭桥术中的高血压发作和心肌耗量增加；治疗慢性心力衰竭和心功能不全；治疗心内直视手术后的低心排综合征；治疗急性心肌梗死。

(三)不良反应

(1)有时出现头痛、面部潮红、灼热感、眩晕、心悸等症状。

(2)用药过量可出现高铁血红蛋白血症，血呈暗紫色，血液携氧能力减弱，组织缺氧，可静脉注射亚甲蓝、吸氧和换血治疗。

(3)长时间应用可出现耐药性。

(4)增加肺内分流，抑制血小板聚集，但作用比硝普钠轻；增强和延长潘库溴铵的神经肌接头阻滞作用；扩张脑膜血管和视网膜血管，应慎用于青光眼、脑出血和颅内压增高患者。

第四节　丁酰苯类药

丁酰苯类药属抗精神病药，其化学结构与吩噻嗪类不同，但作用相似，通过阻滞边缘系统、下丘脑和黑质—纹状体系统等部位的多巴胺受体而产生很强的镇静和镇吐作用，有椎体外系反应等不良反应。口服经肠道吸收，在肝脏生物转化，代谢产物随尿和胆汁排出。氟哌利多醇和氟哌利多为临床最常用的丁酰苯类药。前者用于治疗精神病，后者主要用于临床麻醉，目前已替代吩噻嗪类的地位。现只介绍氟哌利多。

一、药理特性

(1)静脉注射后 5～8 min 生效，最佳效应持续时间 3～6 h。地西泮作用相当于氯丙嗪的 200 倍，氟哌啶醇的 3 倍。不产生遗忘，镇吐作用为氯丙嗪的 700 倍。

(2)增强其他中枢神经抑制药的效应；无抗惊厥作用。

(3)引起脑血管收缩，脑血流减少，产生降低颅内压的作用，但脑耗氧量并不相应下降，故对脑血管病变患者可能不利。

(4)对心肌收缩力无影响，有 α 肾上腺素能阻滞作用，使血管轻度扩张，口服或肌内注射对血压无明显影响，静脉注射有血压轻度下降作用，对低血容量者需加以重视。

(5)用于嗜铬细胞瘤患者反可引起血压显著升高，可能与诱发肾上腺髓质释放儿茶酚胺或抑制嗜铬细胞摄取儿茶酚胺有关，应引起重视。

(6)有明显抗心律失常作用，可能与延长心肌不应期有关。

(7)对呼吸无明显影响，适用于慢性阻塞性肺疾病患者作为麻醉前用药。

(8)血浆蛋白结合率为 85％～90％；消除半衰期 2～3 h。除 10％以原形随尿排出外，其余均在肝内生物转化，代谢产物大部分在 24 h 内随尿或粪排出。

二、临床应用

(1)氟哌利多已替代氯丙嗪和氟哌啶醇的位置，是目前麻醉科应用最广的强安定药。作为麻醉前用药的剂量为 2.5～5 mg 肌内注射或静脉注射。

(2)施行神经安定镇静术或麻醉。

第五节　肌肉松弛药

肌肉松弛药主要作用部位在骨骼肌的神经肌肉接头后膜处，故称“神经肌肉接头阻滞药”(简称“肌松药”)，其主要作用为阻滞乙酰胆碱受体，干扰神经肌肉之间兴奋的正常传递，产生骨骼肌松弛的功效。

一、肌松药的类型

(一)非去极化型肌松药

1.常用药物

潘库溴铵、维库溴铵、阿曲库铵等,与神经肌接头后膜处的乙酰胆碱受体具有强亲和力,因占领受体并降低受体对乙酰胆碱的反应,使接头后膜不能正常传递神经肌肉之间的兴奋,产生阻滞效应,表现为骨骼肌松弛。

2.胆碱酯酶抑制药

通过抑制乙酰胆碱酯酶,使接头处的乙酰胆碱失活减慢而浓度逐渐增高,从而再竞争性占领乙酰胆碱受体,提高受体对乙酰胆碱的反应,由此恢复肌张力,故有"肌松药拮抗药"之称。

(二)去极化型肌松药

(1)常用者只有琥珀胆碱。与乙酰胆碱受体结合后,产生接头后膜持续性去极化,从而出现骨骼肌松弛效应。

(2)在首次去极化的过程中,全身骨骼肌肌纤维表现不协调的"成束收缩",并继发眼内压、颅内压和胃内压升高,术后可能出现肌痛等不良反应。

(3)此类肌松效应不能被胆碱酯酶抑制药拮抗,相反,肌松效应反而可被增强。

二、肌松药的使用原则

(1)肌松药以使用最小有效量为原则。大剂量不仅时效过长,拮抗或消除也困难。

(2)应用肌松药必须具备呼吸管理的基本条件。肌松药对全身各部位肌肉都产生麻痹效应,包括膈肌和肋间肌麻痹。因此,用药必须与气管插管控制呼吸并用,以保证通气。

(3)要明确肌松药不是麻醉药,无麻醉作用。因此,只能在全麻下应用;禁忌在患者意识尚存在的情况下应用。

(4)全麻药与肌松药协同增强,在合理使用下两者各自的用药。

(5)利用周围神经刺激器监测神经肌接头传递功能,可判断剂量个体化,决定最佳追加剂量,判断拮抗药的使用时机,以及鉴别去极化型和脱敏感型阻滞,均有重要价值

三、非去极化型肌松药

(一)潘库溴铵

1.药理特性

(1)效能比右旋筒箭毒强 4～5 倍,起效较快,时效接近;轻微释放组胺,不易透过胎盘屏障,适用于支气管哮喘患者或孕妇。

(2)心血管效应较明显,产生中度解迷走效应,导致交感活动增强、儿茶酚胺释放增多,出现心率增快和血压升高,个别患者出现房室分离或室性心律失常。

(3)主要在肝内代谢,60%～80%经肾脏消除,小部分经肝胆系排泄。肾功能不全时,时效延长。肝脏疾病时,起效变慢,初始剂量需稍大,且时效延长。胆管梗阻时,消除率下降,时效延长。

2.临床应用

(1)气管内插管:0.1～0.15 mg/kg 静脉注射,肌松在 2～3 min 达峰值,维持 45～60 min。

(2)术中维持肌松:0.04～0.08 mg/kg 静脉注射,1 min 起效,3～5 min 达高峰,作用维

持40～60 min。

(3)反复用药可产生蓄积;肌松残余作用可用新斯的明拮抗。

(4)慎用于高血压、心动过速、严重肝肾功能不全及胆管梗阻患者。

(二)维库溴铵

1.药理特性

(1)为中效非去极化型肌松药,无心血管系不良反应,不释放组胺。肌松作用起效较潘库溴铵稍快,药效略强,时效较短,反复用药基本无蓄积,是比较理想的肌松药。自主神经节阻滞作用极强是其特点,也是对心血管系统无不良反应的唯一肌松药。

(2)肝脏是其主要消除器官,大部分以原形、小部分经代谢后迅速排入胆汁,仅20%经肾脏排泄。因此,反复用药无蓄积性,肾功能不全时仍能应用,但肝硬化、阻塞性黄疸时,消除减慢,时效可延长。

2.临床应用

(1)气管内插管:0.07～0.15 mg/kg 静脉注射,3～5 min 达峰值可插管,20 min 开始消退。

(2)术中维持肌松:首剂 0.05～0.07 mg/kg,1 min 起效,3～5 min 达高峰,20 min 左右开始消退,25 min时肌张力完全恢复。可按需再次用药,剂量为首剂的 1/3～1/2;也可用静脉连续滴注法维持肌松,按 1 μg/(kg· min)速度即可。

(3)肌松残余作用可用新斯的明拮抗。

(三)阿曲库铵(阿曲可林)

1.药理特性

(1)为中时效非去极化型肌松药,起效较快、时效近似维库溴铵、对心血管系无不良反应、反复用药无蓄积性。

(2)在体内主要通过"霍夫曼消除反应"分解消除,小部分经酯解反应分解,最适用于肝、肾功能不全的患者。碱性环境和温度升高可加速霍夫曼反应,使药效缩短,故需低温冰箱储存,也不能与硫喷妥钠等碱性药物混合(霍夫曼消除反应是药物分解的一种特殊反应,为纯化学过程,在生理 pH 和体温下即可进行,不受肝、肾功能、假性胆碱酯酶活性等生物学条件所影响)。

(3)其神经节阻滞作用极微,解迷走作用与维库溴铵相似,对心率无影响,有轻微组胺释放作用,偶尔可出现皮疹、支气管痉挛及心动过缓。

2.临床应用

(1)气管内插管:0.5～0.8 mg/kg 静脉注射,1 min 内起效,2～4 min 达高峰后可插管,作用持续30 min左右,追加剂量为首次量的 1/3～1/2。

(2)术中维持肌松:按 0.1 mg/(kg· min)静脉滴注,停药后肌张力可迅速恢复,不受滴注时间长短和总剂量大小的影响。

(3)其肌松效应易用新斯的明拮抗。

四、去极化型肌松药

琥珀胆碱为临床唯一的去极化肌松药。

(一)药理特性

(1)水溶液不稳定,pH 3～4.5,遇碱性物质易分解沉淀,禁与硫喷妥钠等混合。

(2)可被假性胆碱酯酶迅速水解,产生琥珀单胆碱和胆碱。琥珀单胆碱仍保留琥珀胆碱的肌松活性 1/50,水解较慢(为琥珀胆碱的 1/6)。因此,反复静脉注射或连续滴注可出现蓄积。

(3)琥珀胆碱不能使用新斯的明拮抗,肌松作用反而延长。

(二)临床应用

(1)气管内插管:单次静脉注射 0.8～2 mg/kg,15～20 s 出现肌纤维成束收缩,1 min 左右肌肉完全松弛,呼吸停止持续 4～5 min,肌松作用维持 5～12 min,可重复注射,不必减量。

(2)对静脉穿刺困难的小儿和成人,可将琥珀胆碱稀释成 10 mg/ mL 溶液经肌内注射用药,小儿1～1.5 mg/kg,成人 1.5～2 mg/kg 分别于 1～6 min 和 2～8 min 出现肌松,维持 20～30 min。

(3)长时间手术时可用 0.1%～0.2%琥珀胆碱溶液静脉持续滴注。滴速为 3～4 mg/min;配成0.1%琥珀胆碱、1%普鲁卡因溶液,可施行静脉复合麻醉,两者协同增强。

(三)不良反应

1.血钾升高

肌纤维成束收缩过程中,钾离子自肌细胞外移,可引起血清 K^+ 升高。正常成人静脉注射琥珀胆碱1 mg/kg,血清钾升高 0.2～0.5 mmol/L,一般无碍,但对原先高钾血症患者具有威胁。

瘫痪患者应用琥珀胆碱,钾离子外移更多,血清钾明显增高,甚至高达 9～13 mmol/L,可导致严重心律失常或心搏骤停意外。此种"去神经高血钾反应"还易见于严重烧伤、广泛软组织损伤、上或下运动神经元疾病、严重腹腔感染以及肾功竭患者。因此,对这类患者应避用琥珀胆碱,尤其是对严重烧伤或截瘫后 0.5～3 个月的患者应禁止使用。

2.肌纤维成束收缩

全身肌纤维不协调收缩可引起眼内压、胃内压和颅内压升高,以及术后肌痛。因此,对下列患者应禁忌琥珀胆碱:①因眼外肌剧烈收缩,眼内压于注射后 1 min 即升高,持续 6 min,因此,对青光眼患者应慎用琥珀胆碱。②眼穿透伤或近期第二次内眼手术患者应禁忌使用。③对妊娠、腹水、肠梗阻等腹压显著升高的患者,用药后的腹压升高可促使胃肠内容物反流、误吸,故需慎用或避用。④颅内压已升高的患者,应避用琥珀胆碱。

术后肌痛发生率国外为 20%～50%,多见于小手术后,尤易见于女性或术后早期活动患者,以腰和小腿为甚。加用地西泮,术后肌痛显著减少。

3.作用时间延长

大剂量或连续滴注琥珀胆碱(超过 400～1 000 mg),容易转为非去极化阻滞(脱敏感阻滞),肌松时效显著延长。常见呼吸延迟恢复 30 min 左右,甚至几小时。此时,应坚持人工呼吸,同时输用新鲜血、冰冻干血浆以提高血浆胆碱酯酶浓度,或补充钙制剂等,不可盲目使用新斯的明拮抗。

呼吸延迟恢复时,应用神经肌肉接头功能监测仪具有指导价值。

五、肌松药拮抗药(新斯的明)

(一)药理特性

(1)新斯的明是胆碱酯酶抑制药,通过抑制胆碱酯酶对乙酰胆碱的水解,促使神经肌接头的乙酰胆碱蓄积，竞争性地取代已与受体结合的非去极化肌松药，从而发挥拮抗作用。此外，新斯的明还促使神经末梢释放乙酰胆碱增多。

(2)在拮抗的同时，可能出现副交感神经节兴奋，引起心动徐缓、血压下降、唾液和呼吸道分泌物增多、胃肠蠕动增强、支气管痉挛，甚或心搏骤停等不良反应(且胆碱能危象)，较大剂量新斯的明更易发生，故需严格掌握剂量。一旦出现胆碱能危象，可用阿托品拮抗。为预防计，可将阿托品与新斯的明混合在一起使用。

(二)临床应用

(1)术毕将新斯的明 0.04～0.05 mg/kg 和阿托品 0.02 mg/kg 混合后静脉缓慢注射。为防止过量，可分成 2 份，先静脉注射 1 份，观察 3～5 min 无异常反应后，再静脉注射另一份。

(2)将新斯的明与格隆溴铵混合后静脉注射，效果可能较阿托品好。格隆溴铵其外周抗胆碱作用强而持久，作用维持时间较阿托品长 3～4 倍。预防新斯的明引起心动过缓的剂量：按新斯的明每 1 mg 折合格隆溴铵 0.2 mg 计量(或格隆溴铵 0.2 mg 相当于阿托品 1 mg)。

第六节　升压药

一、肾上腺素

(一)临床应用

(1)止血：敷贴于皮肤、黏膜(鼻、咽喉、耳等)浅表出血处，有局部止血功效；对静脉渗血则无效。

(2)与局部麻醉药混用：延缓组织对局麻药的吸收，减少局麻药中毒，延长局麻药的作用时间。每200 mL局麻药加入肾上腺素 0.1 mg，一次总用量不超过 0.3 mg。

(3)抗过敏休克：肾上腺素抑制过敏介质(如组胺、5-羟色胺、缓激肽等)，加强血管收缩，减少渗出，提升血压，减轻声门水肿，扩张支气管平滑肌，从而缓解过敏性休克症状，用量每次 0.25～0.5 mg皮下或肌内注射，肌内注射维持作用 10～30 min，皮下 60 min 左右。

(4)心脏骤停复苏：静脉或心室腔注射 0.25～0.5 mg/次，用生理盐水稀释 10 倍注入。

(5)控制支气管哮喘发作：皮下、肌内注射或雾化吸入都有效，一般 3～5 min 症状缓解，每分通气量和呼吸频率均增加。

(二)不良反应

大剂量或快速静脉注射，可致心悸、烦躁、头痛及血压骤升，并可能引起肺水肿、脑出血或严重心律失常，如多源性室性心动过速，甚至心室纤颤。因此需掌握用药原则：①根据用药目的，严格控制最小有效剂量。②慎用于老年人。③禁用于高血压、器质性心脏病、甲状腺功能亢进及心绞痛等患者。④禁与氟烷伍用，有诱发严重室性心律失常的危险。

二、去甲肾上腺素

(一)临床应用

去甲肾上腺素用于低容量性休克或内毒素休克，虽能提升血压，但微循环障碍反而加重，不能提高存活率，故已弃用。目前，该药仅适于嗜铬细胞瘤切除后维持血压稳定。

(二)不良反应

(1)若静脉滴注时间过久、浓度过高或漏出血管外,极易发生局部组织缺血坏死,应重视预防。一旦发生,应立即在局部皮下浸润酚妥拉明或普鲁卡因以解除血管痉挛。

(2)剂量过大或滴注时间过久,容易并发急性肾衰竭、心内膜下缺血和梗死。

三、多巴胺

(一)药理特性

又称 3-羟酪胺,是合成去甲肾上腺素的直接前体,具有重要生理功能和抗休克功效。多巴胺对心、肾等血管的作用,取决于静脉滴注剂量的大小。

(1)小剂量:1～2 μg/(kg· min),主要扩张肾、脑、冠脉及肠系膜血管,血流灌注增加,器官功能改善,具有排钠利尿作用。

(2)中等剂量:2～10 μg/(kg· min),主要增强心肌收缩力,心输出量增加,心率不变化,收缩压升高,肾功能仍得到改善。

(3)大剂量:快于 10 μg/(kg· min),主要增高外周阻力,血压上升,但肾血流反而减少,尿量显著减少,还可导致心律失常,作用与去甲肾上腺素相似,已失去有利作用。

(二)临床应用

(1)将 20～80 mg 多巴胺加入 5%葡萄糖液 100～500 mL 中,开始按 2～5 μg/(kg· min)静脉滴注,以后根据病情逐渐改变滴注剂量[最大不超过 10 μg/(kg· min)],适用于治疗心肌收缩力减弱、尿量减少而血容量无明显不足的低血压患者,如心脏术后心源性休克。

(2)大于 10 μg/(kg· min)的剂量,与去甲肾上腺素的作用类似,故不适用。

(3)对急性肾衰竭患者,可将小剂量多巴胺与襻利尿药合用。

(三)不良反应

偶见恶心、呕吐,剂量过大或滴速过快可致心律失常。注入血管外可致局部皮肤坏死,需局部浸润酚妥拉明等治疗。

四、麻黄碱

(一)药理特性

(1)对心血管的作用与肾上腺素相似,但效价弱,而作用持续时间则长 10 倍,以增强心肌收缩力,增加心输出量为主,外周血管阻力轻微升高,收缩压上升比舒张压上升明显,脉压增宽。心率影响较小。反复用药易出现快速耐药。半衰期为 3.5 h。

(2)松弛支气管平滑肌,起效慢,作用弱但持久。

(3)中枢作用比肾上腺素明显,较大剂量可引起精神兴奋、不安和失眠。

(二)临床应用

(1)治疗椎管内麻醉性低血压:①血压下降缓慢者:成人 30 mg/次肌内注射,可重复一次,小儿0.5～1 mg/kg每次。②血压急剧下降者:成人 15 mg 次静脉注射,可重复一次。升压作用平稳可靠,但用于动脉粥样硬化、明显酸中毒和低血容量患者,效果可能很差。

(2)预防支气管哮喘发作,或治疗轻症支气管哮喘。口服用药,成人每次 25～50 mg;小儿0.5～1 mg/kg每次,一日 3 次口服。

(3)治疗过敏性鼻炎,用 1%～2%溶液滴鼻,效果较好。

五、多巴酚丁胺

多巴酚丁胺的结构与多巴胺相似，属儿茶酚胺类药。适用于治疗心源性休克，心肌梗死伴充血性心力衰竭、无严重低血压的急性心力衰竭、体外循环手术后低心排综合征。不良反应偶有恶心、头痛、心悸、心律失常，也可引起高血压、心绞痛。一旦发生，应减慢滴速或暂停滴注。禁用于严重心脏射血障碍的患者。

六、间羟胺

又名阿拉明，是去甲肾上腺素的较好替代药，可治疗各型休克。如神经性、过敏性、心源性、感染性、脑损伤性或心肌梗死性休克。治疗休克并存尿闭、心功能不全、脑水肿或心脏复苏后的患者。禁用于高血压、甲状腺功能亢进、充血性心力衰竭及糖尿病患者。

临床多采用静脉给药：静脉注射每次 0.5～5 mg，1 min 生效，20～40 min 时达作用高峰；静脉滴注10～50 mg 加入 5％葡萄糖液 250～500 mL 中，根据血压升降调节滴速。

第七节　麻醉性镇痛药与拮抗药

麻醉性镇痛药常用作静脉复合麻醉的组成药，常用者有：吗啡、哌替啶、芬太尼、瑞芬太尼、舒芬太尼、阿芬太尼等。

一、吗啡

吗啡是阿片受体激动药的代表。

(一)药理特性

(1)中枢神经系统：①抑制大脑皮质痛觉中枢，痛阈提高 50％，产生躯体痛和内脏痛的镇痛，对持续性钝痛的效果优于间断性锐痛；在疼痛出现前用药的镇痛效果优于疼痛出现后。②在产生镇痛的同时，还作用于边缘系统影响情绪的区域阿片受体，可解除由疼痛引起的焦虑、紧张、恐惧等情绪反应，甚至产生欣快感和安静入睡。③缩瞳作用明显，针尖样瞳孔变化为吗啡急性中毒的特殊体征。④因呼吸抑制致 CO_2 蓄积，使脑血流量增加和颅内压增高。

(2)呼吸系统：①选择性抑制呼吸中枢，与剂量密切相关，一般剂量表现呼吸频率减慢；大剂量时呼吸减慢变浅，潮气量减小，直至呼吸停止，是吗啡急性中毒死亡的主要原因。②镇咳作用强，抑制咳嗽反射，可使患者在无痛苦下接受清醒气管内插管。③可引起组胺释放，产生支气管平滑肌收缩，用于支气管哮喘患者可诱发哮喘发作。

(3)心血管系统：①一般无明显影响，对心肌无抑制作用，适用于心脏直视手术的全凭静脉复合麻醉。②兴奋迷走神经，可致心率减慢。③释放组胺，间接作用于血管平滑肌，引起外周血管扩张、血压下降，在老年、低血容量或用药后取直立位的患者尤为显著。

(4)不良反应：常引起恶心、呕吐、便秘和尿潴留，还有血糖升高及体温降低。

(二)临床应用

肌内注射后 15～30 min 起效，45～90 min 达最大效应，持续约 4 h；静脉注射后约 20 min 产生最大效应。主要经肝脏生物转化，代谢物主要经尿排出，7％～10％随胆汁排出。与血浆蛋白结合率为 30％。老年人清除速率减慢约一半，故用药量需适当减小。只有极小部分(静脉注射不到0.1%)透过血脑屏障;容易透过小儿的血脑屏障,故小儿对吗啡的耐药量很小,也透过胎盘到达胎儿。

(1)急性疼痛患者用作麻醉前用药,成人常用剂量为 8～10 mg 肌内注射;对休克患者宜采用静脉注射用药,剂量需减半。小儿以肌内注射为主,2～7 岁用 1～1.5 mg;8～12 岁用 2～4 mg。

(2)吗啡全凭静脉复合麻醉,用较大剂量(0.8～1 mg/kg),因释放组胺易干扰血流动力,现已被大剂量芬太尼或其衍生物所替代。

(3)治疗左心衰竭急性肺水肿,成人剂量 5 mg,稀释后静脉注射。

(4)术后镇痛:手术后患者硬膜外给予 2 mg 吗啡,镇痛良好,可维持 8～12 h,长者可达 24 h;也可加入镇痛泵中静脉或硬膜外镇痛,效果良好。

(三)禁忌证

(1)慢性呼吸道疾病患者,如支气管哮喘、上呼吸道梗阻、气管分泌物多、慢性肺疾病继发心衰、肺心病并呼吸功能不全等。

(2)75 岁以上老年人、1 岁以内婴儿和临产妇。

(3)严重肝功能障碍;肝性脑病前期。

(四)急性中毒处理

首先气管内插管施行人工通气,补充血容量以维持循环稳定,同时应用拮抗药纳洛酮。

二、哌替啶(哌替啶)

(一)药理特性

(1)镇痛强度约为吗啡的 1/10,肌内注射 50 mg 使痛阈提高 50%。肌内注射 125 mg 痛阈提高 75%,相当于吗啡 15 mg 的效应;作用持续时间为吗啡的 1/2～3/4。

(2)镇静作用较吗啡稍弱,仅产生轻度欣快感。

(3)呼吸抑制明显,与剂量大小相关,尤易见于老年、体弱及婴幼儿。

(4)降低心肌应激性,直接抑制心肌,代偿功能减弱的心脏更为明显。

(5)引起组胺释放和外周血管扩张,使血压下降,甚至虚脱。

(6)具有类似阿托品样作用,使呼吸道分泌减少、支气管平滑肌松弛、心率增快、血管扩张、血压轻度下降。

(7)反复使用产生药物依赖。

(8)引起恶心、呕吐、脑脊液压力增高、尿潴留、抑制胃肠道蠕动、增加胆管内压力等不良反应,其机制与吗啡相似。

(二)临床应用

哌替啶口服经肠道吸收,其生物利用度仅为肌内注射的一半。与血浆蛋白结合率为 60%;消除半衰期 2.4～4.4 h。可透过胎盘。主要在肝脏生物转化,代谢物去甲哌替啶酸随尿排出。

(1)麻醉前用药:1 mg/kg 术前 30 min 肌内注射,15 min 产生作用,60 min 达高峰,持续 1.5～2 h 后逐渐减退。静脉注射 0.5～1 mg/kg,5 min 产生作用,20 min 作用达高峰,维持 1.5～2 h 后逐渐减弱。2 岁以内者慎用,且剂量应偏小。

(2)硬膜外麻醉辅助药:将哌替啶 100 mg 与异丙嗪 50 mg 混合,配成“度非合剂”;或哌替啶100 mg 与氟哌利多 5 mg 混合,配成“度氟合剂”。每次静脉注射 1～2 mL,总量不超过 4 mL。

(3)静脉普鲁卡因复合麻醉的组成药:在 1%普鲁卡因 500 mL 内加哌替啶 100～200 mg,静脉持续滴注。现已很少应用。

(三)不良反应

(1)偶尔有低血压、恶心、呕吐、眩晕、出汗、口干及下肢震颤等不良反应。有时于患者入睡前出现短暂兴奋、烦躁,将哌替啶与异丙嗪合用可不致发生。

(2)用药过量可出现中枢神经系统兴奋,表现为谵妄、瞳孔散大、抽搐等,可能系其代谢产物去甲哌替啶酸蓄积所致。

(3)服用单胺氧化酶抑制剂治疗的患者,使用哌替啶可出现严重毒性反应,表现血压严重下降、呼吸抑制、抽搐、大汗和长时间昏迷,甚至致死。这可能与单胺氧化酶抑制剂抑制体内单胺氧化酶活力,使哌替啶及其代谢产物去甲哌替啶酸的降解受到抑制有关。

三、芬太尼、舒芬太尼、瑞芬太尼

(一)芬太尼

(1)药理特性:①芬太尼的镇痛强度为吗啡的 75～125 倍,为哌替啶的 350～500 倍;作用持续时间约为 30 min。是目前临床麻醉中应用的最主要麻醉性镇痛药。对大脑皮质的抑制轻微,在镇痛的同时,患者的意识仍保持清醒,这与吗啡、哌替啶不同。②对呼吸中枢都有抑制作用,表现呼吸频率减慢,与剂量相关。芬太尼 0.05～0.08 mg 静脉注射,不抑制呼吸;0.2～0.3 mg,呼吸停止 15～30 min;0.5～0.6 mg,呼吸长时间停止,且具有与皮质功能呈分离的独特现象,即患者神志清楚而无呼吸,表现为“遗忘呼吸”(即嘱咐患者呼吸时,患者能够自主呼吸,但随即又处于呼吸停止状态)。③对心血管系统的影响都很轻,不抑制心肌收缩力,不影响血压。芬太尼和舒芬太尼可引起心动过缓,可用阿托品治疗。④可引起恶心、呕吐和尿潴留,但不引起组胺释放。

(2)临床应用:芬太尼的适应证与禁忌证,与吗啡基本相同。①全身麻醉诱导:对于成年患者,芬太尼与静脉全麻药、镇静药和肌松药复合,进行麻醉诱导后气管插管,是目前临床上最常用的全身麻醉诱导方法。常用剂量为 0.1～0.3 mg,可有效抑制气管插管时的应激反应。如以芬太尼为主来抑制气管插管时的心血管反应,其剂量需达 6 μg/kg 左右。②全身麻醉维持:作为全凭静脉麻醉或静吸复合全身麻醉的主要成分,镇痛作用强大。一般在手术开始前及手术过程中每 30～60 min 追加 0.05～0.1 mg,或在进行刺激性较强的手术操作前根据具体情况追加,以抑制机体过高的应激反应。取其对心血管影响轻微的特点,可用大剂量芬太尼(30～100 μg/kg 静脉注射)施行“全凭静脉复合麻醉”,最适用于体外循环心脏内直视手术的麻醉,有利于术后患者循环功能恢复。为加强镇静作用,也可在麻醉诱导和维持时给予适量地西泮等中枢性镇静药。③用于时间短的门诊手术:如人工流产、脓肿切开引流术等。体重正常的成年人芬太尼用量为0.1 mg左右,并复合应用丙泊酚或咪达唑仑,以弥补其中枢镇静作用的不足,但应注意药物协同作用所致的呼吸、循环功能抑制。④与氟哌利多配制成“依诺伐”:施行“神经安定镇痛麻醉”或用作椎管内麻醉的辅助药。

(二)舒芬太尼

(1)舒芬太尼是镇痛效应最强的阿片类药物,其镇痛强度是芬太尼的5～10倍。与芬太尼相比,舒芬太尼的消除半衰期较短,但其镇痛作用持续时间却较长,为芬太尼的2倍。与等效剂量的芬太尼相比,舒芬太尼静脉麻醉时患者循环功能更为稳定,因此它更适合于心血管手术和老年患者的麻醉。舒芬太尼麻醉时对呼吸系统的影响呈剂量依赖性,抑制应激反应的效果优于芬太尼、恶心、呕吐和胸壁僵硬等作用也与芬太尼相似。

(2)根据使用剂量的不同,舒芬太尼静脉麻醉有大剂量、中剂量和低剂量3种方法。大剂量(8～50 μg/kg)用于心胸外科、神经外科等复杂大手术的麻醉;中等剂量(2～8 μg/kg)用于较复杂普通外科手术麻醉;低剂量(0.1～2 μg/kg)用于全身麻醉诱导或门诊小手术的麻醉。舒芬太尼麻醉时可采用3种给药方法:诱导期总量一次给予、一定剂量诱导后术中按需追加或一定剂量诱导后持续静脉滴注维持。

(三)瑞芬太尼

(1)瑞芬太尼是新型超短时效阿片类镇痛药,消除半衰期约为9 min。它是纯粹的μ型阿片受体激动剂,镇痛强度与芬太尼相当。瑞芬太尼的化学结构中含有酯键,可被血液和组织中的非特异性酯酶迅速水解为无药理活性的代谢产物,这种特殊的代谢方式是其作用时间短、恢复迅速、无蓄积的原因。瑞芬太尼还可使脑血管收缩,脑血流降低,颅内压亦明显降低,因而适合于颅脑手术的麻醉。瑞芬太尼的药效学和药动学特性使其用于临床具有下列优点:①可以精确调整剂量,麻醉平稳,并易于逆转。②不良反应较其他阿片类药物减少。③不依赖肝肾功能。④重复应用或持续输注无蓄积。

(2)瑞芬太尼可以用于全身麻醉的诱导和维持。麻醉诱导时,先给予丙泊酚和维库溴铵,然后静脉注射瑞芬太尼2～4 μg/kg行气管插管,可有效抑制插管反应。在全身麻醉的维持过程中,与静脉或吸入全麻药合用时剂量为每分钟0.25～2 μg/kg。由于瑞芬太尼作用时间短,术后苏醒迅速的特点,使其还特别适合于门诊短小手术的麻醉。

(3)瑞芬太尼也可出现其他阿片类药物的不良反应,如呼吸抑制、恶心、呕吐和肌肉僵硬等,但持续时间较短。值得注意的是由于瑞芬太尼停药后作用消失很快,术后疼痛发生早,剧烈的疼痛可以引发心脑血管系统意外。因此,临床多采用术后持续给予亚麻醉剂量瑞芬太尼或术后即刻注射长效类阿片药物的方法进行术后镇痛。

四、曲马朵

(一)临床应用

曲马朵主要用于急性或慢性疼痛。因其不引起括约肌痉挛,可用于急性胰腺炎、胆绞痛等患者。口服制剂尤其适用于老年人、婴幼儿。一般每次50 mg静脉注射、肌内注射或口服,半小时观察无效,可再追加50 mg。严重疼痛者首次可给100 mg,每日总量不超过400 mg。此药对癌症患者可有效镇痛,长期服用很少产生耐受性。

(二)不良反应

较少见,偶见口干、恶心、呕吐、多汗、头晕、疲劳。静脉注射过快可出现出汗、面红、一过性心动过速等征象。

五、纳洛酮

(一)药理特性

属纯粹的阿片受体拮抗药。

(1)拮抗强度是烯丙吗啡的 30 倍,不仅拮抗阿片受体激动药(如吗啡等),也拮抗阿片受体激动拮抗药(如喷他佐辛)。

(2)亲脂性很强,约为吗啡的 30 倍,易透过血脑屏障,静脉注射后脑内浓度可达血浆浓度的 4.6 倍,故起效迅速,拮抗作用强。

(3)血浆蛋白结合率为 46%,主要在肝内生物转化,随尿排出。消除半衰期为 30～78 min,药效维持时间短。

(二)临床应用

(1)适应证:①解救麻醉性镇痛药急性中毒,拮抗这类药的呼吸抑制作用,使患者苏醒。②复合麻醉结束后,拮抗麻醉性镇痛药的残余作用。③拮抗因母体应用麻醉性镇痛药而产生的新生儿呼吸抑制。④鉴别麻醉性镇痛药的成瘾性,用本药可诱发戒断症状时即可确诊。⑤创伤应激可引起 β 内啡肽释放,休克期心血管功能障碍与 β 内啡肽作用有关。因此有人提出了应用纳洛酮治疗休克的可能性,但效果犹待进一步证实。

(2)静脉注射后 2～3 min 即产生最大效应,作用持续时间约 45 min。肌内注射后 10 min 达最大效应,持续 2.5～3 h。本药的持续时间远较吗啡中毒的持续时间短许多,若仅用单次剂量拮抗,虽自主呼吸能有效恢复,但作用消失后患者将再度陷入昏睡和呼吸抑制。为维持疗效,宜先单次静脉注射0.3～0.4 mg,15 min后再肌内注射 0.6 mg,或继以 5 μg/kg 静脉滴注。

(三)不良反应

本药拮抗麻醉性镇痛药的起效甚快,用药后痛觉可突然恢复,并出现交感兴奋,表现血压增高、心率增快、心律失常,甚至肺水肿和心室纤颤。因此,需慎重用药,及时处理。

第七章　麻醉中的监测技术

第一节　呼吸功能监测

一、呼吸频率、呼吸运动和呼吸音

(一)呼吸频率

正常成人静息状态下呼吸为16～18次/min，新生儿约44次/min，随着年龄增长而逐渐减慢。

1.呼吸过速

指呼吸频率超过24次/min，见于发热、疼痛、贫血、甲亢及心力衰竭等。一般体温升高1 ℃，呼吸增加4次/min。

2.呼吸过缓

指呼吸频率低于12次/min，呼吸浅慢见于麻醉药或镇静剂过量和颅内压增高等。

3.呼吸深度变化

呼吸浅快见于呼吸肌麻痹、肺部疾病、腹压增高等；呼吸深快见于剧烈运动时，可引起呼吸性碱中毒；严重代谢性碱中毒时可出现深而慢的呼吸，见于酮症酸中毒及尿毒症酸中毒等，称为库斯莫尔(Kussmaul)呼吸。

4.潮式呼吸和间停呼吸

由于呼吸中枢兴奋性降低引起，见于中枢系统疾病如脑炎、颅内压增高、巴比妥中毒等。

(二)呼吸运动

呼吸运动是通过膈肌和肋间肌的收缩和松弛来完成的。正常情况下吸气为主动运动，呼气为被动运动。男性和儿童以腹式呼吸为主，女性以胸式呼吸为主。实际上该两种呼吸运动均不同程度同时存在。肺、胸膜或胸壁疾病可使胸式呼吸减弱而腹式呼吸增强；腹膜炎、大量腹腔积液、妊娠晚期时，腹式呼吸减弱，胸式呼吸增强。

1.呼吸困难

患者主观感觉为通气不足，表现为呼吸费力，严重时鼻翼扇动，张口呼吸，甚至辅助呼吸肌亦参与运动。上呼吸道梗阻时，吸气时出现胸骨上窝、锁骨上窝及肋间隙向内凹陷，称为“三凹征”。因吸气时间延长，又称吸气性呼吸困难。下呼吸道梗阻患者，因气流呼出不畅，呼气用力，呼气时间延长，称为呼气性呼吸困难。心源性呼吸困难，表现为端坐呼吸并伴有呼吸音的变化。

2.咳嗽、咳痰

咳嗽、咳痰是一种保护性反射，借咳嗽反射将呼吸道内的分泌物或异物排出体外。麻醉过程中发生咳嗽、咳痰时，应分析发生的原因，除患者呼吸系统病变外，还与麻醉过浅、吸入药物刺激、误吸、呼吸道出血等有关。急性肺水肿时,咳粉红色泡沫痰。

(三)呼吸音

听诊的顺序从肺尖开始,自上而下分别检查前胸部和背部,而且要在上下、左右对称的部位进行比较。必要时可嘱患者进行较深的呼吸或咳嗽数声后听诊。

呼吸音的监测在于监听呼吸音的强度、音调、时相、性质的改变,鉴别正常与病理性呼吸音及其部位,如哮鸣音、水泡音、捻发音、胸膜摩擦音等。患者与麻醉机接通时,可经气管导管、螺纹管、呼吸囊进行监听,判断呼吸有无异常及有无痰液等。

二、肺容量和通气量

(一)肺容量

肺的总气量可分为 4 个基础容积:潮气量(VT)、补吸气量(IRV)、补呼气量(ERV)与残气量(RV)。由两个或两个以上基础容积之和组成另外 4 种容量:深吸气量(IC)、肺活量(VC)、功能残气量(FRC)与肺总量(TLC)。静息状态下,上述 8 项的测定不受时间限制。

1.VT

在平静呼吸时,每次吸入或呼出的气量,成人约 500 mL。潮气量与呼吸频率决定每分通气量,潮气量小则要求较快的呼吸频率才能保证足够的通气量。

2.IRV

在平静吸气后,再用力吸气所能吸入的最大气量,反映肺胸的弹性和吸气肌的力量。成年男性约2 100 mL,女性约 500 mL。

3.ERV

在平静呼气后,再用力呼气所呼出的最大气量,反映肺胸的弹性和胸腹肌的力量。立位时大于卧位。成年男性约 900 mL,女性 600 mL。

4.RV

补呼气后肺内不能呼出的残留气量。

5.IC

平静呼气后能吸入的最大气量。IC＝VT＋IRV。IC 与吸气肌的力量大小、肺弹性和气道通畅度都有关系,是最大通气量的主要来源。成年男性约 2 600 mL,女性约 2 000 mL。

6.FRC

平静呼气后肺内存留的气量,FRC＝ERV＋RV。正常男性约 2 300 mL,女性约1 600 mL。

7.VC

最大吸气后能呼出的最大气量,VC＝IC＋ERV。分为吸气肺活量、呼气肺活量和分期肺活量,正常此三者均相等。阻塞性肺疾病患者吸气肺活量大于呼气肺活量,分期肺活量大于一次肺活量。VC 因年龄、性别、身高而异,可有 20％的波动,同一人前后测定误差为±5％。

8.TLC

深吸气后肺内含有的总气量,TLC＝VC＋RV。

肺量计测定方法:测定前首先向受试者说明试验的目的和方法,以取得合作,让受试者安静休息15 min。测定时受试者取坐位或仰卧位,但需注明,以便复查时采取相同的体位。受试者含上口器、夹上鼻夹，注意防止漏气。肺量计最初从低速开始运转，待受试者逐渐适应。当潮气曲线稳定并可看到呼气末基线成为一直线时，让受试者深吸气，从而得出深吸气量；恢复平静呼吸，当基线平稳后，从平静呼气做最深呼气，得出补呼气量。上述试验可重复测定以求得最高值。最后让受试者做深吸气后继而做最大呼气，最大呼气动作约需 5 s 完成，以保证得到最大测定值，即为肺活量。

(二)肺通气量

肺通气包括肺泡通气和无效腔通气。肺泡通气指吸入肺泡内并与血液进行气体交换的气量。无效腔通气包括解剖无效腔和肺泡无效腔(也称生理无效腔)。解剖无效腔量指从口腔到呼吸性细支气管以上部分。肺泡无效腔量是指通气良好而血液灌注不良，不能进行充分气体交换的肺泡部分。正常人肺泡无效腔量极小，可忽略不计。因此生理无效腔量基本等于解剖无效腔量。解剖无效腔量一般变化不大(支气管扩张除外)，故生理无效腔量变化主要反映肺泡无效腔量变化。

生理无效腔量的增大见于各种原因引起的肺血管床减少、肺血流量减少或肺血管栓塞。肺泡通气量减少见于肺通气量减少和(或)生理无效腔增大。

1.每分通气量(MV 或 VE)

潮气量与呼吸频率的乘积。正常值 6～8 L/min，MV＞10 L/min 为通气过度，$PaCO_2$ 降低；MV＜3 L/min为通气不足，$PaCO_2$ 上升。

2.肺泡通气量(VA)

VA 指在吸气时进入肺泡的有效通气量。VA＝(VT-VD)×F(呼吸频率)，VD 为无效腔量。深而慢的呼吸显然较浅而快的呼吸对 VA 更有利。

3.用力肺活量(FVC)

FVC 即以最快的速度所做的呼气肺活量。正常人 FVC≈VC，男 3 900 mL，女 2 700 mL。若 FVC＜VC，表明有气道阻塞。

4.用力肺活量

占预计值百分比(FVC%)超过 80%为正常，同一人前后误差＜5%，正常 FVC 在 3 s 内呼出 98%以上，阻塞性通气功能障碍呼出时间延长，限制性通气功能障碍呼出时间缩短。

5.第一秒最大呼出量(FEV1.0)

FVC 测定中第一秒内用力呼出的气量。男 3 200 mL，女 2 600 mL。FEV1.0＜1 200 mL 说明有阻塞性通气功能障碍。

6.第一秒最大呼出率(FEV1.0%)

FEV1.0%即呼出气占 FVC 的百分比。正常 FEV1.0%＞76%、FEV2.0%＞89%、FEV3.0%＞92%。FEV1.0%＜60%为阻塞性通气功能障碍。

7.最大呼气中期流速(MMEF)

FVC 测定中提取从 25%～75%的那一段中容量变化的流速，使用单位是 L/s。平均值男性为3.37 L/s，女性为 2.89 L/s。MMEF 能反映小气道通气状况，为测定气道阻塞的敏感指标。

8.最大通气量(MYV)

MYV 指每分钟用力呼出和吸入的最大气量。一般以测定 15 s 的最大通气量乘以 4 得出,平均值男性104 L,女性 82.5 L。主要用于估计通气储备功能。MVV 实测值占预计值80%以上为正常。阻塞性通气功能障碍 MVV 明显下降,限制性通气功能障碍 MVV 可稍下降。

9.通气储备百分比(MVV%)

MVV%=(MVV-V)/MVV×100,正常 MVV%≥93%。低于 86%为通气功能不佳,胸部手术需慎重;低于 70%为通气功能严重受损,为胸部手术禁忌。身体虚弱或有严重心肺疾患者不宜进行这项检查。

(三)肺功能的简易测定

1.屏气试验

先令患者深呼吸数次,深吸一口气屏住呼吸,正常人可持续 30 s 以上。呼吸、循环功能差者,屏气时间少于 30 s。

2.吹气试验

患者深吸气后,将手掌心对准患者的口,让患者尽快将其呼出,如果感觉吹出气体有力,流速快,且能在大约 3 s 内呼尽,则肺功能正常。常用以下方法。

(1)火柴试验:将点燃的火柴置于患者口前一定距离,让患者用力将火柴吹灭。如不能在15 cm 距离将火柴吹灭,则可估计 FEV1.0%<60%,FEV1.0<1.6 L,MVV<50 L。

(2)蜡烛试验:与火柴试验相似,患者如能将 90 cm 以外点燃的蜡烛吹灭,估计呼吸功能正常。

(3)呼吸时间测定:置听诊器于患者的胸骨上窝,令患者尽力呼气,然后测定呼吸时间。如果超过 7 s,估计 FEV1.0%<60%,FEV1.0<1.6 L,MVV<50 L。

三、呼吸力学

(一)顺应性

顺应性(compliance,C)反映肺与胸廓弹性特征,定义为“单位压力改变时的容积改变”,单位为L/cmH_2O,据所测部位及方法不同分类如下。

1.胸廓顺应性(Cc)

跨胸壁压即胸膜腔内压力与胸廓容积的变化的比值。在潮气量范围内测定正常值是 0.2 L/cmH_2O。食管内压力可反映胸膜腔内压力的变化,故可用食管内压力代替胸膜腔压力测定 Cc。

2.肺顺应性(Cl)

胸膜腔内压与气道出口(如口腔内)之压力差与潮气量比较,正常值为 0.2 L/cmH_2O。

3.总顺应性(Cr)

指肺与胸廓整体的顺应性。1/Cr=1/Cc+1/Cl,正常值为 0.1 L/cmH_2O。

4.静态顺应性(Cst)

静态顺应性(Cst)指在压力与容量改变静止的瞬间所测得的两者之间关系,完全反映了肺与胸廓的弹性回缩特征。在不同的肺容量水平测定其值不同。

5.动态顺应性(Cdyn)

动态顺应性(Cdyn)指在呼吸周期中连续、动态地测量压力与容量变化之间关系所得的结果,除了反映肺与胸廓的弹性回缩特征,还受气流产生阻力等因素的影响。正常肺的 Cdyn 与 Cst 几乎相同,但肺疾病患者气道阻力增加或肺顺应性下降时,其 Cdyn<Cst。

6.比顺应性

比顺应性指某肺容积下的顺应性与该肺容积的比值,同一肺的比顺应性始终不变。胸廓或肺组织病变致扩张受限,则顺应性和比顺应性降低。

(二)最大吸气力(IF 或 MIP)和最大呼气力(EF 或 MEP)

最大吸气力或最大呼气力即最大吸气或呼气时的气道内压力。IF 为负值,EF 为正值,用于估计呼吸肌的肌力。

(三)呼吸功(WOBP)

呼吸功即呼吸时所做的机械功。呼吸功=压力×容积。即胸腔内压力差与肺容量的乘积。或通过积分测得压力—容量环内的面积亦可表示。静息状态下呼吸功正常值为 0.246(kg·m)/min(或 0.3～0.6 J/L)。任何使肺弹性或通气阻力增加者,均可导致呼吸功增加。

(四)肺动力功能监测

1.肺顺应性

在机械通气患者中,气道峰压是呼吸器克服气道阻力和肺、胸廓顺应性的反应。当气道阻力增加或肺顺应性下降时,峰压上升。此外,吸气流速、型式、潮气量、气管导管内径大小亦有影响。将呼吸器停止在吸气末,则得到平台压,这个压力用于克服肺与胸廓的弹性回缩力。用潮气量除以峰压与 PEEP 之差即为肺的动态顺应性。潮气量除以平台压与 PEEP 之差即为肺的静态顺应性,正常值为 60～100 mL/cmH_2O。有肺浸润性病变、肺水肿、肺不张、气胸、支气管内插管或任何引起胸廓顺应性减少的患者,其静态顺应性下降。

2.肺活量(VC)和最大吸气力(IF)

在 ICU 患者,当 VC 达到 10 mL/kg,IF<-1.96 kPa(-20 cmH_2O)时,患者可以脱机。

3.自发性 PEEP

自发性 PEEP 又称内生性 PEEP(PEEPi)。由于气体滞留肺内,致肺叶过度膨胀,多因呼气时间相对不足或动态气流受限所致。PEEPi 过高可引起肺的气压伤,影响静脉回流,增加自主呼吸患者呼吸做功。

4.气道压力波形

机械通气时可得到吸入及呼出气流图、压力容积环、流速容积环等直观的波形图。参考这图形变化,可调节机械通气参数至最佳状态,以减少气道阻力,避免不必要的 PEEP 及降低呼吸功等。

5.呼吸功(WOBP)

通过测定气道内气流量和食管内压力变化计算或根据压力容积环面积估计。

四、无创脉搏—血氧饱和度

脉搏式氧饱和度仪除可测定指端、耳垂外周循环的血氧饱和度(SpO_2)外,同时可得出血管容量曲线，从而测出脉率。

（一）原理

根据 Beer 定律，血红蛋白吸收光线的能力与其含氧浓度相关，氧和血红蛋白吸收 660 nm 波长的可见红光，而还原血红蛋白吸收 940 nm 波长的红外线。用发光二极管发射出上述两种波长光线，通过动脉床，随着动脉波动吸收不同光量，从而可用来监测 SpO_2 及脉搏。

（二）影响测定结果的因素

1.SpO_2

多数情况下，SpO_2 读数是正确的，但有些情况下会出现误差，如严重低氧。当 SpO_2＜70％时，其测定数据可能不准；肢体活动接触不良时发生误读；异常血红蛋白血症，如碳氧血红蛋白或正铁血红蛋白异常增多；某些色素，如藏青、蓝色、洋红等，皮肤颜色太黑或黄疸，以及涂有黑、绿、蓝的指甲油等会影响SpO_2 读数；严重贫血（血红蛋白＜50 g/L）及末梢灌注差（如低血压、低温）时由于信号较弱，亦可出现误读。在临床上应仔细辨别，尽量减小误差。

2.Pleth 脉搏

氧饱和度仪监测心率是通过每分钟指脉搏容积图波峰数而得出的，若波峰信号太低，往往影响计数。常见于室温或体温下降、血压下降，以及各种原因引起的外周血管收缩等；若使用大小不合适的探头，或探头固定不当，以及探头位置移动等，均可影响脉率的准确性。

五、呼气末二氧化碳

呼气末二氧化碳浓度（$CETCO_2$）或分压（$PETCO_2$）属无创监测，不仅可监测通气，亦可反映循环功能和肺血流情况。

（一）（$ETCO_2$）监测原理

肺泡 CO_2 浓度受 CO_2 的产量、肺泡通气量和肺血流灌注量的共同影响。呼出气依次为机械无效腔气和解剖无效腔气，最后才是肺泡气。CO_2 的弥散能力强，肺泡和动脉血 CO_2 很快完全平衡，故正常人$PETCO_2 \approx PaCO_2$，但在病理状态下，受肺泡通气与肺血流（V/Q）及分流（Qs/Qt）变化的影响，$PETCO_2$ 就不能代表 $PaCO_2$。

CO_2 监测仪分为旁流型和主流型，利用红外线传感器测定呼出气红外线衰竭程度，从而测出 CO_2 波形及 $CETCO_2$ 或 $PETCO_2$。质谱仪可用于测定 $PETCO_2$ 及其他呼出气成分和含量，如挥发性麻醉药浓度，能连续反映呼出气中各种气体的浓度变化，所需气体样本量亦小，可惜价格偏高。

（二）影响因素

1.影响 $PETCO_2$ 的因素

见表 7-1。

2.影响 Pa-$ETCO_2$ 的因素

心肺功能正常的患者 Pa-$ETCO_2$ 约为 0.1 kPa，VD/VT 改变、V/Q 比例失调和 Qs/QT 增大均可影响 Pa-$ETCO_2$。VT 越大，Pa-$ETCO_2$ 越小，但右向左分流的心脏病患者 Pa-$ETCO_2$ 不受 VT 影响。致Pa-$ETCO_2$增加的原因有以下几点。

（1）呼吸系统：致 VD/VT 或 QS/QT 增加的因素均可致 Pa-$ETCO_2$ 增加，此时 $PETCO_2$ 不能反映 $PaCO_2$。常见因素有：肺部疾病如肺不张、肺实变、ARDS、肺水肿和气胸等；手术体位如侧卧位开胸手术、俯卧位等；呼吸频率过快；机械通气气道压过高、高频通气（>60 次/min）等；呼吸机机械故障或回路新鲜气流不足造成 CO_2 重复吸入。

表 7-1　影响 $PETCO_2$ 的因素

$PETCO_2$ 值变化	CO_2 产量	肺换气	肺血流灌注	机械故障
升高	高代谢危象	肺换气不足	心排血量增加	CO_2 吸收剂耗竭
	恶性高热	支气管插管	血压急剧升高	新鲜气流不足
	甲亢危象	部分气道阻塞		通气回路故障
	败血症	再吸入		活瓣失灵
	静脉注射碳酸氢钠			
	放松止血带			
	静脉 CO_2 栓塞			
降低或缺如	低温	过度换气	心排血量降低	吸收回路脱落
		呼吸停止	低血压	导管漏气
		气道严重阻塞	循环血量减少	通气回路失灵
		气道导管误入食管	肺动脉栓塞	
			心搏骤停	

（2）循环系统：肺血流减少，肺血流分布不均或肺血管阻塞时，V/Q 比例失调，PET-CO_2 降低，Pa-$ETCO_2$ 增大。见于心搏骤停、肺栓塞、严重低心排患者等。

（3）年龄：随着年龄增大，肺泡无效腔量增多，$PETCO_2$ 降低，Pa-$ETCO_2$ 增大。

（4）碳酸酐酶抑制剂：如乙酰唑胺等抑制碳酸酐酶，肺泡上皮和血液中 HCO_3^- 不能转变为 CO_2，致 $PETCO_2$ 降低，$PaCO_2$ 升高，Pa-$ETCO_2$ 增大。

（三）临床意义

1.监测通气功能

无明显心肺疾病患者，$PETCO_2$ 在一定程度上可反映 $PaCO_2$，正常 $CETCO_2$ 为 5%，而 1%约等于1 kPa（7.5 mmHg），因此 $PETCO_2$ 约为 5 kPa（38 mmHg）。通气功能改变时，Pa-$ETCO_2$ 即可发生变化。

2.维持正常通气

全麻期间或呼吸功能不全使用呼吸机时，可根据 $PETCO_2$ 来调节通气量，避免发生通气不足或过度，造成高或低碳酸血症。

3.确定气管导管的位置

肯定看到导管在声门内、有 $PETCO_2$ 的波形、有正常的顺应性环（PV 环）为确定气管导管内的公认准则。

4.及时发现呼吸机的机械故障

如接头脱落、回路漏气、导管扭曲、气道阻塞、活瓣失灵等。

5.调节呼吸机参数和指导呼吸机的撤除

如调节通气量；选择最佳 PEEP；当自主呼吸时 SpO_2 和 $PETCO_2$ 保持正常，即可撤机。

6.监测体内 CO_2 产量

体温升高、静脉注射大量 $NaHCO_3$、松止血带及恶性高热使 CO_2 产量增多，$PETCO_2$ 增大。

7.了解肺血流变化

CO_2 波形上升呈斜形或 Pa-ETCO_2 增大，提示肺泡无效腔量增加或肺血流量减少。

8.监测循环功能

休克、心搏骤停时，血流减少或停止，CO_2 浓度迅速降至零，CO_2 波形消失。当 $PETCO_2$＞1.3～2.0 kPa(10～15 mmHg)时，表示肺已有较好血流。提示胸外按压有效，复苏成功。

第二节　循环功能监测

循环监测是麻醉医师围手术期工作的重要组成部分。在围手术期，患者的循环系统不仅要受到麻醉药的影响，而且还会受到外科手术的影响。早期麻醉医师仅仅依靠直观感觉（如呼吸模式、肌张力、瞳孔、体动和皮肤颜色）来判断麻醉深度和患者的循环状态。随着科学的发展，循环监测技术得到突飞猛进的发展，现在人们可以利用这些技术来早期、准确地判断患者的循环功能，指导临床操作和用药。无论监测仪器如何先进，有经验和有责任心的麻醉医师是提高患者安全性的根本保障。本节重点介绍循环监测领域的临床实用技术和方法。

一、心电图监测

心电图（electrocardiography，ECG）是最早进入监测领域的近代监测方法。1906 年，Einthoven 用电流计测量心脏跳动过程中产生的电流，从而首次发明了 ECG。直到 20 世纪 50 年代，商品化的 ECG 才被用于手术室。20 世纪 60 年代后期 ECG 在手术室内得到普遍应用。如今连续 ECG 监测已成为所有麻醉和外科手术中的常规监测。

美国麻醉医师协会（ASA）的基本术中监测标准要求：任何接受麻醉的患者，从麻醉开始至离开手术室前，均应进行连续 ECG 监测。开展围手术期 ECG 监测可早期发现和诊断心律失常、传导异常、心肌缺血、心肌梗死、心房和心室肥厚、起搏器功能、预激、药物毒性（如地高辛、抗心律失常药、三环类抗抑郁药等）、电解质紊乱（如钙、钾离子异常等）及其他因素（如心包炎、低温、肺栓塞、脑血管意外和颅内压增高等）导致的心脏电活动异常。

（一）心脏传导系统的解剖和生理

起源于窦房结的心脏冲动快速通过心房到达房室结。正常时，冲动在房室结有0.04～0.11 s的延迟，然后通过希氏束和蒲肯野纤维使心室去极化。正常起源于窦房结的冲动使整个心肌去极化至少需0.2 s。心肌不同部位的动作电位（AP）各有其特点。各种 AP 的特殊相的产生与离子通道（尤其是钠、钙离子通道）的激活和灭活有关。

在窦房结细胞，4 相表现为膜电位进行性增高导致舒张期去极化，这是由于钠、钙离子自主内流进入窦房结细胞所致。这种反复的舒张期去极化使窦房结细胞具有起搏功能，而心室肌无此功能。

(二)ECG 复合波的组成

ECG 的轨迹是描述心脏在除极和复极过程中产生电压的总和。电流朝向电极的表示为正电流(波形向上),电流远离电极的表示为负电流(波形向下)。

一个心动周期的标准 ECG 由 P 波、QRS 复合波和 T 波组成,这些波形被规律性出现的时间间隔分开。

P 波代表心房去极化。QRS 复合波代表心室去极化。心房复极波由于隐藏在 QRS 复合波内,所以难以发现。T 波代表心室复极。PR 间期代表窦房结冲动使心房除极、通过房室结到达心室传导系统所需时间。Q-T 间期代表电一收缩间期和心律变异。ST 段代表心室去极化完成至复极开始之间的间期。

(三)心电监测电极放置部位皮肤的准备

适当的皮肤准备有助于减少 ECG 干扰,改善用于监测或诊断目的的 ECG 信号的质量。用乙醇和棉棒小心地擦去放置电极部位皮肤表面层,这样有助于减少皮肤电阻和便于电极粘贴。皮肤上的毛发应刮除以利于电极粘贴和减轻去除电极时患者的不适。湿性或油性皮肤在粘贴电极前应清洁干燥。如果电极可能会由于消毒液或其他液体的浸透而松脱,则应在电极表面粘贴防水胶布。

(四)3 导联和 5 导联 ECG 电极的放置

3 导联 ECG 的 3 个电极分别放在双上肢和左下肢,用于监测标准肢体导联(Ⅰ、Ⅱ、Ⅲ)。如在右下肢加用一个参比电极,可获得加压肢体导联(aVR、aVL、aVF),并可进行计算机心律失常分析。5 导联ECG 的4 个电极分别放在左、右肩部和左、右大腿部。V5 电极放在左腋前线第五肋间隙。

临床医生通过这 5 导联 ECG 可监测 7~12 个不同的 ECG 导联(Ⅰ、Ⅱ、Ⅲ、aVR、aVL、aVF 和 6 个胸前导联)。虽然许多手术室使用 3 导联 ECG,但 5 导联 ECG 更为优越,因为它使心电监测更完善。如果只有 3 导联 ECG,那么用改良的双极肢体导联帮助诊断特殊异常是没有问题的。一般认为在 40 岁以上近一年未做过 ECG 的患者,有心脏病症状和体征的患者,有心肌缺血、心律失常和安装过起搏器的患者术中需要 12 导联 ECG 监测。

(五)侵入性 ECG 导联

1.心房电图(atrial electrogram,AEG)

在体表 ECG 无法检测到心房电活动的情况下,侵入性导联可有效解决这一问题。电极可以放置在心脏的内表面或外表面,亦可放置于食管或右心房内,这样得到的 ECG 就是心房电图。与体表 ECG 命名不同,心房电图中单极、双极分别指记录装置中侵入性电极的数量。

心房电图中心房波(A 波)与 QRS 复合波的大小变异很大,因而要区别心房波和 QRS 复合波相当困难。虽然单极心房电图记录的心室电活动波形与体表 ECG 相似,但是心房波波幅高大。采用双极导联,尤其是在两电极间的距离较近时,几乎记录不到心室的电活动。如果同时进行体表 ECG 的记录则有助于解决此潜在的问题。因为通过比较心房电图和体表 ECG 记录的时相即能鉴别 QRS 复合波。大多数新的心房电图监护仪可允许同时记录 2 个以上的导联,而大多数的 ECG 机则可满足同时记录 3 个以上的导联。

如果不能同时记录心房电图与体表 ECG,且房室率不同步时,将前后记录到的心房电图与体表ECG的图形进行比较也可将心房电图中的QRS复合波区别出来。另外,在双极心房电图描记无QRS复合波时,断开一个电极的连接使其成为单电极心房电图即可描记出明显的QRS复合波。

一般情况下双极心房电图较为常用。因为双极心房电图不仅能记录到较大的心房波,而且必要时可改为单极心房电图记录。另外,其侵入性电极的导线能与监护仪的选配部件相连通,通过提供各种更易辨认的QRS复合波和心房波,有助于心律失常的诊断。

在心房电图记录中,电极导线、电极的连接和表面电极的放置取决于采用的导联系统(3导联或5导联)以及心房电图监测仪是单导联性或双导联性。

2.食管导联(esophageal electrode)

由于食管远端接近心房(尤其是左心房),因而将电极置入食管可增强对心脏电活动的检测,在麻醉中应用十分方便。食管电极最易探测P波,被用于鉴别各种心律失常(如房颤和房扑)。虽然将电极放置在左心室水平有助于后壁心肌缺血的检测,但不常用。根据电极插入食管的深度,可反映心脏不同部位电位的变化见表7-2。

表7-2　食管电极符号的意义

符号	电极距闭孔距离(cm)	反映电位变化的部位
E30	30	心房上
E32	32	心房水平
E34	34	心房水平
E36	36	心房水平
E38	38	心房水平
E40	40	心室水平

食管电极种类很多,通常是将一个或两个导电的金属电极放置在类似鼻胃管的橡胶管中或固定在管外壁上,亦可采用患者可吞入的丸形电极和心内起搏电极。目前已有带有2个电极的食管听诊器,两电极分别安置在距听诊器远端7 cm和20 cm的部位,远端的电极通常靠近左心室后壁。

电极的位置应由满意的心房波而定。一般情况下,单极电极放在离门齿或鼻孔30～40 cm的地方。而双极电极的位置会因两电极之间的距离不同而需反复调整。呼吸和食管的蠕动可使食管导联出现低频的噪音干扰,增强滤波器功能有助于信号的稳定。带有宽幅低频滤波器的监护仪用于这种记录形式较理想。

3.心腔内电极(intracavitary electrode)

虽然很少有人为检测心律失常而将导管置入心脏或中心静脉,但心脏病患者放置中心静脉导管(CVP)或肺动脉导管(PA)的确很多。若将电解质溶液或金属导丝放在管腔内,就可借此导管直接记录到心脏内的电活动。当然,要把从导管远端得到的信号加工处理为心房电图是一个复杂的过程。

高张盐水(≥3%)与8.4%碳酸氢钠的导电性能优于生理盐水,当噪音明显或信号质量差时提示导管内需补充电解质溶液。充灌电解质溶液的导管末端连接有金属接头,金属接头内亦装满电解质溶液。电极导线与金属接头之间的连接可采用双头绝缘接线夹。如果采用插入式电极，亦可采用具有金属插件的塑料连接器，这样可避免使用绝缘接线夹。记录完毕应将导管内的电解质溶液彻底冲洗干净，以防微电击造成的损伤。将金属导丝穿出导管末端亦可直接进行心腔内的电活动记录，当导丝穿出绝缘的导管时描记的波幅明显增大。用于这种用途的金属导丝必须柔软，通常呈“J”形，导丝与记录导线之间的连接亦可由绝缘接线夹完成。不记录时应将导丝退回导管内或将导丝从导管中撤出，以防止心脏穿孔、心律失常及微电击等危险情况发生。

4.血管内 ECG(intravascular electrocardiography，IVECG)

血管内 ECG 是心腔内 ECG 的一种特殊形式，只是漂浮导管的球囊在右心房内，方法与心腔内ECG 相似。记录的图形是导管经中心静脉进入右心房时的 ECG，P 波的改变可作为导管位置的指示。最常用的记录方法是将侵入性电极与 C 电极的导线连接，其余导联为标准四肢导联。

5.心内膜电极

通过起搏导线或特殊漂浮导管使金属电极与右心房的心内膜接触，即可记录到心房电图。如果电极未与心房内膜接触，即能记录到心腔内的心房电图。

6.心外膜电极

在心脏手术时，可将起搏导线贴附于心外膜(如右心室或右心房)。然后将导线引出体外即成为心外膜电极。导线的体外部分必须绝缘化，通常是将其放置在橡胶手套中。这种方法并发症很少，不需要时即可将导线拔出。将心房导线用绝缘接线夹与电极导线连接即可行心房电图描记。利用这种导线亦可进行超速起搏治疗一些折返引起的心律失常，虽然上述的其他侵入性电极也有类似的功能，但均不如心外膜导线有效。

应用心外膜电极可准确地区别和诊断不同程度的心肌缺血和梗死，能在缺血和坏死区域获得典型的 ECG 表现。而在临床上应用体表电极很难获得如此典型的 ECG。

7.侵入性电极的安全保障

当侵入性电极在心内构成电流回路时，所造成的心脏的微电击可引起心室纤颤。ICU 或手术室有大量的用电设备，所有用电仪器的漏电均可造成对心脏的微电击。为防止使用侵入性电极时该事故的发生，需注意以下问题：①使用侵入性电极时一切不必要的电器均应拔掉插头而不是仅关掉开关。②电极导线与连接导线应有良好的绝缘，且应避开与金属或电器的接触。③患者的身体不应与金属接触。④监护仪漏电应小于 10 μA。⑤记录心房电图时最好使用电池电源。⑥检查电手术装置的接触电极与患者身体的接触情况以及能否正常工作。⑦电极导线与监护仪导线之间加干扰过滤保护装置。⑧尽量减少电手术装置的使用。

(六)干扰术中 ECG 监测的因素

ECG 监测中的干扰可导致错误诊断。在临床工作中，下列情况可能对 ECG 监测具有干扰作用。①ECG导线或电极松动或连接不当。②电极放置或粘贴不当：如毛发、烧伤组织、皮肤准备不足、胶布、电极松动等。③体动：如寒战、颤抖、外科操作或膈肌运动等。④手术室设备的干扰：如电刀、体外循环机、激光设备、冲洗或吸引设备、诱发电位监测设备、电钻和电锯等。⑤患者与外科医师、护士或麻醉医师的接触。

(七)术中 ECG 的诊断与监测模式的区别

诊断模式用 ST 段和 T 波分析使缺血的诊断更精确。诊断模式将频率在 0.14 Hz 以下信号滤除,但经常导致明显的基线漂移和干扰。监测模式用于滤除引起 ECG 基线漂移和干扰的信号,这一模式滤除所有频率在 4.0 Hz 以下的信号,这有助于消除大部分手术室内的干扰。监测模式可人为地导致 ST 段和T 波的抬高或降低。

(八)术中 ECG 监测的潜在危险

如果患者没有很好的接地装置,当电极出现短路时可能会导致患者电休克或烧伤。新式的 ECG 监护装置有患者隔离装置,所以很少有此类危险,而老式 ECG 机则不然。

(九)计算机化 ECG 分析的新进展

计算机化的 ECG 分析正被用于探测心律失常和心肌缺血。ST 段监测模式是一个计算机自动监测设备,其通过连续 ECG 监测中几个导联的 ST 段与基础 ST 段值比较来判断心肌缺血。

二、心脏功能监测

心脏有效的射血是维持血液循环的基础,心脏每搏量(stroke volume,SV)是心脏活动的总体表现,而前负荷、后负荷和心肌收缩力是影响心功能的主要因素。下面介绍可用于围手术期临床的监测方法。

(一)前负荷

1.左心室舒张末容量(left ventricular end diastolic volume,LVEDV)

当心室功能受损后,首先出现的代偿就是心腔扩大,因此 LVEDV 的增高在非瓣膜患者是表示心肌收缩力下降的重要间接指标。最近由于经食管超声心动图在围手术期临床的普及使用,使得连续实时地监测 LVEDV 成为可能。通过连续动态观察左心室短轴的变化,应用标准公式可计算出左心室容量的变化。另一个在临床使用的监测方法是电阻抗导管法,通过在左心室放置一根导管连续测量左心室血液的阻抗变化并将此变化转换成容量的变化,通过计算机整合成实时的压力一容量环。

2.左心室舒张末压(left ventricular end diastolic pressure,LVEDP)

无论在设备要求和技术条件方面,测量 LVEDV 要显得复杂一些。人们试图通过测定 LVEDP 或其替代指标来反应 LVEDV。在临床大多数情况下,LVEDP 是通过漂浮导管获得的。在心脏外科有时直接通过左心房放置一导管通过二尖瓣到达左心室测定 LVEDP。即使可获得准确的 LVEDP,LVEDV 与 LVEDP 的关系还受心室顺应性的影响。在临床,心肌肥厚、心肌缺血、心内右向左分流、主动脉瓣狭窄、高血压、正性肌力药、心肌纤维化、心包填塞等可使左心室顺应性下降,而主动脉瓣反流、二尖瓣反流、血管扩张药的使用及心脏扩大可增加心室的顺应性。在有上述干扰因素存在时,LVEDP 不能很好地反映 LVEDV 的改变。

3.中心静脉压(central venous pressure,CVP)

在临床大部分情况下,我们仅能获得 CVP 的数据,如何通过它反应 LVEDV 呢?在满足下列条件的情况下,CVP 可用于估计 LVEDP:①三尖瓣、肺动脉瓣、二尖瓣功能正常。②无右心功能不全。③呼吸系统和肺血管无异常。在无三尖瓣功能和右心室顺应性异常时,CVP 可反映右心室前负荷。

(二)后负荷

左心室后负荷是指左心室射血所遇到的阻抗(R=ΔP/ΔQ,R为阻抗,ΔP为主动脉内压力变化,ΔQ为主动脉内流量变化),它由血管阻力和血液流变学性质所决定,不受心功能的影响。在临床不能直接测定左心室后负荷,而往往通过动脉压和体循环阻力和室壁张力来反映左心室后负荷。

1.平均动脉压(mean arterial pressure,MAP)

动脉压主要决定于小动脉阻力,但也受前负荷和心肌收缩力的影响。临床观察发现MAP与左心室射血阻抗有良好的相关性,因而被普遍用于简单评价心脏后负荷。

2.体循环阻力(systemic vascular resistance,SVR)

SVR是一计算值。SVR=[(MAP-RAP)×80]/CO。式中MAP为平均动脉压,RAP为右心房压,CO为心输出量。

3.室壁张力或应力(tension or stress)

室壁张力或应力是决定心肌耗氧的重要指标。

(三)心肌收缩力

心肌收缩力是评价心功能的最重要指标,目前临床常用的评价心肌收缩力的评价指标是:SV、心输出量(cardiac output,CO)、射血分数(ejection fraction,EF)、每搏功(stroke work,SW)、心室做功曲线、室壁运动等。

1.SV

前负荷、后负荷和心肌收缩力的改变都可影响SV,SV在围手术期常可通过TEE测得,也可通过心排血量和心率计算,正常值为60~70 mL。

2.CO

能影响SV和心率的因素均可影响CO。围手术期常用的测定方法有漂浮导管热稀释法、连续心排血量测定和TEE测定。

(1)热稀释法CO测定:是目前临床应用最广的测定方法。其原理是通过放置的漂浮导管近端的房孔注入一定量已知温度的生理盐水,位于肺动脉内导管远端的温度感受器感知注入盐水引起的温度变化,通过计算机标准化处理得出CO值。

临床很多因素可影响CO测定的准确性。①盐水温度和容量:当注射盐水容量为每次10 mL时,使用冰盐水和室温盐水对测定结果无影响;注射盐水容量为每次5 mL时,应使用冰盐水。②注射速度和间隔时间:注射盐水时应在2~4 s内匀速注入,两次注射之间应间隔60~90 s。③注射时漏液、速度不均或间隔过短将影响测定结果。④呼吸周期:由于呼吸周期通过改变肺血管阻力从而影响肺血流,所以临床应在呼吸周期的固定点来测定CO,一般选择在吸气末或呼气末。⑤重复测定:即使严格操作,由于肺血流的不均一性,每次测定都存在差别,因此临床上一般重复测定3次取平均值,以提高准确性。

通过观察热稀释曲线的波形形态,剔除有可能是操作不当引起的误差。如在3个波形中有1个形态和值与其他有非常明显的差别(>15%)应考虑是误差所致而给予剔除,同时补测1次。引起热稀释曲线幅度减低的因素有:①CO非常高或注射盐水容量过少、盐水温度与体温差减小。②热敏探头位置不当或血栓形成。③存在三尖瓣、肺动脉瓣反流或心内分流等。

④热敏探头故障、导管常数选择不当和非匀速快速输液。

(2)连续心排量测定:目前在围手术期可通过特制的漂浮导管和连续CO测定仪能方便地获得连续的CO数据,下面简单地介绍这一系统。

连续CO测定漂浮导管是在传统的漂浮导管基础上加以改进而完成的,其在导管前部相当于右心室的部位有一加热器,通过开关每6 s向血中释放7.5 W的热能(量子化释放)加热周围的血液,该部分血液在经右心室流向肺动脉时,热量被稀释,使右心室排入肺动脉的血液温度升高,位于导管尖端的热敏探头感知这一温度变化,利用稀释原理计算出CO。该种导管操作方法和传统肺动脉导管一样,不增加操作复杂性。导管和监测仪连接后,几分钟内即显示第一次心排血量测定值,以后每隔30～60 s显示一次新的测定值,屏幕显示为前3～6 min的CO平均值。由于该装置每6 s就可获得一个CO数据,显示的CO是多个(5～10个)CO测定值的平均值。因此,可实时、准确地反应CO改变。

(3)阻抗法无创CO测定:利用在心脏搏动时胸阻抗产生的搏动性变化,在颈部和胸部各放一对电极,并持续通入一小的电流测量胸阻抗。在心脏收缩期测得的胸阻抗的最大变化率与SV和心室射血时间成正比。电极位置、胸内液体量、血球压积是影响测定准确性的主要因素,因而限制其在临床的广泛应用。

(4)经食管超声和多普勒技术:术中放置食管超声探头可在多平面水平结合多普勒技术测得CO。二尖瓣、主动脉瓣是常用的监测平面,另外也可在主动脉、肺动脉和肺动脉瓣水平监测,影响测定结果的主要因素是探头位置(如探头超声波方向与血流方向角度过小)和所用平面截面积测定的准确性。

3.EF

EF是临床广泛应用的评价心肌收缩力的指标。正常时EF为55%～65%。在心功能正常时,EF受前、后负荷的影响较少,心肌收缩力受损时后负荷的增加和前负荷的减少可明显影响EF值。一般认为EF<40%时,提示可能有心肌收缩力受损。目前术中监测EF值的常用方法是TEE。

4.心功能曲线

心功能曲线是指心室前负荷与心室做功指数之间关系的曲线。它主要反映心肌收缩力,但也受负荷影响。

5.室壁运动

TEE在术中的应用为监测心肌局部和整体室壁运动提供了实时动态观察的方法。在局部心肌缺血时,该部位的心肌运动减弱,通过观察心肌运动减弱的程度和范围可以评价缺血区域的大小和其对心功能的影响程度。在左心室短轴平面,通过动态观察短轴缩短的速率可评价心功能的即时改变。

(四)超声心动图在循环功能监测中的应用

1.超声心动图的种类

(1)M型超声心动图:显示方法系将接收到的回声转换成光点,形成光点扫描,显示在示波屏上。示波屏上从上向下代表被检结构位置与胸壁之间的距离,示波屏上的水平方向代表时间,此光点在示波屏上能自左向右自行扫描。当探头固定在胸壁某探测点时,可测得该处的

"距离一时间"曲线,即为超声心动曲线,是一种单声束超声心动图,仅能观察到此声束所经过的一条线上解剖结构的活动情况,亦称"一维超声"。在全面反映组织结构的空间方位上有一定的局限性,但根据曲线图上界面活动所经历时间和距离,能准确地反映心脏、大血管上某一特定点的活动轨迹,从而计算其活动幅度、活动速度等一系列参数。

(2)二维超声心动图(2DE):用各种切面的方式直观地显示心脏、大血管与其解剖结构相一致的每一平面的形态及其活动,可直接观察到心脏各腔室的大小、瓣膜活动的形态及心脏各部分的解剖结构有无缺损或畸形等。

常规的2DE检查须根据心脏的解剖定位,运用一定的操作手法,规范出20个标准切面。其中最常用的切面有胸骨旁长轴切面、胸骨旁主动脉根部短轴切面、胸骨旁左心室短轴切面、心尖四腔心切面和心尖两腔心切面。

临床上通过二维超声心动图检查可取得以下信息:①了解心脏各腔室及大血管内径的大小,心室壁、室间隔及大血管壁的形态、厚度及活动幅度。②了解心脏各瓣膜的形态异常及活动异常。③了解心脏及大血管畸形的部位及程度。④检查心腔内肿瘤及血栓。⑤心功能测定。⑥测定心包积液等。

(3)多普勒(Doppler)超声心动图:是用超声技术测定心脏及大血管内血流情况的一种方法,可无损伤地测定心脏及血管内任何一点的血流方向、速度和性质,从而判断心内分流和瓣膜狭窄排血量、心内分流量及瓣膜反流量。

多普勒超声检查采用的物理学原理是:入射超声在遇到微小障碍物时会发生散射,此小障碍物又成新的声源,向四周发射超声波。利用这一原理,如将探测仪的两个晶体相对地放在血管两侧,与血流呈45°,从一个晶体发出一定频率的声束通过血管壁至血流,此信号可产生逆向的电压效应,被对侧的晶体所接受。当有血液流动时,声波移动,频率发生变化,产生了发出的声波频率与接收频率间差,此即多普勒频移。根据多普勒频移大小计算出血流量。

临床上,将多普勒超声心动图用于心瓣膜病及先天性心脏病,测定其反流及分流情况,不仅能明确有无病变,而且能在病变程度上加以判断,做出定量诊断。另外,还能进行心功能测定。

(4)三维超声心动图:利用计算机技术,根据心室的实际形态,连续截取不同旋角的二维平面,通过图像的数字化,再重建心室的三维实时图像,在此基础上测算的心室容量有更好的相关性。目前三维超声可显示心腔容量的大小、心室壁局部及整体的运动,并可进行各项心功能参数的测算。最新的三维超声心动图尚能显示某些先天性畸形如房间隔缺损和室间隔缺损的整体轮廓。

用超声技术显示心脏立体结构的同时,若加入时间参数,即为动态三维超声或四维超声;加入血流因素与彩色血流显像或与声学造影共同显示,称多维或五维超声心动图。

(5)血管内超声显像系统(intravascular ultrasound system,IVUS)是一种将先进的计算机处理技术与高频超声装置相结合应用在疾病诊断上的新技术,运用安装在心导管尖端的微型超声探头,从管腔或心腔内观察血管或心内结构的形态学改变。此微型超声探头为高频换能器,发射并接收高频超声,可得到极高分辨率的图像,并能显示组织的微细结构。临床主要用途如下:①IVUS能精确地测量血管腔的狭窄性损害,并能敏感地检出冠状动脉早期粥样硬化病变和粥样斑块内的组织成分，包括钙化及坏死。②在介入性治疗中，IVUS 能指导操作的进行，增加成功率，缩短操作时间，能即刻评定疗效。在冠心病的介入性治疗中，IVUS 对选择适应证、确定治疗方式、评价疗效及监测并发症均具有十分重要的价值。③在手术中进行心功能监测。将 IVUS 导管放在左心室内，能对左心室壁各节段的心肌的活动状态作连续监测以评价心功能。

2.经食管超声心动图

将超声探头放在食管内，对心脏大血管进行检查是心脏超声显像技术领域的一大进展。目前所用的经食管超声心动图(transesophageal echocardiography，TEE)多采用二维超声心动图和脉冲多普勒血流计联合应用，并与心电图相结合，利用心电图确定心脏机械收缩时相，二维超声心动图测定瓣环口面积，多普勒血流计测定经过该瓣环口的血流速度，从而计算出每搏量，然后与心率相乘获得心排出量。亦可用 M 型超声心动图来测定心脏的最大和最小径，然后按公式计算心排血量。

(1)TEE 探头：需与设置完善的心脏超声显像仪连接，才能通过食管得到 M 型、二维及彩色多普勒超声显像。TEE 探头是一根像胃镜一样可屈的内腔镜，直径 1 cm，长 100 cm，不必配备纤维光学装置及吸引器。探头顶部长 1.9 cm(单平面探头)或 2.9 cm(双平面探头)，宽 1.4 cm，在顶部侧面装有超声探头，内含 48～64 片晶体片。探头基部(手柄)有两个可转动的旋钮，能调节探头顶部做前后向 90°及侧向 70°的转动，转动的目的是寻找合适的图像并使探头紧贴食管壁以得到最清晰的图像。

根据 TEE 探头头顶部晶体片装置的不同而有单平面、双平面及全平面等不同类型的 TEE 探头。①单平面探头：为单一的由一定数量晶体片组成的探头，主要显示心脏及主动脉的横截面。将探头适当转动亦能测得一定范围的长轴切面。②双平面探头：探头顶部有两套晶体片装置，位于顶部最远端的晶体片装置显示短轴切面，在其后方的晶片装置显示长轴切面，较单平面者操作简便，只要按动键钮即可。③全平面探头：顶部呈椭圆形，中部膨大，最大宽度 16.7 cm，可做 0°～180°来回旋转，获得横切、纵切的连续切面。在探头基部手柄处有调节其转动的旋钮，可控制晶体片做±180°的转动，使超声束在±360°的全方位内检查心脏结构，有利于立体地理解心脏病变的空间解剖关系。

(2)TEE 探头的插入：检查前患者需禁食 4～6 h，肌内注射地西泮(安定)10 mg 以减少患者对检查的紧张感。清醒患者可用 1%利多卡因溶液做咽喉喷雾麻醉，然后令患者取左侧卧位，颈部略微弯曲，臂部和屈曲的膝关节可增加患者体位稳定，义齿应取下。将超声耦合剂均匀涂抹在超声探头和管体前段上，经咬口器将探头插入患者食管，根据咽腔与食管的解剖特点，将探头保持于咽及食管中线位置，在向前插入 TEE 探头的过程中，令患者做吞咽动作。

插入方法如下。①手指导引法：操作者将左手食指放在患者舌后部，略向下压，使咽部转变处略变直，使探头易进入咽腔，用另一手将 TEE 探头在导引手指旁沿口腔中线送入，从导引手指的触觉可感知探头已进入食管。②调节导引法：操作者调节 TEE 探头手柄上的转轮，将控制左右向方位的转轮固定在中线位置，再调节控制前后向方位的转轮。操作开始时，当探头在舌面上时将前端稍向前弯曲，使探头较易通过咽部转弯处，当感知探头已进入下咽腔时调节探头回到中间偏后弯曲，使其易于进入食管。③采用标准的电视内镜做食管插管法：探头经咬口器进入下咽部，从电视中看清进入镜头的每一部位的解剖结构，术者边看边操作，调节手柄上的转轮，使探头顶部能完全进入食管。此法是 TEE 探头的最佳插入方法。④对于全麻患者，可在直接喉镜直视下将食管探头插入下咽部进入食管。

当探头进入食管后，一般距门齿 30 cm 处即可在超声仪示波屏上看到主动脉短轴切面，此为 TEE 探头到位的标记。根据检查的目的，逐步调节探头的深度和探查的平面，进行详细观察。在操作过程中须进行血压、心率和 SpO_2 监测。

(3)TEE 检查的标准解剖学切面：在 TEE 检查中，通过调节探头在食管中的深度和方向，可获得一系列从心底至心尖的图像(表 7-3)。

表 7-3　TEE 检查的标准解剖学平面

切面名称	观察部位	插入深度(cm)	详细内容
心底短轴	肺动脉主干	25	
	左心房相关结构		肺静脉
	主动脉根部		冠状动脉、肺动脉瓣和肺静脉
	主动脉瓣		主动脉瓣尖、左心房、房间隔、三尖瓣
心底四腔	左心室流出道	30	左心室、左心房、主动脉瓣
	四心腔		左心房、右心房、左心室、右心室、二尖瓣、三尖瓣、房室间隔
	冠状窦		
左心室短轴	二尖瓣	35	
	中乳头肌		观察右心室
	心室尖		
左心室长轴	心尖长轴	40	左心室流出道
	钝角长轴		从心尖钝角发出的胸骨旁长轴纵切面图像
主动脉切面	在胸腔后部观察	30～35	使 TEE 探头旋转 180°
	降胸主动脉		

心底短轴切面：TEE 探头进入食管后，大约在 25 cm 深度处，探头位于左心房的后方，可观察大血管和心房，并能清楚观察主动脉瓣尖。所以在此切面可评估主动脉瓣的解剖和功能。当瓣膜开启和关闭时，瓣膜尖应是一条细线。在收缩期完全向主动脉壁方向开放，在舒张期则呈完全闭合状。

稍微后退 TEE 探头，在大部分患者可观察到左冠状动脉主干和右冠状动脉。虽然检测冠状动脉粥样硬化斑块十分困难，但易发现冠状动脉的动脉瘤样扩张。

心底四腔切面图：从心底短轴切面向下进一步插入 TEE 探头并稍伸展其头部，大约在 30 cm 深度处，可获得不同的四腔图，能观察各心腔的纵轴切面。除部分心房壁外，几乎能看到四心腔的全貌。在此水平，容易发现房间隔和室间隔缺损，能准确了解房室瓣的解剖和功能情况，并能观察到冠状窦。

左心室短轴切面：TEE 探头的插入深度大约为 35 cm 时，TEE 探头位于心室水平(在一些患者，探头可能已进入胃中)，可获得不同的左心室短轴切面图。在左心室功能正常的情况下，所有在左心室短轴切面观察到的心内膜均为一完整的环形图像，而心外膜则为不完整的环形图像(偶尔亦可完整)。

在二尖瓣水平的左心室短轴切面,能观察瓣膜的解剖和形态。在心室中部水平,能观察到左心室垂直轴旁的两个乳头肌。中乳头肌的短轴切面能在环形切面上显示两乳头肌,是最常用于定量或定性评价左心室整体或局部功能的切面。在此切面也可观察到右心室,右心室的图像呈十字形状或三角形。

左心室长轴切面:当 TEE 探头插入深度大约为 40 cm 时,使探头部分弯曲可获得左心长轴切面图像。在此深度,探头弯曲并向左旋转可获得从心脏钝角部位发出的左室长轴图像。

主动脉切面:当 TEE 探头在食管内的插入深度为 30～35 cm 时,向后旋转探头 180°能观察到胸主动脉降部切面。能观察到大部分胸主动脉,包括主动脉根部、主动脉瓣上 2～3 cm 的升主动脉、主动脉及胸主动脉等。

(4)TEE 的临床应用:TEE 在临床上不仅可以测定心排血量,还可监测前、后负荷,心肌收缩功能如射血分数(EF)、心肌缺陷、局部心室壁的异常活动等。尤其适宜于术中监测。

(5)TEE 检查中的注意事项:TEE 是属无创性监测,但由于探头需进入食管,对食管组织有损伤的可能。因此,临床应用时必须严格掌握适应证,有食管静脉曲张、食管炎和食管狭窄患者都应视为禁忌证。除操作时动作要轻柔外,还需注意以下问题。①对于合作欠佳患者或插入过程中患者感到疼痛或不适时,操作应即停止,以免损伤食管黏膜。②对心脏扩大患者,尤其是二尖瓣病变时左心房巨大,TEE 探头在食管内移动时,由于刺激位于其前方的左心房,易产生各种心律失常。③有报道 TEE 检查后发生感染性心内膜炎,故对已行人工瓣膜替换术患者,或临床有各种感染或疑有感染性心内膜炎者,术前须应用抗生素以预防感染。④肺气肿及肺功能不全患者,操作时易出现心律失常及低氧血症,故须慎用。⑤偶可发生呕吐、支气管痉挛、假性室壁瘤破裂等。

三、体循环压力监测

(一)动脉血压监测

动脉血压是心室射血和外周阻力两者相互作用的结果,而大血管的弹性回缩可使心室的间断性射血变为动脉内的持续血流,同时还能缓冲血压的变化。影响动脉血压的因素有:每搏量、心率、外周血管阻力、大动脉的弹性和体循环血容量与血管系统容量的比。一般情况下,收缩压的高低受每搏量和大血管弹性影响较大,而舒张压的高低受心率、外周血管阻力的影响较大。大血管弹性减弱,脉压增大。在临床工作中,动脉血压可通过无创和有创性监测的方法进行测定。无创血压测量在临床上应用广泛,大家都甚为熟悉,在此仅作简单介绍。相比无创性血压监测而言,有创血压监测可为临床提供更多的信息。

1.动脉血压的无创性间接测量法

临床上常用方法有袖带测压法和超声波法。

(1)人工袖带测压法。①搏动显示法:使用弹簧血压表观察指针摆动最大点称收缩指数,显示的收缩压略高于听诊法。袖套充气后,压迫动脉,受压动脉近端的微小搏动,传向弹簧血压表,使指针摆动。而当袖套内压力降低到收缩压时,脉搏波由远端动脉传导,摆动幅度突然停止再增大,收缩压多数情况下接近直接读数,而舒张压则很难由搏动显示法精确定点。显然,真正的舒张压应在最大摆动点和袖套压力波动明显下降点之间,实际上最大摆动点可能就是平均动脉压。临床上常用此法测定收缩压，而舒张压只能是粗略估计。②听诊法：是临床最常应用的方法。利用柯氏音原理进行血压测量的方法。柯氏音是血压计袖套放气后在其远端听到的声音，其第一相为清晰响亮的强音；第二相为柔和的连续低杂音；第三相低杂音消失，出现类似第一相的强音；第四相音调突变为减弱的闷浊音；第五相全部声音消失。将听诊器头放置于肘窝动脉搏动处，将袖带充气，使血压高于动脉收缩压，阻断动脉回流，然后慢慢放气，当初次听到血流通过声音(即柯氏音第一相)时，此时的压力即为收缩压；声音变调(柯氏音第四相)时，此时的压力读数为舒张压。③触诊法：袖带充气后，缓慢放气至动脉搏动出现时的压力读数即为收缩压，当放气至动脉搏动呈水冲性质，以后突然转为正常时的压力读数为舒张压。此法所测血压值较听诊法低，一般不常用，但在低血压、休克患者和低温麻醉中听诊有困难时，可用触诊法。④电子血压计：动脉搏动的震荡波经换能器转化，以数字显示收缩压、舒张压和平均动脉压。此法使用方便可自动充气、放气，还能记录波形和数据，可用于各种情况，但所测数值易受外界因素干扰，所以在临床中应仔细鉴别。

使用袖带测压法时，为能得到准确数据，应注意以下事项：①袖套宽度一般应为上臂周径的1/2。小儿袖套应覆盖上臂长度的2/3。袖套过宽，读数值相对过低，袖套过窄读数值偏高。②放气速度应为2～3 mmHg/s。放气过快，灵敏度差；放气过慢，易出现听诊间歇，所测值偏低。③听血压时，在动脉音初出现的压力水平以下10～40 mmHg出现一个无音阶段，即为听诊间歇。可误将听诊间歇以后出现的动脉音误认为柯氏音第一相。听诊间歇多见于高血压动脉硬化性心脏病、主动脉瓣狭窄等。④肥胖患者即使使用标准宽度袖带，血压读数仍偏高，此与部分压力作用于脂肪组织有关。

(2)超声波测量血压法：是将超声探头放置于动脉搏动处，传递动脉壁搏动经换能器转换间接测量血压的一种方法。此法适用于婴儿麻醉，但在临床中应用并不广泛。

间接血压监测的正常值随年龄、性别、精神状态、体位和活动情况而变化。临床中间接血压测量的动脉血压组成如下。①收缩压：主要代表心脏收缩力和心排血量。②舒张压：主要与冠状动脉血流有关，因为冠状动脉灌注压＝舒张压＝肺毛细血管楔压。③脉压：为收缩压与舒张压的差，正常值为4～5.3 kPa (30～40mmHg)，代表每搏量和血容量。④平均动脉压：是心动周期的平均血压。

(3)自动连续无创血压计：过去连续测压主要依赖动脉置管的直接测压，近年来在无创法中突起了一支新军，它可以使用无创法自动连续地测量动脉血压。目前主要有3项技术：①Penaz测定法。②动脉张力测量法。③动脉波推迟检出法。

2.有创直接动脉测压法

(1)适应证：①严重创伤和多脏器功能衰竭，以及其他血流动力学不稳定患者的手术。②大量出血患者手术，如巨大脑膜瘤切除和海绵窦瘘修复术。③各类休克患者的手术。严重高血压、危重患者手术。④术中需进行血液稀释、控制性降压的患者。⑤低温麻醉的患者。⑥需反复抽取动脉血做血气分析等检查的患者。

(2)禁忌证：①Allen试验阳性者禁行同侧桡动脉穿刺。②局部皮肤感染者更换测压部位。③凝血功能障碍者为其相对禁忌证。

(3)置管部位：虽然动脉压随血管分支而逐渐降低，但在大血管内的压力下降极小，所以理论上任何一支管径大于 3 mm 的动脉血管都可作为监测部位，如桡动脉、尺动脉、肱动脉、腋动脉、股动脉、足背动脉、颞动脉等。

(4)桡动脉穿刺：桡动脉穿刺途径常选用左侧桡动脉。在腕部桡侧腕屈肌腱的外侧可清楚地摸到桡动脉搏动。由于此动脉位置浅表、相对固定，因此穿刺插管比较容易。桡动脉穿刺测压前需常规进行Allen's试验，以判断尺动脉掌浅弓的血流是否足够。

工具：①聚四氟乙烯套管针：成人选用 18～20 G，小儿选用 22～24 G。②固定前臂用的托手架及垫高腕部用的垫子(或纱布卷)。③消毒用棉球、碘酒、乙醇。④冲洗装置：包括接压力换能器的 DOM、三通开关、延伸连接管及输液器和加压袋等，用每毫升含肝素 2～4 个单位的生理盐水冲洗，以便保持测压系统通畅。⑤电子测压系统。

操作方法：①患者仰卧，左上肢外展于托手架上，腕部垫一纱布卷，使腕背伸，拇指保持外展。常规消毒铺巾，清醒患者在腕横线桡动脉搏动的表面用少量局麻药做浸润麻醉，直达血管两侧，以预防穿刺时发生动脉痉挛。②定位：在桡侧屈肌腱和桡骨下端之间纵沟中，桡骨茎突上下均可摸到搏动；术者扪及桡动脉搏动，食指在远端轻轻牵拉，穿刺点在搏动最明显处的远端 0.5 cm。③套管针与皮肤呈 45°，对准中指摸到的桡动脉搏动方向，当针尖接近动脉表面时刺入动脉，直至针尾有鲜红的血流溢出为止；然后将穿刺针尾压低至 10°，向前推动穿刺针 1～2 mm，使穿刺针尖完全进入动脉管腔；将套管送入动脉，抽出针芯，即穿刺成功。④如无血流出，将套管压低呈 30°进针，并将导管缓缓后退，直至尾端有血畅流为止，然后将导管沿动脉平行方向推进。⑤排尽测压管道通路中的空气，边冲边接上连接管，装上压力换能器和监测仪，调整好零点，加压袋压力保持26.6 kPa (200 mmHg)。⑥将穿刺针用胶布固定于腕部，以防针滑出。去除腕下垫子，用肝素盐水冲洗 1 次，保持导管畅通，或以每分钟 2～4 滴的速度连续冲洗管道。

动脉压波形的变化及意义：在不同的动脉段记录血压时，可以看到从主动脉到外周小动脉，收缩压逐渐增高而舒张压逐渐降低，平均压也逐渐降低。这是由于动脉波动沿动脉管壁传导过程中在动脉分支处发生折返与后来的动脉波发生叠加的结果。另外，通过动脉波形可以粗略估计循环状态。在心室快速射血期，动脉血压迅速上升，管壁被扩张，形成动脉波形的上升支。上升支的斜率和幅度受心排血速度、心排血量和大血管弹性的影响。心排血速度快、心排血量大，则上升支的斜率和幅度增大；大动脉硬化时其弹性贮器作用减弱，上升支的斜率和幅度也增大。在心室射血后期，射血速度减慢，进入大动脉的血量少于流至外周的血量，大动脉开始回缩，动脉血压也逐渐降低，形成动脉波形的前段。随后心室舒张，动脉血压继续下降形成下降支的其余部分。在舒张期，由于主动脉瓣的关闭，在下降支中形成一个切迹。动脉波形下降支的形态可大致反映外周阻力的大小。外周阻力大时，下降支下降速度较慢，切迹位置较高；而外周阻力小时，下降支的下降速度较快，切迹位置较低。在主动脉瓣关闭不全时，动脉波形的上升支和下降支速度均增快，切迹不明显或消失。

影响直接动脉压测定准确性的因素如下：①动脉留置针的位置不当或堵塞。当留置针针尖端贴壁或管腔内血栓形成导致管腔部分堵塞时，动脉波形的收缩压明显下降，平均压变化较小，波形变得平坦。如管腔完全堵塞，波形消失，此时由于肝素冲洗液袋中的压力作用于压力传感器，使其显示的压力逐渐增高。因此，在压力监测时，观察压力数据的同时，应观察压力波的形态，出现波形形态异常应及时查找原因，并予以及时排除。②压力传递和转换系统：动脉压力波是由不同频率的压力波组成的复合波，其频率范围一般为 1～30 Hz，大部分波的频率在 10 Hz 以内。如何真实和准确地将这些波传递至传感器并将其全部有效地转换成电信号，有赖于压力传递和转换系统的材料和组成。任何一个物体都有其固有频率，当压力测定系统的固有频率在动脉压力波的频率范围内时，由于共振作用使测得的压力增高。压力套装内充填的液体对压力波动有消减作用，其指标用 ξ 表示。ξ 的最佳值为 0.4～0.6，ξ 值过小使测得的收缩压偏高(大于 2～4 kPa)；而 ξ 值过大可过低估计收缩压和过高估计舒张压。平均动脉压对固有频率的变化相对不敏感。在临床实践中可通过快速充压试验来测定测压系统的固有频率和善。一般临床所用压力套装的值为 0.2～0.4，固有频率为 20～40 Hz。坚硬的管壁、最小体积的预充液体、尽可能少的三通连接和尽可能短的动脉延长管均可提高测定的准确性。管道内的气泡可降低系统的固有频率。目前的大多数厂家都使用高频波滤过技术以排除高频电信号的干扰。③传感器和仪器故障：在测定过程中有时会由于传感器和仪器故障使压力突然发生改变而导致临床上的慌乱，此时首先应结合其他指标，快速估计患者临床状态，同时观察传感器的平面和快速重新调整零点，判断传感器和仪器工作状态，最终作出判断，切勿盲目处理导致意外。

临床并发症：置管远端动脉栓塞是最主要的并发症，定时用肝素盐水冲洗管道或采用连续冲洗压力套装可减少这一并发症发生。另外血管周围的神经损伤也是操作并发症之一。

(二)中心静脉压监测

中心静脉压(central venous pressure，CVP)是位于胸腔内的上、下腔静脉或右心房内的压力。CVP 监测在临床上应用广泛，是评估血容量、右心前负荷及右心功能的重要指标。

1.适应证

主要适应证有：①休克、脱水、失血、血容量不足等危重患者的手术麻醉。②颅内较大、较复杂的手术。③术中需大量输血、血液稀释的患者。④麻醉手术中需施行控制性降压、低温的患者。⑤心血管代偿功能不全或手术本身可引起血流动力学显著变化的患者，如施行脑膜瘤、脑动脉瘤、脑室和脑干肿瘤手术的患者。⑥脑血管舒缩功能障碍的患者。

2.禁忌证

主要包括：①凝血功能严重障碍者避免进行锁骨下静脉穿刺。②局部皮肤感染者应另选穿刺部位。③血气胸患者避免行颈内及锁骨下静脉穿刺。

3.置管部位

围手术期监测 CVP 最常用的部位是右侧颈内静脉，因为其解剖位置较固定，在头部易于接近，操作成功率高，并发症少。左侧颈内静脉为第二位选择，因为其置管到位率低，并发症多(胸导管损伤、左胸膜顶穿破等)。在缺血性脑血管病，疑有颈动脉狭窄和施颈动脉内膜剥脱术的患者，宜选用锁骨下静脉或股静脉穿刺插管。

4.操作方法

(1)颈内静脉穿刺插管。

解剖特点：颈内静脉从颅底颈静脉孔内穿出，在胸锁关节处与锁骨下静脉汇合成无名静脉入上腔静脉。在颈部颈内静脉全程由胸锁乳突肌覆盖。上段颈内静脉位于颈内动脉后侧、胸锁乳突肌胸骨头内侧；中段位于颈内与颈总动脉前外侧下行、胸锁乳突肌锁骨头前缘的下面；下段位于胸锁乳突肌胸骨头与锁骨头构成的颈动脉三角内。右侧胸膜圆顶较左侧低，右侧颈内静脉的穿刺点到乳头的连线几乎与颈内静脉的走行平行。另外，右侧颈内静脉比左侧粗，容易穿刺，且不会有穿破胸膜和胸导管之危险，故临床上多选右侧颈内静脉穿刺插管。

穿刺工具：18 G 穿刺针，16 G(成人用)单腔套管针(长约 15 cm)，J 型导引钢丝(长 30～45 cm)，中心静脉导管。

穿刺入路：依据颈内静脉与胸锁乳突肌之间的相互关系，可分别在胸锁乳突肌的前、中、后 3 个方向进针。临床中以中间入路较为常用。

操作技术：患者取去枕平卧位，头后仰并转向穿刺对侧。常规消毒、铺巾，清醒患者施以局麻后穿刺。①中间入路：穿刺点定位于胸锁乳突肌下端胸骨头和锁骨头与锁骨上缘构成三角的顶点、环状软骨水平处。此点位置高，偏离颈动脉，较为安全。左手食指定点，右手持针，进针方向与胸锁乳突肌锁骨头内缘平行，针尖对准乳头，指向骶尾外侧，针轴与额平面呈 45°～60°，进针深度与患者颈部长短和胖瘦有关，瘦小、短颈和小儿患者较表浅，一般为 2.5～3.5 cm，针尖不宜超过锁骨，边进针边抽回血，抽到静脉血后，减小穿刺针与额平面角度(为 30°)。当血液回抽和注入通畅时，固定穿刺针，将套管针外套管插入颈内静脉，或插入导引钢丝，经钢丝置入导管。一般成人从穿刺点到上腔静脉右心房开口处约 10 cm，回抽血液通畅，用肝素生理盐水冲洗，接上中心静脉测压装置测压或输液，用导管固定夹固定好，覆盖敷料。此法穿刺易成功，可经导管快速输液、输血或给药；并发症少，相对较安全，并可经导管鞘插入肺动脉漂浮导管。②前入路：穿刺点定位于胸锁乳突肌中点，针干与额平面呈 30°～45°，针尖指向乳头，在胸锁乳突肌中段后面进入颈内静脉。此路进针基本上可避免发生气胸，但易误伤颈总动脉，故在穿刺时操作者应用左手中、食指在中线旁开约 3 cm 处(胸锁乳突肌前缘)向内推开颈总动脉。可减少误伤发生。③后入路：穿刺点定于胸锁乳突肌的外侧中、下1/3 交点或锁骨上 2～3 横指处。穿刺时肩部垫高，头尽量转向对侧，针干一般保持水平位，进针方向在胸锁乳突肌的后面指向胸骨柄上窝。此法进针不宜过深，否则易损伤颈总动脉。

(2)锁骨下静脉穿刺插管。

锁骨下静脉的解剖特点：锁骨下静脉是腋静脉的延续，起于第一肋骨的外侧缘，成人长3～4 cm，直径为 1～2 cm。其前面为锁骨内侧缘，后面为前斜角肌，下面是第一肋骨上缘。锁骨下静脉越过第一肋上表面，然后向内、向下和轻度向前跨越前斜角肌，与颈内静脉汇合。静脉最高点在锁骨中点略向内侧，此处静脉上缘可高出锁骨上缘。左侧位时锁骨下静脉位于锁骨下动脉的前方略向下，其间有厚0.5～1 cm 的前斜角肌分开，从而使穿刺时损伤锁骨下动脉的机会减少。

进针入路：文献报道经锁骨上或锁骨下有 7 种径路可用于锁骨下静脉穿刺。临床中较常采用锁骨下入路。

锁骨下入路穿刺方法：患者取仰卧位，去枕头低 15°。穿刺点位于锁骨中、内 1/3 交界处下方1 cm，右手持针保持注射器和穿刺针与额面平行，左手示指放在胸骨上凹处定向，穿刺针指向内侧稍上方，紧贴在锁骨后，对准胸骨柄上切迹进针。进针深度一般为 3～5 cm，穿刺针进入静脉后即可抽到回血。旋转针头使斜面朝向尾侧,以便导管顺利转弯,通过头臂静脉进入上腔静脉。此法优点为:可长时间留置导管,导管容易固定护理,颈部活动不受限制等。其缺点为:并发症多,容易穿破胸膜,有出血和血肿时不易压迫止血。

锁骨上入路穿刺方法:患者仰卧,垫高肩部,头转向对侧,尽量挺露出锁骨上窝。穿刺点位于胸锁乳突肌锁骨头外侧缘、锁骨上约 1 cm 处,针干与锁骨呈 45°,针干保持水平或略向前偏 15°指向胸锁关节进针,通常进针 1.5～2.0 cm 即可进入静脉。此法进针方向偏离锁骨下动脉与胸膜,因此安全性好,穿刺成功率较颈内静脉高。而且可长时间置留导管,导管容易固定和护理,颈部活动不受限制。

5.CVP 压力波形的组成

CVP 基本反映右心房内压的变化,一般由 a、c、x、v、y 5 个波组成。

(1)a 波:位于 ECG 的 P 波之后,反映右心房收缩功能,其作用是在右心室舒张末期向右心室排血。

(2)c 波:位于 QRS 波之后,是由于右心室收缩,三尖瓣关闭并向右心房突入,而导致右心房压一过性增高。

(3)x 波:在 c 波之后,随着右心室的继续收缩,右心房开始舒张,使右心房压快速下降所致。

(4)v 波:位于 x 波之后,是由于右心房舒张,快速充盈的结果。

(5)y 波:位于 v 波之后,是由三尖瓣开放,右心房血快速排空所至。

6.CVP 压力波形变化的临床意义

(1)在窦性心动过速时,a、c 波融合;心房纤颤时 a 波消失。

(2)在右心房排空受阻,如三尖瓣狭窄、右心室肥厚、急性肺损伤、慢性阻塞性肺疾病、肺动脉高压时,a 波增大;三尖瓣反流时 v 波增大。

(3)右心室顺应性下降时 a、v 波增大。

(4)在急性心包填塞时 x 波变陡峭,而 y 波变平坦。

7.临床并发症

误穿动脉导致血肿。一般误穿动脉时,拔出针头压迫 5～10 min 可减少血肿的发生。左侧颈内静脉穿刺时易误伤颈动脉窦、胸导管和胸膜顶。另外如操作不熟练还可损伤臂丛神经、膈神经和颈段脊髓。在置管过程中,如导引钢丝或导管放置过深进入右心房或右心室可导致心律失常。操作不当或长时间留置导管可导致导管周围局部或全身感染。

四、肺循环监测

(一)肺动脉漂浮导管的放置

肺循环的监测一般是通过放置肺动脉漂浮导管来完成的。漂浮导管一般通过颈内静脉或锁骨下静脉在压力波形的指导下放入。

(二)通过漂浮导管可获得的临床信息

1.直接获得的信息

直接获得的信息包括肺动脉收缩压、舒张压、平均压、肺毛细血管嵌顿压、右心房内压、右心室内压、心输出量。在一些特殊的漂浮导管还可连续测定混合静脉血氧饱和度。

2.间接获得的信息

间接获得的信息包括心指数，体、肺循环阻力，左、右心室做功指数，每搏指数，混合静脉血气，全身氧供、氧耗及氧摄取率，肺内或心内分流等。

(三)如何判断导管的正确位置

导管尖端进入肺动脉后在压力显示屏上可出现典型的肺动脉压力波形，导管继续进入可出现嵌顿波(随呼吸波动，类似中心静脉波)，放开气囊后出现典型的肺动脉波。此时缓慢向气囊充气，同时观察压力波形改变，当充气至给定体积时(一般成人的漂浮导管为 1.5 mL，小儿漂浮导管为 0.5～1.0 mL)应正好出现嵌顿波，否则应调整位置。

除导管深度外，导管尖端在肺内的位置对测定结果影响也较大。由于导管是通过血流冲击而到达肺动脉远端的，因此其常位于血流丰富的肺区域，只有导管尖端所在的肺血管内压较少受肺泡内压影响时，所测结果才比较准确。在临床如果发现下列情况，表明导管尖端不在最佳肺区域：①肺动脉嵌顿压大于肺动脉舒张末压。②肺动脉嵌顿压曲线为一直线。③在使用 PEEP 时，肺动脉嵌顿压增加大于 50%的 PEEP 值。④当导管嵌顿时从尖端的孔内不能回抽出血液。⑤在侧位胸片上导管尖端应位于左心房水平以下。

(四)并发症和注意事项

临床调查表明，在使用漂浮导管监测时可发生许多并发症，现在将其归为 3 类：穿刺并发症、置管并发症和使用中的并发症。

1.穿刺并发症

使用漂浮导管监测时穿刺并发症与 CVP 监测相似。

2.置管和拔管并发症

在置管和拔管过程中，漂浮导管要通过右心房、三尖瓣、右心室、肺动脉瓣和肺动脉，在其行进过程中可损伤上述结构，导致心律失常，传导阻滞，瓣膜、心肌和肺动脉穿孔，甚至导管在心腔内打结。而上述并发症是难以预计和避免的，临床应用中应高度警惕。

3.漂浮导管使用中的并发症

在使用过程中，最严重的并发症是肺动脉破裂和出血，这一般是由于导管插入过深和气囊过度充气所造成的。临床应在压力波形监测下指导充气，且充气持续时间一般不应长于 30 s，在心功能不全和肺动脉高压的患者应尽量缩短充气时间。另外，导管壁血栓形成、肺栓塞、感染、心内膜炎可见于长期留置导管的患者。

由于漂浮导管在使用上的局限性和高的并发症发生率，其临床使用价值越来越小，而逐渐被 TEE 等其他技术所取代。

五、混合静脉血氧饱和度监测

混合静脉血氧饱和度($S\bar{v}O_2$)可以反映组织氧摄取情况，可通过计算动－静脉氧分压差来估计心排血量(CO)。20 世纪 80 年代初曾在漂浮导管的基础上加上光纤部分做 $S\bar{v}O_2$ 测定，现已与连续心排血量测定(CCO)同时进行。

(一)$S\bar{v}O_2$ 的生理和病理生理

氧运输量决定于氧含量(CaO_2)与 CO，而 CaO_2 的变化一般不会太大，因此 CO 是氧运输的主要决定因素。机体的氧耗量(VO_2)可以从动脉血 CaO_2 减去静脉血的氧含量(CvO_2)估算。由于血中氧溶解量很少,故氧含量主要是血红蛋白(Hb)结合的氧量。影响 VO_2 的因素有 3 种:血红蛋白量、动脉血氧饱和度(SaO_2)及 CO。机体的代偿机制有两个,第一是增加 CO;第二是从毛细血管中摄取更多的氧。正常的 SaO_2 为 97%,动静脉血氧饱和度差为 22%,而心功能有很大的代偿潜力。正常人在活动时可以通过增加 CO 来供氧,同时组织摄取氧量也有所增加,所以运动时 $S\bar{v}O_2$ 可以下降至 31%,动静脉血氧饱和度差可以从 22%增加到 66%。血红蛋白量下降也是影响 VO_2 的一个因素,贫血患者常常是通过增加 CO 来代偿。如 SaO_2 下降至 38%,VO_2 仍能通过代偿而维持正常。所以在慢性肺部疾患中,虽然 PaO_2 及 SaO_2 较低,也可能不发生乳酸酸中毒。

(二)$S\bar{v}O_2$ 监测技术

在肺动脉漂浮导管内安装光导纤维即成为能够持续监测 $S\bar{v}O_2$ 的光纤肺动脉导管。早期监测仪采用两个波长的光束(660 nm 和 805 nm),测出的结果呈两条弧形曲线,经过微机处理才使其成为一条平滑的曲线,但其值常较标准值高。目前连续心排血量加 $S\bar{v}O_2$ 测定的导管仍采用两个光束,并改用丙烯酸系纤维,不吸水,不会引起漂移。同时在曲线拟合方法采用分段法,其精确度有所提高。

(三)影响 $S\bar{v}O_2$ 的因素

$S\bar{v}O_2$ 的变化主要取决于 4 个因素:CO、SaO_2、血红蛋白和全身耗氧的变化,凡是影响此 4 种因素的各种原因均能引起 $S\bar{v}O_2$ 的明显改变(表 7-4)。

表 7-4 引起 $S\bar{v}O_2$ 改变的常见原因

$S\bar{v}O_2$ 的改变	产生机制	原因
增高	氧供增加	心排血量增加。吸入氧浓度提高
(80%~90%)	氧耗减少	低温、脓毒血症、麻醉状态、应用肌松药
减少	氧供减少	贫血、心排血量降低(低血容量、心源性休克)、低氧血症(通气不足、窒息、通气血流比失调、肺内分流、心内右向左分流、肺水肿)
(<60%)	氧耗增加	发热、寒战、抽搐、疼痛、活动增多

增高(80%~90%)或减少(<60%)氧供增加氧耗减少或氧供减少氧耗增加心排血量增加,吸入氧浓度提高、低温、脓毒血症、麻醉状态、应用肌松药贫血、心排血量降低(低血容量、心源性休克)、低氧血症(通气不足、窒息、通气血流比失调、肺内分流、心内右向左分流、肺水肿)、发热、寒战、抽搐、疼痛、活动增多。

(四)麻醉中连续监测 $S\bar{v}O_2$ 的意义

1.连续反映 CO 的变化

影响 $S\bar{v}O_2$ 的四个因素中,全身耗氧量、SaO_2 和 Hb 在短时间内一般是相对恒定的。所以,短时间内 $S\bar{v}O_2$ 的变化一般直接反映了 CO 的变化。

2.反映全身供氧和耗氧之间的平衡

正常的 $S\bar{v}O_2$ 值(60%~80%)正好在血红蛋白氧离曲线的陡直段。因此,决定 $S\bar{v}O_2$4 个因素中任一因素的微小变化能在 $S\bar{v}O_2$ 值上明显地反映出来,所以连续监测 $S\bar{v}O_2$ 有助于麻醉医师有效地防治组织缺氧。

3.确定输血指征

手术中和手术后，在CO、体温和SaO_2相对稳定时，$S\bar{v}O_2$反映了Hb浓度是否能满足血液向组织供氧，从而帮助医护人员确定输血的必要性。现在欧美国家输血指征一般为$S\bar{v}O_2<50\%$，Hb<70 g/L。

六、组织循环的监测

早期发现和预防组织缺血、缺氧是循环监测的主要目的之一，但目前还没有一种理想的早期发现组织缺血、缺氧的方法。静脉血气、血乳酸测定虽然在一定程度上可反映组织缺血、缺氧情况，但还不够及时和准确。$S\bar{v}O_2$虽然能连续实时反映组织氧的摄取情况，但它不能直接反映组织是否缺血、缺氧。远红外分光光度法可实时连续观察组织氧的供应，但仅限于被观察的局部。目前临床比较可靠的早期观察组织缺血、缺氧的方法有氧供－氧耗法（DO_2I-VO_2I）和胃肠张力计法（Tonometry）。

（一）氧供－氧耗法

$$\text{氧供}(DO_2I)=CI\times(Hb\times13.4\times SaO_2+0.003\times PaO_2)$$

$$\text{氧耗}(VO_2I)=CI\times[Hb\times13.4\times(SaO_2-S\bar{v}O_2)+0.003\times(PaO_2-PvO_2)]$$

DO_2I正常值为400～600 mL/(min·m²)。VO_2I正常值为150～220 mL/(min·m²)。

在正常状态下人体DO_2I与VO_2I存在一定的关系，当DO_2I在一定范围变动时机体通过增加氧摄取率以保持VO_2I恒定，机体无缺氧。当DO_2I降至一定值（氧供临界值）时，机体VO_2I随DO_2I的下降而下降，缺氧敏感组织出现缺氧，机体存在氧债，此期被称为氧供依赖期。临床通过增加DO_2I观察VO_2I的改变来早期发现患者是否有氧债。在患者代谢率或氧需求相对稳定的情况下，通过治疗增加DO_2I后，患者的VO_2I随之增加，表明患者在治疗前存在组织缺氧。如增加DO_2I后，患者的VO_2I维持不变，说明患者不存在组织缺氧，不需要增加DO_2I。

（二）胃肠张力计法

胃肠道血管网的解剖学特点使其成为对全身缺血、缺氧最敏感的器官。当人体发生缺血、缺氧时（如各种休克），胃肠道血管首先收缩和动静脉短路开放，以保证重要脏器的血液供应，其结果导致胃肠道黏膜缺血、缺氧，无氧代谢增加，其生成的乳酸与HCO_3^-中和形成大量CO_2。同时由于胃肠道血流减少，生成的CO_2不能快速通过血流带走，其黏膜内CO_2浓度增加并向胃肠道内扩散，使其腔内CO_2增加。基于这一原理，Fiddian Green建立了胃张力计法监测胃黏膜缺血。其利用一特制带硅胶囊的导管，将其放入胃腔，从导管向囊内注入2～3 mL的生理盐水，待平衡60～90 min后抽取盐水测其CO_2浓度，用Henderson-Hasselbalch方程[$pH=6.1+lg(HCO_3^-)/(PiCO_2\times0.03)$，式中$HCO_3^-$为动脉血碳酸氢根浓度，$PiCO_2$为胃内$CO_2$浓度]求出胃黏膜内的pH值，以此值预计胃黏膜应激性溃疡的发生。以后此方法被越来越多用于监测临床早期组织缺氧，并指导治疗和判断预后。胃黏膜内pH>7.35者无明显组织缺血缺氧，预后明显好于胃黏膜内pH<7.35者。但此方法平衡时间长，且有时动脉血HCO_3^-并不能代替胃黏膜内HCO_3^-，所以在一些临床状态下不能准确反映机体的真实改变。

第三节　血气分析

呼吸和代谢紊乱是外科患者常见的生理功能紊乱。血气分析结果对这些生理功能紊乱的诊断具有决定性意义,而且还能为这些患者的治疗提供客观依据。

一、血气分析仪简介

血液的气体张力和酸碱度等各项参数都是通过血气分析仪测定的。最早的血气分析仪是根据Astrup的酸碱平衡基本理论,由丹麦的 Racliometer 公司生产的。该种血气分析仪 pH 值是用电极直接测定,而二氧化碳分压($PaCO_2$)是将血液同 4% 和 8% CO_2 平衡后测定 pH 值,然后从 pH-logPCO_2 图上查得 PCO_2 值,因而称为 Astrup 血液平衡仪。以后,经过不断地研究发展,生产出了三电极血气分析仪,到 20 世纪 70 年代生产出了全自动血气分析仪。

目前的血气分析仪都是电脑控制的自动分析仪。目前,国内使用的血气分析仪主要有 Coming 公司的 178 型和 288 型,丹麦的 Radiometer 公司生产的 ABL 系列,瑞士及奥地利生物医学仪器公司的AVL 系列和美国 Technicon 公司的 BG 系列自动血气分析仪,其中有些型号还可同时测定电解质。

血气分析仪直接测定的指标只有 pH 值、PCO_2 和 PO_2,再加上用比色法测定的血红蛋白,其余参数都是通过计算得来。pH 值的测定原理是电位差法,用平面型玻璃电极,以甘汞电极为参比电极,氯化钾为盐渗消除界面的电位差,使玻璃电极上的敏感玻璃两侧的氢离子电位差反映全血的pH 值。PCO_2 测定原理是一个 pH 电极和外面一个电极套构成 CO_2 电极,电极套的顶端有一层可更换的以聚四氟乙烯为材料的 CO_2 透气膜。在电极套和 pH 电极之间有以碳酸氢钠为主的电解质溶液,在血气分析时,血液内的 CO_2 可穿过透气膜,溶解在碳酸氢钠溶液中导致溶液的 pH 值发生改变,这一改变可由 pH 电极测得,由于它和 logPCO_2 成函数关系,故可求得 $PaCO_2$ 值。测定 PO_2 的氧电极采用极化电极法,氧电极以封闭在玻璃中的铂丝作为阴极,阳极为银/氯化银电极,玻璃柱有一有机玻璃外套,一端是以聚丙烯为材料的O_2 透气膜,有机玻璃套与玻璃柱之间有缓冲液,电极膜在测量室内和血液接触后,O_2 和 CO_2 可透过该膜进入缓冲液中,CO_2 即为其缓冲。铂阴极上有外加极化电压,O_2 即在铂阴极表面被还原,同时在阳极产生电子。这一电极电流的大小同溶液中 PO_2 高低有关,因此根据电流大小就可计算出 PO_2 值。电极测出 pH 值、PCO_2 和 PO_2,以及比色法测出的血红蛋白值,经计算机计算而获得一系列酸碱平衡参数。因此,血气分析仪的主要构成包括电极、测量室、电化学转换系统、电极定标的有关装置以及程序控制板。程序控制板是血气分析仪的心脏,它控制血样本从样本进口进入仪器后的一系列严格的程序,使血气分析完全自动化完成。再加上显示屏、打印机和恒温装置,大体构成了血气分析仪的主要部分。

二、血液标本的采集和保存

在血气分析中,血液标本的采集和保存是否恰当对测定结果有较大影响。除了有特殊的需要或在特殊的情况下,血气分析都是采动脉血作为标本。

(一)采血部位的选择

理论上从全身任何动脉采集的动脉血都能用于血气分析,但在临床实践中,多采用外周浅表易于扪及、大小合适、针头易于进入的动脉血管。动脉供血区域侧支循环丰富,如果发生动脉痉挛或栓塞,不至于造成组织缺血。桡动脉最符合以上条件,因此也是临床上用于采血做血气分析的最常见部位。如果桡动脉无法穿刺,足背动脉、胫后动脉、颞浅动脉(主要用于婴儿)、肱动脉和股动脉都能用于穿刺采血。但在凝血功能异常的患者,肱动脉和股动脉穿刺应为禁忌,因为这些血管位置较深,穿刺后不能有效地压迫止血,容易造成出血、血肿等并发症,另外,任何经外科手术重建的血管,都不应用于动脉穿刺。

(二)经桡动脉穿刺采血的操作要点及注意事项

(1)患者手掌向上,手腕稍微过伸位,扪及桡动脉。需注意手腕过度伸展则有可能使桡动脉搏动减弱,甚至消失。

(2)穿刺部位的皮肤消毒。

(3)用1%利多卡因浸润穿刺点,以减轻穿刺时患者的疼痛。如不做局部麻醉,穿刺时患者可能因疼痛和紧张出现过度通气或屏气,这将影响到 PCO_2 的测定值,进而影响到其他结果。

(4)采血最好用 5 mL 玻璃空针。因为若使用塑料空针,由于 O_2 能透过塑料弥散,可能使 PaO_2 的测定值假性降低,尤其是当 PaO_2 分压高或标本保存时间长时,O_2 的丢失更多。

(5)由于血气分析使用的是全血,抽出的血必须抗凝。肝素是血气分析唯一可用的抗凝剂,其他如草酸盐、乙二胺四乙酸和枸橼酸盐等抗凝剂均不适用。将肝素用生理盐水配制成 $1\ 000\times10^3$ U/L 的溶液,采血前先抽取少量肝素液至针管内,然后弃去针管内多余的肝素溶液。

(6)用 22 号针头,取同血管纵轴约 30°穿刺动脉,这个穿刺角度能最大限度减少不经意伤及下面骨膜引起疼痛的次数。

(7)只要进入动脉,血液在压力作用下将自动进入空针,注意不要用负压去抽取血液,取血量至少 2 mL。

(8)获得血标本后,立即排出空针内的小气泡,取掉针头,用橡皮帽封住针管,以确保血标本闭气。

(9)轻轻转动标本 5～15 s,以使肝素同血液充分混合。对穿刺部位加压 5 min,如穿刺在肱动脉进行,加压时应以不能扪及桡动脉为有效。

(10)血标本应立即放入含有氯化钠冰水的容器中,使标本迅速冷至 4 ℃以下,立即送检。在临床实践中,考虑到仪器的误差和临床对血气分析的要求,一般而言,从采集标本到完成测定时间不超过 30 min,大体上不会对临床诊断造成太大影响。

(11)在血气分析的送检单上应注明抽血的时间、抽血时的情况,如 FiO_2、通气参数、患者的体位等,以供结果分析时参考。

(三)影响测定结果准确性的因素

(1)使用塑料空针,在 PO_2 高时,氧能透过塑料弥散进入大气。另外,空针内的小气泡常难以排尽。由于塑料空针的针芯不能平滑地移动,采血时常需主动抽吸,这样就有可能采到静脉血。

(2)如采血时,用负压抽吸,血液内的气体就有可能溢出成为气泡,如排除这些气泡,测定的血气张力就可能假性降低。

(3)血液被肝素液稀释不影响 pH 的测定结果,但能降低测定的 PCO_2,以及计算的碳酸氢钠值。影响程度直接同稀释程度相关。

(4)如果血液标本不在取出后 1 min 内测定或不立即降温至 4 ℃以下,测得的 PO_2 和 pH 值将降低,而 PCO_2 升高,这是由于氧被白细胞、血小板和网织红细胞所利用。在白细胞增多症或血小板增多症患者,这种影响将较为明显。

(5)血标本中混入气泡会引起血中的 CO_2 逸出进入气泡(大气中 PCO_2 接近于 0),而 PO_2 趋向于20 kPa[在一个大气压下 PO_2 接近 20 kPa(150 mmHg)]。因此血标本中出现气泡肯定要影响最终结果的分析。在采集血样本时,针管内绝对避免出现气泡是很难做到的,所以采血后要及时排除气泡并采取闭气措施。

(6)温度的影响:温度会影响 pH、PCO_2 和 PO_2 的测定值。患者体温高于 37 ℃,每增加 1 ℃,PaO_2 将增加 7.2%,$PaCO_2$ 增加 4.4%,pH 值降低 0.015;体温低于 37 ℃时,对 pH 和 $PaCO_2$ 影响不明显,而对 PaO_2 影响较显著。体温每降低 1 ℃,PaO_2 降低 7.2%。因此,如患者体温有变化,必须在化验单上注明患者的实际体温,实验室测定时即可应用仪器中的"温度校正"按钮校正到患者的实际温度,这样测定结果才会准确,如果送检时不注明患者的体温,则这一校正需要由医师自己进行。

三、血气分析常用指标的正常值及意义

(一)血液酸碱度(血 pH)

血液酸碱度指血浆中 H^+ 浓度的负对数值,是反映人体酸碱状况的重要指标。血液的 pH 受酸碱平衡中的呼吸成分和代谢成分的双重影响,是一个综合指标。动脉血 pH 的正常值为 7.35～7.45,pH 小于 7.35 属酸中毒,pH 大于 7.45 属碱中毒。

(二)动脉血二氧化碳分压($PaCO_2$)

动脉血二氧化碳分压指动脉血中物理溶解的 CO_2 所产生的压力。正常 4.7～6.0 kPa(35～45 mmHg),平均值 5.3 kPa(40 mmHg)。机体 CO_2 产量、肺通气或肺换气发生改变都有可能引起 $PaCO_2$ 的变化。$PaCO_2$ 升高超过 6.0 kPa(45 mmHg),说明有 CO_2 潴留。其原因有:①CO_2 生成增加,如在发烧等高代谢状况下。②肺每分通气量降低,如麻醉药和肌松药对呼吸的抑制,机械通气时,通气量不足。③肺部气体交换障碍,如无效腔通气量增加。$PaCO_2$ 降低小于 4.7 kPa(35 mmHg),说明通气过度而使 CO_2 排出过多或 CO_2 生成减少。CO_2 生成减少最常见的原因是低温,低温情况下机体代谢率降低,CO_2 生成减少。另外,代谢性酸中毒或碱中毒引起的生理性代偿,也可能导致肺通气量增加或减少,分别引起低碳酸血症或高碳酸血症。

(三)动脉血氧分压(PaO_2)

动脉血氧分压是动脉血中物理溶解的 O_2 所产生的压力。正常 10.6～13.3 kPa(80～100

mmHg)，在正常人，PaO_2 随年龄的增加而进行性降低，见表 7-5。

表 7-5　各年龄组 PaO_2 的正常值范围[kPa(mmHg)]

年龄(岁)	正常值范围	均数
20～29	11.2～13.9(84～104)	12.5(94)
30～39	10.8～13.4(81～101)	12.1(91)
40～49	10.4～13.1(78～98)	11.7(88)
50～59	9.9～12.5(74～94)	11.2(84)
60～69	9.5～12.1(71～91)	10.8(81)

PaO_2 是反映机体氧供的重要指标，血液向组织供氧并不直接取决于血氧饱和度的高低，而是直接同 PaO_2 的高低有关。因为氧从毛细血管中向组织弥散的推动力就是血液和组织间的氧分压差，当PaO_2＜2.67 kPa(20 mmHg)时，血液和组织间的氧分压差消失，组织就失去了从血液中摄取氧的能力。

PaO_2 的高低主要同 FiO_2、肺部通气/血流比率和气体弥散的有效性有关。在 FiO_2 降低(如在高原条件下)、肺部通气/血流比明显失调(如肺不张与肺萎缩)或气体经过肺的弥散发生障碍(如 ARDS、肺水肿)等情况下，均可引起 PaO_2 降低。在正常人，通气量的变化对 PaO_2 的影响不明显，也不可能因通气量的不足而造成低氧血症。但在临床麻醉中，静脉给予麻醉性镇痛药和镇静药后，可能引起患者的每分通气量发生迅速、明显的变化，由于人体内氧的贮备很低，通气的突然抑制常导致严重的低氧血症，通气不足是麻醉中发生低氧血症的重要原因。

(四)标准碳酸氢盐(SB)和实际碳酸氢盐(AB)

SB 或 AB 是反映代谢性酸碱失衡的指标。SB 是指在标准条件[全血在 37 ℃，血红蛋白完全氧合及 PCO_2＝5.33 kPa(40 mmHg)]下所测得的血浆 HCO_3^- 的含量，排除了呼吸因素的影响，正常 22～26 mmol/L。AB 为患者血中直接测得的实际存在的 HCO_3^- 值，与 SB 的不同之处在于可受呼吸因素的影响。正常人两者无差异，两者的差值可反映呼吸对血浆 HCO_3^- 影响的程度。如 SB＞AB 表示CO_2 排出增加；AB＞SB 表示有 CO_2 潴留。SB＞27 mmol/L 提示存在代谢性碱中毒的可能；SB＜22 mmol/L 提示代谢性酸中毒的可能，但是必须和 BE 联系起来分析。

(五)碱剩余(BE)和标准碱剩余(SBE)

BE 是指在 $PaCO_2$＝5.33 kPa(40 mmHg)、37 ℃条件下，全血用强酸或强碱滴定，使血样本的 pH 值达到 7.4 所需要的酸或碱的量。正常值(0±3)mmol/L。BE 是酸碱平衡中代谢成分的指标，不受呼吸因素的影响。后来有人发现在 PCO_2 为 9.3 kPa(70 mmHg)时，体外实验证实由于 HCO_3^- 向细胞间液转移，故实际上的 BE 会低于计算值，故提出了以整个细胞外液(包括血液)计算 BE 更为合理。这大致相当于血液中血红蛋白 50 g/L 时的 BE 值。这就是 SBE 的由来。在有的血气分析报道中，SBE 表示为 BEecf(细胞外液 BE)，而 BE 表示为 BE-B(全血 BE)。SBE 的参考范围为－2.3～＋2.3 mmoL/L。SBE＞2.3 mmol/L为代谢性碱中毒，SBE＜2.3 mmol/L 为代谢性酸中毒。

(六)血浆 CO_2 总量(T-CO_2)

T-CO_2 是指存在于血浆中一切形式的二氧化碳的总和，它包括了 HCO_3^-、CO_2(血中溶解的部分)，氨甲酰 CO_2、H_2CO_3 等四个主要成分。由于后两部分含量很少，可以忽略不计，因此，它主要还是反映了碳酸盐缓冲系统。与 HCO_3^- 相同，它也受 PCO_2 和氧饱和度的影响，其参考值为 24～32 mmol/L。

(七)缓冲碱(BB)

BB 是指血液中具有缓冲作用的阴离子总和，包括血中 HCO_3^-、血红蛋白(Hb)、血浆蛋白和 $H_2PO_4^-$。全血 BB 正常值为 45～55 mmol/L，平均为 50 mmol/L。它较全面地反映了体内碱储备的总量，但受血浆蛋白和 Hb 及呼吸因素的影响。代谢性酸中毒时，BB 减少；代谢性碱中毒时，BB 增加。

(八)氧总量($C\text{-}O_2$)

$C\text{-}O_2$ 指血液中所含氧量的总和，即除了溶解于血液中的氧量外，还包括与血红蛋白相结合的氧量，其计算公式如下：

$C\text{-}O_2=(1.34\times Hb\times SaO_2)+0.003\ 15\ PO_2$ 式中 1.34 代表每克血红蛋白 100%饱和时所能结合的氧量，0.003 15 是氧的溶解常数，$PO_2\times 0.003\ 15$ 即为物理溶解的氧量。在一定范围内，$C\text{-}O_2$ 同 PO_2 成正比关系，即随着 PO_2 增高，$C\text{-}O_2$ 也增加，但是当血氧分压超过 13.3 kPa (100 mmHg)以后，与血红蛋白相结合的氧量并不随着氧分压的增高而继续增加，此时全血含氧量的增加主要靠血浆内物理溶解氧量的增加。

(九)血氧饱和度(SaO_2)

SaO_2 是指动脉血中血红蛋白被氧饱和的程度，其值等于血红蛋白的氧容量与氧含量之比乘以 100%。

$$SaO_2=\frac{\text{Hb 氧含量}}{\text{Hb 氧容量}}\times 100\%$$

成年人 SaO_2 的正常值为 92%～99%。血红蛋白和氧的结合与氧分压的高低直接相关，二者的关系构成特殊的"S"形曲线。在曲线上段的平坦部分，PaO_2 从 13.3 kPa(100 mmHg)降至 9.33 kPa(70 mmHg)，SaO_2 仅减少 5%，这一特性使由于各种原因使 PaO_2 轻度下降时，SaO_2 不至明显下降，从而可维持全身组织的氧供。在曲线陡直部分，PaO_2 从 5.33 kPa(40 mmHg)降至 4.0 kPa(30 mmHg)，SaO_2 降低达 15%～20%，说明在低 PaO_2 情况下，PaO_2 稍有降低即有大量氧自血红蛋白释出，这对组织氧的供应十分有利。从监测角度看，尽管 PaO_2 对缺氧的判断更为敏感，但在氧分压降至可能导致机体缺氧的范围内，SaO_2 变化非常剧烈，因此，SaO_2 作为机体氧合功能的监测指标，仍有其特殊的价值。

血红蛋白同氧的亲和力受多种因素影响。血红蛋白同氧的亲和力增高时，氧解离曲线左移，血红蛋白易结合氧，但不易释放氧，此时，尽管 SaO_2 较高，同样可能造成组织缺氧；血红蛋白同氧的亲和力下降时，氧解离曲线右移，血红蛋白易释放氧，有利于组织的供氧。影响血红蛋白同氧的亲和力的因素见表 7-6。

表 7-6　影响血红蛋白同氧亲和力的因素

亲和力增加	亲和力降低
碱中毒	酸中毒

续表

亲和力增加	亲和力降低
低碳酸血症	高碳酸血症
温度降低	温度升高
2,3-DPG 减少	2,3-DPG 增加

(十)肺泡－动脉氧分压差[$P_{(A-a)}O_2$]

[$P_{(A-a)}O_2$]表示肺泡内氧与动脉内氧分压的梯度,是判断肺换气功能是否正常的一项重要指标。[$P_{(A-a)}O_2$]对判断患者有无缺氧及估计缺氧的原因比 PaO_2 更有意义。

(十一)阴离子隙(AG)

AG 是指血浆中非常规测定的阴离子量,包括各种有机酸,如乳酸、β-羟丁酸、丙酮酸、乙酰乙酸及无机酸和蛋白。是由血浆中可测定的主要阳离子(Na^+)与可测定的主要阴离子(HCO_3^-、Cl^-)的相差数计算而来:$AG=(Na^+ + K^+)-(HCO_3^- + Cl^-)$。正常值 8～16 mmol/L,平均 12 mmol/L。计算 AG 对鉴别代谢性酸中毒的类型,识别混合性酸碱失衡,特别是三重酸碱失衡有重要的临床意义。在不少血 pH、HCO_3^-"正常"的危重患者,AG 明显升高成了诊断代谢性酸中毒的唯一依据。AG 升高的代谢性酸中毒,是由于血浆中非常规测定的阴离子产生增多所致,故又称"获酸性代酸"。AG 正常,可以是正常酸碱状态,也可以是"失碱性代酸",是由于机体 HCO_3^- 丢失过多所致。AG 缩小可见于低蛋白血症、电解质测定误差等。

四、酸碱失衡的诊断

酸碱失衡是临床上常见的继发于各种疾病的病理生理过程,能否正确判断和及时处理,对整个病程的转归至关重要。酸碱失衡的诊断,除了依靠病史、临床表现外,动脉血气分析对于确定酸碱平衡是否紊乱、是何种类型、有无代偿及代偿的程度等都有重要的作用。单纯性酸碱失衡,尤其是改变典型时判断比较容易。如已发生完全代偿,继发性改变和原发性改变就易混淆。已代偿的代谢性酸中毒与代偿的呼吸性碱中毒单从血气结果就难以区别,在遇混合型酸碱失衡时则更加复杂,以下简介用血气分析结果判断酸碱失衡的原则和方法。

(一)判断酸碱失衡应掌握的原则

1.酸碱失衡原发因素的分析

应结合病史,根据呼吸性指标($PaCO_2$)和代谢性指标(HCO_3^-)与血液 pH 值的关系进行判断。如病史中有胃肠液丢失、胰液丢失或严重腹泻,当 HCO_3^- 的变化与 pH 值改变方向一致时,如 HCO_3^- 降低、pH 值降低或 HCO_3^- 增高、pH 增高提示原发性酸碱失衡为代谢性酸中毒或碱中毒,此时呼吸性指标的变化为代偿性的。如怀疑患者有通气功能障碍,$PaCO_2$ 的变化与血 pH 值的变化方向不一致,如 $PaCO_2$ 增高、pH 值降低或 $PaCO_2$ 降低、pH 值增高,则提示原发性酸碱失衡为呼吸性酸中毒或碱中毒,此时代谢性指标(HCO_3^-)的变化为代偿性改变所致。原发因素的确定常需结合 $PaCO_2$ 和 HCO_3^- 变化的幅度,pH 值的变动及是否符合代偿规律和代偿限度来判断。

2.血 pH 值正常不能排除酸碱失衡的存在

由于在酸碱失衡时,机体要发生代偿,或者是发生的酸碱失衡是混合性的,这些都可使 pH 值保持在正常范围内。pH 值正常有三种可能的情况:正常酸碱平衡、代偿性酸或碱中毒或混合性酸碱中毒。

3.急性或慢性酸、碱失衡的判断

必须根据病史、动态血气监测以及相应酸碱失衡的代偿时限,才能得出正确的结论。当病程短,反映原发性因素的指标($PaCO_2$、HCO_3^-)明显异常,而反映代偿性变化的指标改变轻微,血 pH 值改变明显时,提示急性酸碱失衡;若病程长,超过相应的酸碱失衡代偿时限,反映原发性因素及代偿变化的指标均明显异常,但 pH 值变化不大,则提示为慢性酸碱失衡。

4.混合性酸碱平衡紊乱的判断

混合性酸碱失衡是指同一患者有两种或两种以上的单纯型酸碱平衡紊乱同时存在。由于在同一患者身上不可能同时有 CO_2 过多和过少,因此除呼吸性酸中毒和呼吸性碱中毒不能同时存在外,其余任何两种单纯型酸碱平衡紊乱均可分别组合成混合性酸碱平衡紊乱。在临床上,混合性酸碱平衡紊乱并不少见,并且易与单纯性酸碱平衡紊乱相混淆,此时除结合临床分析外,更重要的是动态观察血气的变化,才能做出正确的诊断。一般是根据单纯型酸碱平衡紊乱判断规则,结合相应的代偿预计公式或诊断图进行诊断,如酸碱失衡已达代偿时限,但另一指标未发生代偿性变化或变化程度达不到代偿能力的最低水平,或超过代偿能力的最高水平,均属于混合性酸碱失衡。

5.结合其他实验室检查,并考虑到治疗因素的影响

酸碱平衡紊乱与电解质紊乱是互为因果的关系,在测定血气分析的同时,必须测定电解质,才能正确地判断酸碱紊乱的原因和类型。治疗因素也可能使酸碱失衡发生变化,例如慢性呼吸性酸中毒时,体内 CO_2 潴留,HCO_3^- 代偿性增高,当用呼吸机辅助通气时,由于 CO_2 的排出而使 $PaCO_2$ 迅速下降,而肾代偿性排泄 HCO_3^- 较缓慢,使血浆 HCO_3^- 与 $PaCO_2$ 比值增高,从而合并代谢性碱中毒。

(二)判断酸碱失衡类型的常用方法

1.采用酸碱失衡代偿预计公式

单纯性酸碱失衡的代偿预计公式及代偿时限是鉴别单纯性酸碱失衡的类型、判断有无混合性酸碱失衡的数字化依据。酸碱失衡代偿预计公式及代偿时限在酸碱失衡的床旁诊断中有着很大的临床实用价值。

2.酸碱图

酸碱图是根据不同类型的酸碱平衡紊乱时动脉血 pH、HCO_3^- 及 $PaCO_2$ 三个变量的变化关系绘制成的坐标图。

3.AG 测定

对于可能合并 AG 增大型代谢性酸中毒的混合型酸碱平衡紊乱,也可通过测定 AG 来进行诊断。若有 AG 增大,则合并代谢性酸中毒。对于 AG 正常型代谢性酸中毒,AG 测定则无诊断意义。

五、血气分析的临床应用

(一)低氧血症的诊断

迄今为止,血气分析仍是判断患者氧合是否充分的最重要并具有决定性意义的方法。PaO_2 是决定血氧饱和度的重要因素,反映血氧合状态较敏感。临床上低氧血症的诊断以及严重程度的判断,也是根据 PaO_2 的高低并参考 SaO_2 的值做出的,见表 7-7。

表 7-7　低氧血症的分级

分级	$PaCO_2$[kPa(mmHg)]	SaO_2(%)
轻度	6.7～10.7(50～80)	>80
中度	4.0～6.7(30～50)	60～80
重度	<4.0(<30)	<60

PaO_2 降低固然可导致组织缺氧,但在耗氧量增加或一些危重患者组织对氧的摄取或利用发生障碍时,即使 PaO_2 正常,组织同样也可能发生缺氧。因此,在危重患者,常用动－静脉氧分压差[$P_{(a-v)}O_2$]来反映组织对氧的摄取利用情况。在无明显动静脉分流的情况下,$P_{(a-v)}O_2$ 增加说明组织摄氧增加,而差值减小则说明组织摄氧受阻。因此,静脉血氧分压及因此得来的 $P_{(a-v)}O_2$ 可以作为组织缺氧程度的一个指标。

(二)了解肺通气和肺换气情况

在麻醉和手术过程中,血气分析是准确判断患者肺通气和换气情况的最有效的方法。除患者原有肺部疾患外,各种麻醉方法和麻醉药物,手术体位以及手术操作均会影响患者的呼吸功能。虽然有脉搏血氧饱和度(SpO_2)、呼气末 CO_2 分压($PETCO_2$)等无创性方法可用于患者的持续监测,但由于方法学本身的一些限制(如易受各种因素干扰,不能测定血氧分压等),使其在呼吸监测中的作用有限。血气分析由于能准确了解患者的氧合和 CO_2 排出情况,并且有助于分析通气异常的原因,故其在呼吸监测中的作用仍是不可替代的。

$PaCO_2$ 是反映肺通气情况的有效指标,在通气量不足或无效腔量过大的情况下,常导致 CO_2 排出障碍,$PaCO_2$ 升高。而在每分通气量过大时,常导致 $PaCO_2$ 过低,长时间低碳酸血症可引起神经肌肉兴奋性升高,导致肌强直、脑血管收缩、脑血流量减少、中枢神经系统功能障碍;还可导致血乳酸增加和低钾血症,有导致严重心律失常的危险。因此,不能忽视低碳酸血症的不利影响。测定 $PaCO_2$ 能准确地了解肺通气是否恰当,并做出相应的处理。

根据肺泡气体公式计算出肺泡氧分压(PAO_2),然后计算出肺泡－动脉氧分压差[$P_{(A-a)}O_2$],是了解肺换气功能的简单和较为准确的方法。在存在解剖性右向左分流、严重的通气/血流比率失调和肺弥散功能障碍时,$P_{(A-a)}O_2$ 增加,临床上常表现出低氧血症。因此,测定 $P_{(A-a)}O_2$ 常能帮助鉴别低氧血症的原因。由于 PaO_2 和 PAO_2 值均受 FiO_2 的影响,使不同 FiO_2 时测得的 $P_{(A-a)}O_2$ 比率值有所不同,现有人主张采用 PaO_2/PAO_2 比率反映肺换气功能。健康人在任何 FiO_2 时 PaO_2/PAO_2 均大于 0.7,在麻醉情况下略有降低。如 PaO_2/PAO_2 比率明显降低,说明存在肺换气功能障碍。

全麻结束后能否拔出患者的气管内导管,虽然必须根据多方面的因素来决定,如患者清醒、自主呼吸恢复且交换量充足、反射恢复、咽喉反射活跃,循环功能稳定等,但最重要并且具有决定意义的条件仍是血气分析的结果。一般认为患者吸入空气时 PaO_2＞9.33 kPa(70 mmHg)，$PaCO_2$＜6 kPa(45 mmHg)，才能拔出气管内导管。血气值达不到上述要求应暂缓拔管，并作辅助或控制呼吸。对有肺部疾患，术前检查证实已有肺功能损害的患者，在血气分析指导下拔管，对确保患者的安全有重要意义。

（三）指导机械通气

机械通气患者，特别是有肺功能异常的患者，血气分析是确定通气是否恰当的必不可少的重要方法。在机械通气过程中，潮气量、通气频率、吸/呼比率、通气方式以及 FiO_2 的选择和调整，都应以血气分析的结果为依据，才能使患者处于一个恰当的通气状态。虽然在通气过程中可以应用 SpO_2、$PETCO_2$ 等监测，但这些都不能完全取代血气分析，其结果应与血气分析结果进行比较。

长期机械通气支持的患者在撤离机械通气的过程中，一般是采用不断降低间歇指令通气的频率，降低呼气末正压和 FiO_2 的方法逐渐脱机。在每次调整通气参数前后，都应做血气分析了解患者对降低通气支持的反应，一般要求 FiO_2 在 0.4 或更低的情况下，PaO_2 应大于 9.33 kPa(70 mmHg)才能进一步降低通气支持，直至患者完全脱离呼吸机。所以，血气分析对于患者平稳、安全地脱离呼吸机是必不可少的重要措施。

（四）术前肺功能评估

在患有慢性肺部疾患的患者，在开胸手术前应进行肺功能检查。如检查表明肺功能中度以上损害，则还应做动脉血气分析，帮助肺功能评估。如在静息、呼吸空气的情况下，PaO_2＜6.67 kPa(50 mmHg)，说明患者肺功能已无力承担开胸手术（除非手术治疗能改善患者的通气功能）；如 $PaCO_2$＞6.0 kPa(45 mmHg)，表明患者肺功能损害严重，或有肺部进展性疾病，肺的通气储备功能很弱，术后并发症的发生率及出现呼吸衰竭的可能性大大增加，无论何种手术，均为手术的相对禁忌证。

对全肺切除的患者，术前应常规进行总肺功能及动脉血气的测定。当 FEV_1（第 1 s 用力呼气容积）小于 2 L，FEV_1/FVC(1 s 用力呼气容积占用力肺活量比值)小于 50%，MV(每分通气量)小于预计值的 50%，$PaCO_2$ 大于 6 kPa(45 mmHg)时，表明全肺切除术后风险较大，一侧肺切除后所余肺组织难以维持机体的正常呼吸功能。

（五）酸碱失衡的诊断

酸碱失衡是外科患者常见的代谢紊乱。特别是在一些危重、急诊患者，需要立即手术治疗原发疾病，而这些患者经常有程度不同的酸碱失衡，不可能等待酸碱失衡纠正后才进行麻醉手术。应在麻醉和手术的同时纠正酸碱失衡。虽然可以根据病史和临床表现大致估计患者有酸碱失衡存在，但酸碱失衡的确认、失衡的类型和严重程度只有通过血气分析才能明确诊断。因此，应在麻醉和手术过程中做血气分析，了解酸碱失衡的类型和严重程度，并进行相应的治疗，以保证麻醉和手术安全进行。

六、持续动脉血气分析

持续动脉血气分析是将血气分析探头经动脉内导管放入动脉血管内，持续测定血液 pH 值、PaO_2 和 $PaCO_2$ 的变化。传统的血气分析方法是间歇采集动脉血，在体外做血气分析，在抽取血标本和得到分析结果之间常有不同程度的延误，因而不能及早发现病情的变化，并做出及时处理。持续动脉内血气分析就是为克服传统血气分析的这一缺陷而发展起来的。现在，越来越多的危重患者都做动脉置管，做持续动脉血压监测，这使得通过动脉导管做持续动脉血气监测变得更为容易。

(一)持续动脉血气监测的原理

1.测定原理

在体内测定动脉血的 pH、PaO_2 和 $PaCO_2$ 的程序同常规血气分析一样。其主要差异是持续动脉血气测定的传感器是用光学原理，而常规血气分析的传感器是电化学原理将血液中的[H^+]和气体浓度转化成电信号。因此，常规血气分析的换能器被称为“电极”，而在持续动脉血气分析仪，其换能器被称为“光学传感器”或“Optodes”。二者的工作原理有根本的不同。

光学传感器内有一含指示剂(也称染料)的测定室，指示剂同测定物(此时为 O_2、CO_2 和 H^+)反应后，能够改变穿过测定室光线的波长或强度，光学探测器测得返回光线的变化，就可据此计算出被测定物的浓度。根据对入射光线影响的不同，光学传感器主要采用两种测定技术：

(1)吸收技术：指示剂和被测定物反应后，将吸收入射光线中一些特定波长的光线，吸收程度同被测定物的浓度成比例关系，因而从测定室返回的光线的强度将有所不同。这种光线强度的改变由光学探测器测定，并由电子系统将其转化为电信号，经计算机计算后数字显示测定值。

(2)荧光技术：采用的指示剂为荧光染料，同被测定物反应后，能被入射光线激发，发射一种波长不同于入射光线的光子，这种光子的波长和强度同被测定物的种类和浓度有关，同样经光学探测器测定和电子系统的转化、计算，得出被测定物的浓度。

2.测定传感器

(1)pH 传感器：使用的指示剂染料具有弱的电解性，这使指示剂在溶液中能以酸和碱的形式存在。根据 Henderson-Hasselbalch 公式：$pH=pKa-\log[HA]/[A^-]$，[HA]和[A^-]的相对多少就确定了溶液的 pH 值。采用吸收技术的传感器，[HA]和[A^-]同指示剂结合后，分别吸收不同波长的光线，测定返回的光线后就能确定[HA]和[A^-]的量，从而计算出 pH 值。采用荧光技术的 pH 传感器，以酸或碱的形式存在的荧光染料指示剂被不同波长的光激发，但激发出的光线以相同的波长返回，通过测定两种返回光线的比率确定 pH 值。

(2)CO_2 传感器：PCO_2 的测定原理是使用一种对 pH 敏感的染料作指示剂，测定同血液平衡的碳酸氢溶液中的[H^+]改变。传感器用仅能透过 CO_2 的膜同血液隔开。PCO_2 同碳酸氢溶液的 pH 有关：($CO_2+H_2O \rightleftharpoons H_2CO_3 \rightleftharpoons H^+ + HCO_3^-$)，通过测定[$H^+$]而确定 PCO_2。荧光和吸收技术都能用于 PCO_2 的测定。

(3)O_2 传感器：测定 PO_2 最成功的技术是荧光技术。染料指示剂相对较稳定。同氧反应将会降低其荧光强度，荧光强度的减弱程度同氧的浓度成比例关系。以不同波长反射回由光学探测器所接收，由此测得 PO_2。

(二)临床持续血气分析仪

目前用于临床的持续血气分析仪有 CDI1000 型持续血气分析仪(3M-cardiovascular devices inc)和较新型 PB3300 型持续血气分析仪(Puritan-Bennett corporation)。一台完整的持续血气分析仪包括测定探头、相关的光学和电子设备、校正装置以及显示和打印设备。测定探头由三个独立的光学传感器和一个热电偶组成。三个传感器分别是 pH、CO_2、和 O_2 传感器,热电偶测定血液温度变化,用于测定时的温度校正。持续血气分析仪的温度校正不同于传统血气分析仪,后者的血气测定是在固定的 37 ℃时进行,而持续血气监测仪是在患者实际血液温度下测定,然后根据计算图表将其校正到 37 ℃时的值。

测定探头的直径等于或小于 620 μm,能通过 20 号动脉内置管放入动脉内,并能保证血管壁和探头之间有足够的间隙,以保证采血和准确的持续动脉压监测。仪器的光学设备包括光源、传送光线的光缆和光学探测器。光源能按传感器的需求发射不同波长的光线,以激发传感器中的指示剂染料。传送光线的光缆,能将激发光波送到传感器,并将传感器反射回的光线传送到光学探测器。光缆采用光导纤维,由于其良好的光导性,光线能够传送很长距离,在光导纤维弯曲时,光的强度几乎没有损耗,保证了测定的准确性。光学探测器测定返回光线的波长和强度。电子设备包括光电换能器和微处理器等。光电换能器将测得的光学信号转变为电信号;微处理器将接收的电信号计算和校正,得出 pH、PCO_2 和 PO_2 值。另外还有显示器和打印机,以数字形式显示血气分析结果。

校准装置是气体张力校准仪。能对三个光学传感器进行自动校准。校准仪内含的缓冲溶液,经一小管通入已知浓度的 O_2 和 CO_2 混合气体,平衡后将测定探头插入进行校准。校准采用两点法,首先进行低点校准,CO_2 和 O_2 浓度分别是 8.4%和 14%,校准时间约为 15 min。探头插入动脉内后仍可根据使用者的决定进行校准,此时采用的标准为体外血气分析仪测得的数据。

(三)持续动脉血气分析的准确性

判断持续动脉血气分析的准确性对于确定该项技术的价值和能否用于临床患者的诊断和治疗是必需的。作为一项新技术,其准确性的估计从三个方面进行。

1.体外试验

将持续动脉血气分析的探头放入人工肺机的动脉端,用 CDI1000 持续血气分析仪测定 pH、$PaCO_2$ 和PO_2。选用的 CO_2 分压范围为 0～1 000 mmHg。O_2 分压范围为 0～200 mmHg。作为标准的血气分析值,pH 值用供研究用的 pH 测定仪测定,其准确度为±0.01 pH 单位。PCO_2 和 PO_2 值根据血液 CO_2 和 O_2 的浓度,已知的大气压、饱和水蒸气压计算得来,将测定值和标准值做回归分析。结果表明,所有三个分析指标均有良好的相关关系,$r>0.99$。光学传感器的测定值和标准值之差,pH 值为－0.000 4,PCO_2 为1.096 mmHg,PO_2 为 0.326 mmHg。在 12 h 的测定期间,测定结果都相当稳定,因而证明此项技术用于体外血气测定相当准确和稳定。

2.动物体内试验

已在多种动物体内进行。通过改变吸入气 O_2 和 CO_2 浓度和通气频率使动脉血的 PCO_2 和 PO_2 值发生变化,静脉滴入碳酸氢钠或盐酸而改变血液 pH 值。用传统血气分析方法和光学传感器同时测定血气值,以比较持续动脉血气分析的准确性。一项在狗体内进行的,共抽取 663 个血标本的研究表明,传统血气分析测定结果和体内持续测定值的差值平均数:pH 值为－0.02±0.03;PCO_2 是(1.05±3.80)mmHg;PO_2<150 mmHg 时为(3.97±13.00)mmHg,

PO_2＞150 mmHg 时差值增加，这可能同传统血气分析采用的 Clark 电极在高氧分压时准确度降低有关。

3.临床人体试验

持续血管内血气分析由于处于临床实验阶段，操作和条件的控制尚无统一规范，故目前的临床实验结果显示出有较大的差异。一些临床应用的结果表明，光导传感器测定值同传统血气分析相比，准确度高，二者的相关性较好。在临床麻醉患者使用的研究表明，持续血气分析值同传统血气分析测定值的差值均数：pH 值为－0.032±0.042，PCO_2 为（－3.77±4.65）mmHg，PO_2 为（－9.03±23.2）mmHg，所有三个指标都低于传统方法测定值，估计和测定期间从动脉导管持续滴入肝素液，导致局部血液稀释所致。在手术过程中，一例明显的空气栓塞和一例单肺通气时即将发生的低氧血症均最先由动脉内光学传感器发现，明显先于其他监测指标，如 SpO_2、$PETCO_2$ 和 CVP 监测。因此，虽然持续动脉血气分析的准确度仍有待于提高，但其用于麻醉和危重患者监测的优越性和价值是非常明显的。而另一些结果表明，光导传感器用于体内测定其准确性和可靠性明显降低。分析可能原因是探头表面有血凝块或纤维蛋白沉积，由于局部代谢耗氧和释放 CO_2，导致测得的 pH 值、PaO_2 降低，$PaCO_2$ 升高；另外，探头尖端可能接触到血管壁，因而测得的 PO_2 为组织和血液 PO_2 的平均值。对探头进行校准或移动探头位置，常可使测定的准确性提高。这些都表明光学传感器在血管内测定血气的误差是探头位于血管内，探头同血管内环境间的相互作用造成的。因此，目前各生产持续血气分析仪的制造商都在致力于解决这种探头和血管环境间的相互作用问题，以提高测定的准确度和可靠性。

实验和临床研究证实，光学传感器在体外测定，其准确度和可靠性完全比得上传统血气分析仪。而在体内应用所碰到的问题多是由于探头和血管局部环境相互作用的结果，而非此项方法原理和技术本身的原因。当这些体内干扰的问题解决后，持续血管内血气监测将代表危重患者监测技术水平的巨大进步，能在床旁持续显示患者的血气数据，其时间仅为数秒钟，必将明显提高危重患者的监测和治疗水平。

第四节　体温监测

人体需要体温恒定，通过体温调节系统使产热及散热保持动态平衡，从而维持中心体温在（37±0.4）℃。麻醉下患者体温随环境温度而改变，可使体温升高或降低。心、肺、脑复苏和低温体外循环心内直视手术时体温监测的重要性已众所周知，其他手术的围术期病情变化均可能有体温的改变。因此，了解正常体温调节及药物诱发的体温变化，加强麻醉期间体温监测，对预防和处理与体温有关的并发症非常重要。

一、生理基础

体温是重要的生命体征之一。一般来说身体的产热和散热是动态平衡的，当这一平衡紊乱时，就出现体温上升或下降，这种体温的变化增加了产生不良生理影响的危险性。

(一)产热和散热

产热是通过细胞代谢的方式进行,影响的因素有基础代谢率、肌肉活动、交感神经张力的升高、激素分泌的增多以及接受外来的热量等。散热可表现为四个特殊的生理现象。

1.辐射

辐射散热表现为释放红外线。患者大部分(超过 60%)的散热表现为这种机制。辐射散热的量受皮肤血管舒张程度的影响。

2.传导

热量传导到手术台、毛毯或患者接触的其他物体,只占散热的一小部分(小于 3%),因为这些物体的温度很快也上升了,在一个良好静止的环境中,患者传导热量至周围空气的情况也是如此。

3.对流

热的空气移动并以冷的空气代之,再通过传导散热于冷空气中,这是对流散热。在手术室通过这种方式散出的热量约占人体散热的 12%。

4.蒸发

机体水分蒸发导致散热。皮肤表面和肺的水分蒸发常称为不感失水。1 g 水分蒸发可释放 2.427 kj(0.58 kcal)热量。在正常室温下这种方式散出的热量占 25%,湿度低时这种方式散热的比例会增大。假如室温高于体温时,人体就会通过传导和辐射吸收热量,蒸发就成了人体唯一的散热方式。

(二)体温调节

机体内有体温调节系统,很多组织包括下视丘、脊髓、深部中心组织、皮肤均参与体温调节。

体温调节信息的过程分 3 组:温度传入感觉、中枢调节及传出反应。

体温调节控制机制:来自不同组织温度传入的结合即平均体温。当平均体温低于对寒冷反应的阈值时引起血管收缩、非寒战性产热及寒战;平均体温超过高温阈时产生血管扩张及出汗;平均体温在此两阈之间(阈间范围)时,无体温调节反应。由于温度输入大部来自深部腹、胸组织,脊髓及脑,因此,没有哪一种组织能称作“标准温度”。但中心组织温差很少超过 0.2 ℃,故可测鼓膜、食管或肺动脉温度而估计。

下视丘对来自皮肤表面、神经轴及深部组织的冷热阈的输入进行综合比较,从而调节温度。当输入温度超过阈值时,即产生反应以维持合适的体温。阈间范围保持在 0.4 ℃,热感受器及脑易于发觉这一范围的温度改变,但在达到一定的阈值前,这种改变并不触发调节反应。体温调节的敏感性以冷反应(血管收缩)和热反应(出汗)之间的距离表示,在此范围内的温度不引起体温调节代偿。麻醉期间冷反应阈降至 34.5 ℃,而热反应阈增至 38 ℃。

机体怎样决定温度阈值的机制尚不清楚,但每天阈值有改变,24 h 改变 1 ℃,女性每月改变 0.75 ℃。运动、进食、感染、甲状腺功能低下或亢进、麻醉、药物(乙醇、镇静药、烟碱)、冷及热适应均改变温阈,自婴儿起中枢调节已完整,但老年、危重患者可能受损。

下视丘通过反应机制增加代谢产热或减少散热来调节体温,正常人不论环境温度改变多少,均可使中心温度维持于 37 ℃。当药物使体温调节反应受抑制时,中心温度可受环境温度影响而改变。应用肌松药抑制寒战，可引起低温；当全部体温调节反应受抑制时，中心温度只有中性温度环境（指体内氧耗量最小的环境温度，成人 28 ℃，新生儿 32 ℃）才能维持正常。

行为调节（适当的穿着、环境温度改变、自主运动等）是最重要的效应机制。皮肤血管收缩使通过皮肤表面的对流和辐射减少而散热减少。

非寒战产热增加代谢产热，由于是通过棕色脂肪氧化产热，故不产生机械功。婴儿非寒战产热增加产热 100％，而成人仅轻度增加。成人寒战增加代谢产热 200％～600％，但因肌肉代谢时增加血流至外周组织随之散热增加，故寒战产热的净效应要比预期的少。

出汗由交感神经节后胆碱能纤维控制，受训练的运动员出汗可达 2 L/h，是休息时代谢率的 10 倍，环境温度超过中心体温时，只能通过出汗散热。

婴幼儿的体温调节情况很特殊，与成人产热和散热的方式不同。而新生儿在出生后的前几天除非被暴露于非常低的温度下（＜15 ℃），否则不会发生寒战。新生儿和婴幼儿通过非寒战产热的方式产热，棕色脂肪存在于肩胛骨及大血管的周围组织，这种组织由交感神经支配，且含有丰富的线粒体。婴幼儿暴露于寒冷环境中，交感递质就会释放，引起这些组织产热，此时流向棕色脂肪的心排血量增加 25％，以将热量分散到身体的其他部位。体弱者的棕色脂肪较少，缺氧者不能为线粒体充分产热提供足够的氧，故产热不足。

婴幼儿皮下脂肪较少，且每公斤体重的体表面积是成人的 2～2.5 倍，由于更少的绝热层和更大比例的体表面积，故更易于通过辐射、传导、对流散热。尽管新生儿单位体表面积的出汗量是成人 6 倍多，但其出汗蒸发散热的比例仅为成人的 1/3。新生儿和婴幼儿保持体温的能力很差，在环境温度低的情况下丢失体热比成人更明显。

调控产热和散热机制的中枢在下丘脑，使下丘脑升温或降温可产生相同的生理反应。麻醉通过两条途径影响体温调节：①直接抑制下丘脑使该器官自身反馈机制失效。②周围血管舒张增加散热。麻醉能使患者的自身体温调节能力削弱，应积极谨慎地监测体温，避免引起体温有较大的偏差。

二、低体温

低体温是麻醉与手术导致的最常见的体温失调。患者进入手术室时体温正常，但在经过麻醉和手术后可能体温降低。

（一）诱发因素

（1）当室温低于 21 ℃时患者散热增多。

（2）使用层流通气设备可使对流散热的比例升高到 61％，而蒸发散热为 19％。

（3）冷的静脉输液引起患者体温下降。

（4）手术过程中患者的内脏暴露的时间过长，体腔多次用冷溶液冲洗。

（5）麻醉药和肌松药直接阻断人体用于维持正常体温的自我调节系统。全麻时下丘脑处于麻醉状态，全麻及腰麻时周围血管扩张引起相同的皮肤温度升高。尽管硬膜外麻醉者比全麻者有更多的产热，但两者散热却是一样。与单纯用局麻药相比，同时用硬膜外镇痛药可导致更少的寒战和更大程度的体温下降。肌松药通过消除肌震颤而阻碍产热。小儿和老年患者对麻醉药引起的体温下降尤其敏感。

(二)生理影响

术后低温的并发症多数是由于体温过低所引起的,但许多额外的危险性则是在患者复温时产生。低温时很多常用的麻醉药效能延长。体温过低时内脏血流减少,肝脏功能降低,依赖于肝脏代谢、排泄的药物,如吗啡的半衰期明显延长;肾血流及肾小球滤过率减少,依赖于血浆清除的药物如 d-筒箭毒碱的神经肌肉阻滞时间延长。低温时泮库溴铵的肌肉作用因其代谢(肝脏)及排泄(肾脏)的减慢而延长。34.3 ℃的低温可使维库溴铵的时效延长 1 倍多(29～69 min),其 4 个成串刺激的恢复时间明显延长(11～23 min)。低温时出血时间延长,除了一些凝血活性降低的因素外,与低温时血小板被滞留于肝脏有很大关系,这种现象在复温后可完全改变。低温时血液黏滞性增高增加了低灌注的危险。同时氧解离曲线左移导致更少的氧释放到组织中,由于氧溶解度增加而引起 PaO_2 降低,故低温时需调整血气值。

创伤患者的死亡率增高与体温过低有关,术后低温与蛋白质衰竭和负氮平衡及低钾有关。清醒患者通过寒战和增加代谢率维持正常体温,寒战使组织氧耗量增加 400%～500%,且每分通气量需要增加以维持足够的氧供,心排血量也须增加以保证将氧输送到组织中。但是随着患者体温恢复正常,其周围血管由于低温的原因而变得收缩更不明显,而导致复温休克。复温期间循环系统容量增大,故须补充血容量以防止低血压。

(三)预防

临床上,所有的低温和复温反射都须重视,且对低温的预防比对并发症的处理更为重要。维持正常体温的方法有使用热弧灯、热温毯,保持室温温暖,加热静脉输液液体及使用电暖空调等。使用循环紧闭回路是一条维持患者体温的有效途径;“人工鼻”在麻醉回路中通过减少热量丧失而有效地维持体温;湿化器可防止蒸发散热,也是一条有效维持热量的途径。

三、体温过高

麻醉手术期间引起体温升高的因素很多,体温升高后新陈代谢增加,体温每升高 1 ℃,新陈代谢增加 10%,易形成恶性循环,临床上必须保持警惕。

(一)恶性高热

恶性高热是以突然性高热和骨骼肌代谢亢进为特点的综合征。国外报道发生率为 1∶20 000,男性多于女性;有家族史者第 19 对染色体长臂有缺陷。若无坦屈洛林(dantrolene)治疗,死亡率高达 70%,而早期及时用坦屈洛林治疗可使死亡率明显下降(10%)。恶性高热多以麻醉药为促发因素,主要是卤烷麻醉药和琥珀胆碱,但没有麻醉药可认为是绝对安全的。

1.鉴别诊断

(1)覆盖过多或环境温度过高。

(2)设备功能差或误用:体温测定不准、加热毯温度超过 40 ℃、气道加热器超过 43 ℃、辐射加热器太靠近患者。

(3)产热增加:甲状腺功能亢进、嗜铬细胞瘤、成骨不全、感染、静脉注射液体污染、输血反应。

(4)中枢神经系统:下视丘损伤(缺氧、水肿、直接损伤),前列腺素 E_1、5-HT 增加引起。

(5)药物反应:神经安定恶性综合征、单胺氧化酶抑制药、苯丙胺、可卡因、阿托品、氟哌利多、甲氧氯普胺、左旋多巴停用后、氯胺酮、抗抑郁药。

2.临床诊断

(1)早期:呼气末 CO_2 上升、有时肌肉痉挛(包括单独的咬肌痉挛)、心动过速、呼吸急促、不平稳的血压、心律失常、发绀、大汗、急速体温升高。

(2)晚期:骨骼肌痉挛、左心衰竭、肾衰竭、DIC。

(3)实验室检查:呼吸性和代谢性酸中毒、低碳酸血症、高血钾、高血镁,血浆肌红蛋白、CPK、肌球蛋白增高。

3.监测

ECG、血压、脉搏氧饱和度、尿量、中心体温、$PETCO_2$、动脉血气、静脉血气(中心静脉或肺动脉)、血 K^+、血 Ca^{2+}、乳酸盐、肌酸激酶(CK)、尿肌红蛋白、凝血酶原时间、部分凝血活酶时间。

4.急需药品

静脉用坦屈洛林、碳酸氢钠、冰盐水、呋塞米、甘露醇、普鲁卡因胺、胰岛素、50%葡萄糖、冰片、冰被、体外甲状腺素等。

5.处理

(1)立即中止麻醉及手术操作,立即停用所有触发恶性高热的药物。如果手术不能立刻结束,应改用安全的麻醉药继续进行。

(2)100%的氧气高流量过度通气,尽可能快地更换新回路(麻醉机和钠石灰)。

(3)药物:①坦屈洛林:开始剂量为 2.5 mg/kg 静脉注射,一直增加到 20 mg/kg 的总量使征象恢复正常。②碳酸氢钠:根据动脉血 pH 和 PCO_2 立即用 1～2 mmol/kg 静脉注射,碳酸氢钠可使钾进入细胞内而改善高钾血症,滴完后做血气分析,必要时追加剂量。

(4)积极降温(如果患者高热):①静脉滴注冰盐水(非林格液)15 mL/kg,10 min 1 次,共 3 次。②冰盐水灌洗胃、膀胱、直肠和腹腔、胸腔。③体表用冰片及冰被降温。④必要时可用体外循环或热交换机。

(5)维持尿量:静脉注射甘露醇 25 mg/kg,呋塞米 1 mg/kg(每次可增大到 4 倍剂量),尿量每小时大于2 mL/kg即可防止肾衰并发症。

(6)治疗心律失常:用普鲁卡因胺 15 mg/kg 加入 100 mL 氯化钠溶液中,10 min 内滴完或直到室性异位节律缓解。因为这样的剂量可致癫痫,故不用盐酸普鲁卡因。

(7)治疗高钾:用 10 U 胰岛素加入 50%葡萄糖溶液 50 mL 中静脉注射以控制高血钾,同时监测血糖和血钾浓度。

(8)术后:为防止复发,应 3 d 持续静脉注射坦屈洛林 1 mg/kg,6 h 1 次;否则有 10%的患者术后8 h 内可能复发。

(9)必要时 24 h 动态心电图进行追踪观察。

(二)发生恶性高热的潜在因素

术前评估其潜在因素:①明确的家族史。②血浆 CPK 上升。③明确的肌组织活检。一旦有一个明确的家族史和血浆 CPK 增高,即使不进一步检查也可考虑诊断成立。有明确的家族史但三次间断的 CPK 值正常,肌肉组织活检阳性也可诊断;对可疑病例单独测出血浆 CPK 上升也有70%可信度;如获得组织活检结果则有90%可信度。用这些标准可以定义出恶性高热的高危人群。

四、监测技术

(一)测量仪器及方法

1.热敏电阻和热敏电偶电子温度计

在目前体温监测中较为常见,其中两种最常用的类型是热敏电阻和热敏电偶。热敏电阻体温测定仪的电阻有随温度变化而迅速改变的功能。热敏电阻的原理是由两种不同的金属构成回路,回路中的电流直接与两个不同金属物的温差成正比,这种原理要求其中一个连接物保持在标准的参考温度,而另一个连接物固定于体温探头。

2.红外传感器

红外线温度探测器外观上像个耳镜,可用来探测鼓膜的温度,由于鼓膜温度与中心体温有较好的相关性,这种探头已普遍使用,尤其是PACU和手术室内的区域麻醉时。其反应时间少于5 s,表面有一层经过处理的塑料膜,减少了患者之间交叉感染的机会。这种探头有2个不利因素:①只做不同时间的测量。②探头需准确放置于鼓膜处,如置于耳道处,其测量值有可能偏小。

3.液晶温度计

液晶温度计是一可贴于患者额头的液晶贴带,从随着温度而变化的液晶色带上读出温度。有人推荐为术中体温过高和麻醉期连续体温监测术。液晶温度计是一项新技术,其可靠性仍在研究之中。

(二)测量部位

以往有关麻醉与体温的研究大多使用的是直肠温度,而今推荐使用鼓膜温度作为中心体温的最佳代表,因其接近下丘脑这一体温感觉和调节部位。其他测量部位如前额、腋窝、鼻咽、食管亦可。

各种温度探头测定体温,其准确度和精确度最为重要。准确度指的是测量值与真实值之间的差距,而精确度则是测量值与其他有效的测量值相比的变化性。

作为持续中心体温的监测,鼻咽、食管或膀胱体温监测均显示出良好的准确度和精确度。为了避免可能损伤患者的鼓膜,仍推荐选择鼻咽、食管或膀胱为体温监测部位。舌下或腋窝置体温计测量体温有缺点或不足,但仍不失为在病房作为测试神志清醒患者体温的方法。

(三)围术期体温监测

测温部位应选择能代表中心温度的部位,通常选用鼻咽、鼓膜、肺动脉、直肠等处;皮肤温度比中心温度低,且它们之间的温差变异大,难以预测,麻醉时不宜选用。前额、颈部皮肤温度与中心温度相关性小。口腔、腋窝温度虽近似中心温度,但麻醉期间少用。

鼻咽温度可反映脑部的温度,临床上常用,但鼻咽温度可受气管及其周围气流的影响,吸入冷而干燥气体,鼻咽温度可降低;相反,吸入加热雾化气体,鼻咽温度可升高,必须注意。食管温度与心脏及血液温度接近,由于较冷空气进入气管与支气管,在食管上、中段温差较大,测温探头应插至食管远端1/3处,体外循环期间血流降温与复温期间食管温度变化快,与其他部位温差大,应与其他部位(鼓膜、直肠)温度作比较。鼓膜温度与脑温相关良好,是测定体温较好的部位，测定鼓膜温度需特制探头，插入外耳道时，动作要轻柔，避免鼓膜损伤。

全麻诱导后即刻的中心温度改变受很多因素的影响，因此在麻醉最初的30 min内体温监测意义不大，故手术时间短于30 min可不做体温监测。气管插管时，一般手术患者以食管远端或直肠测温较适宜，体外循环心内直视手术的患者则需多处连续监测体温的变化。

第五节　神经肌肉传递功能监测

在现代全麻中，几乎不可避免地需要使用肌松药，除此以外，临床麻醉中所应用的诸多静脉与吸入全麻药、局麻药和其他药物如抗生素、抗癫痫药、钙通道阻滞药等，均可对神经肌肉传递功能(NMT)造成多部位、多环节的影响。采用各种手段对此影响的性质与程度进行评估，即为神经肌肉传递功能监测。若将监测方法仅限于评价肌松药的神经肌肉阻滞性质与效能，则称为肌松效应监测。事实上，当今临床麻醉中所应用的NMT监测方法，均是以判断肌松药的神经肌肉阻滞性质与程度而设计的，监测的是神经肌肉兴奋传递的最终结果，而不是其中间环节。应用肌松药时，通过NMT监测，能为合理用药提供科学依据，在术毕有助于判断肌松药作用有无残留、指导使用拮抗药、区别中枢性与周围性呼吸抑制延长和确定神经肌肉阻滞的类型等。本节拟就常用的NMT监测方法的使用、临床意义及优缺点进行阐述。

一、NMT监测的原理

神经肌肉兴奋传递自运动神经产生冲动开始，经递质释放，形成终板电位与去极化，电一钙离子耦联及钙离子一收缩耦联，最终激发肌肉收缩。NMT监测是根据此兴奋一收缩耦联过程，人为用神经刺激器刺激运动神经，使其产生冲动，检测效应部位一肌纤维反应。肌纤维的反应主要分为两类：①肌肉机械收缩力反应。②肌肉的反应性复合动作电位。检测肌肉机械收缩力反应是通过各种换能器，将收缩力转变为电信号，经微电脑放大，数字化处理后显示在荧光屏上或打印记录。若检测肌肉反应复合动作电位，则直接经前置放大器将信号放大，其他步骤与检测肌肉收缩力相同。目前临床使用的NMT监测仪，无论如何更新改型，均为检测上述两种肌纤维反应。其他NMT监测虽可监测神经肌肉兴奋传递的其他过程，但设备昂贵、操作复杂，而不能用于临床。

理想的NMT监测仪器应设备精巧、操作简便灵活、实用性强、精确度与敏感性高；同时可将其所致的不舒适感减轻到最低程度。根据现代电子计算机的发展趋势，达到此目标虽属易事，如提高精确度与敏感性只需适度增加刺激电流、延长刺激时间或适量加快刺激频率，但所致的疼痛与不舒适感亦随之加重。因此，目前NMT监测的改进重点是神经刺激方法与刺激参数，以减轻疼痛与不适。

二、神经刺激器与电刺激参数

(一)神经刺激器

神经刺激器是临床常规应用的肌松药作用监测装置，能输出不同强度和不同频率的电刺激。为确保刺激电流能安全地作用于人体，又能提高监测效果，神经刺激器发出的电刺激脉冲需预先设置参数。刺激电流、电压呈恒速线性输出，不受其他电器干扰。为安全起见，神经刺激器最好能以电池作为电源，输出线路与电极有极性标志，并设有警报系统。另外，要求手提轻便，操作简单，控制钮易调节，能安全固定在输液架或麻醉机上。

(二)电刺激参数

1.刺激电流和电压强度

神经刺激器输出的电压应限制在 300～400 mV，常用 100～150 mV。当皮肤阻抗为 0～2.5 kΩ 时，输出的最大刺激电流为 60～80 mA，一般常用 20～50 mA。但末梢较冷或油脂类物质多时，皮肤阻抗增大，当>2.5～5 kΩ 时，则输出电流减少，对刺激的反应降低。为克服上述缺点，神经刺激器应有电流水平指示及低电流报警，以避免判断错误。

根据神经刺激器输出刺激电流的大小，分为超强和亚强刺激电流两类。超强刺激电流的确定应在使用肌松药前进行，一般从 2～10 mA 开始，其后按 2～5 mA 递增，直到诱发的肌肉收缩或肌电反应连续3 次接近于前一次刺激的反应值，3 次差值均在 10％以内，此时所需输出的刺激电流值即为超强刺激。意味着凡能去极化的神经，肌肉单元均已被激活，其反应已达最高的饱和状态，如继续增大刺激电流，诱发反应亦不会再增加。

临床监测中，为减少误差，一般在自动校准所需刺激电流基础上再增加 10％～20％，而且其后的监测便以此值为准，不宜随便更换。应用肌松药前超强刺激所致的肌肉收缩力或肌电反应值便设定为术前的参照值。应用肌松药后，肌肉麻痹或收缩减弱，如超强刺激程度不变，则所测得的肌肉收缩力或肌电反应强弱就能表示神经肌肉阻滞的程度。肌松监测中常用的超强刺激电流为 40～60 mA。超强刺激可引起患者明显的不适感，尤其是清醒或麻醉后苏醒及ICU 患者。为减少或避免超强刺激所引起的不适感，监测非去极化阻滞可用亚强刺激电流。亚强刺激是指刺激电流低于超强刺激且不引起神经肌肉的最大反应。非去极化阻滞时，应用4 次成串刺激(TOF)和双重爆发刺激(DBS)。判断肌松性质与程度的主要指标为 TOF 中第 4 次颤搐反应高度与第 1 次之比(T_4/T_1，TR)和 DBS 中第 2 个短强直刺激反应高度与第 1 组之比值(D_2/D_1)的大小。欲获 TR、D_2/D_1 值，不需在应用肌松药前获得 100％参照值，只要在非去极化阻滞与恢复期计算 TR 和 D_2/D_1 即可，故超强刺激并非必需。非去极化阻滞期间，在亚强刺激下，于较大电流范围内均可引出 TR、D_2/D_1 衰减。但最佳亚强刺激电流水平一般为20～30 mA。低于 10 mA 则无法测出 TR 和 D_2/D_1，高于 35 mA，不适感明显。

2.刺激电流输出的方式

刺激电流输出方式分为两种：即经自动校准输出与人为手控校准输出。经自动校准输出的刺激电流一般为超强刺激。由于肌肉机械收缩力型肌松监测仪的稳定性不如肌电图型，超强刺激开始后的8～12 min，肌肉的收缩力对超强刺激的反应增强，100％的参照值波动范围很大。因此，在临床监测中，为获得稳定可靠的数据，应以超强刺激开始后 8～12 min 内所测得的神经肌肉反应作为参照值。人为手控输出刺激电流时，为减轻清醒患者的恐惧和不适感，可加大增益、增加刺激脉冲时间、减小刺激电流，以求获得 100％参照值。

3.刺激频率

NMT 监测所应用的刺激频率通常用赫兹(Hz)表示，常用刺激频率为 0.1～100 Hz。0.1 Hz 表示每 10 s 出现一次刺激；10 Hz 表示每秒 10 次刺激。根据不同的刺激频率及刺激脉冲数量与间隔时间，可组成各种不同的 NMT 监测方法。

当刺激电流确定后，在 0.1～50 Hz 的频率范围内，刺激频率越快，接头前膜释放的乙酰胆碱越多，肌肉收缩程度越大，但所致的肌肉疼痛越重。另外，高频刺激能加快肌肉疲劳和增加局部血流，使肌松药更快地到达被刺激的肌肉。

4.刺激脉冲波形与宽度

神经刺激器发出的刺激脉冲波形应是单矩形波(即方波)。双相波形则可反复激发运动神经，引起爆发性动作电位，增强了刺激反应，能低估神经肌肉阻滞的程度，所以一般不用。刺激脉冲波形宽度，即刺激脉冲持续时间，常用 0.2～0.3 ms。刺激脉冲持续时间与神经肌肉的反应强度成正比，即持续时间越长，刺激神经肌肉的反应越强。但不能超过0.5 ms，如果超过 0.5 ms，可诱发出第二个动作电位，引起类似双相刺激波形的作用，使运动神经出现爆发性动作电位。

刺激脉冲的持续时间可自动校准确定或人为手控。在应用肌松药前进行对照值校准时，如不能达 100％对照值，可将刺激持续时间由 0.2 ms 延长至 0.3 ms。

5.刺激脉冲的间隔时间

每次或每几次刺激脉冲间应有一定的时间间隔，以便使神经肌肉接头的功能恢复至正常稳定状态。刺激电流确定后，间隔时间的长短视刺激频率的快慢而定。刺激频率相对较慢时，间隔时间可相应缩短；反之，则可相应延长。如每次或几次刺激脉冲间无时间间隔，刺激时神经肌肉接头前膜所消耗的乙酰胆碱尚未补充至正常，可人为造成肌肉收缩衰减，导致对 NMT 或肌松程度与性质的错误判断。

6.增益的确定

增益即可控放大倍数，功能齐全的肌松自动监测仪应可进行自动校准与人工手控确定刺激参数。应用肌松药前行 100％对照值自动校准时，增益亦随之确定。如用手控调校 100％对照值，可适当减小刺激电流，增大增益，以减轻患者的不适感。

三、神经刺激的部位和电极

(一)神经刺激的部位

从原则上而言，位于体表的运动神经均可作为刺激部位。但在临床麻醉中，腕部、肘部尺神经最为常用，其次为腕部正中神经、胫后神经、腓神经、面部运动神经。测试电极或加速、压电传感器放在上述运动神经所支配的肢端或肌肉上。刺激电极放置在运动神经走向的皮肤上，电极间最适合的距离应为 2 cm，短于此距离电极间易相互干扰。若超过 3 cm，不易获得超强刺激电流或 100％参照值。

刺激部位应远离术野，如果采用目测法或触感法评估诱发反应的强弱，刺激部位必须靠近麻醉医师。采用上肢或腿部肌肉，不应将血压计袖带放置在同一肢体。在上运动神经元损伤患者，不能采用患侧肢体进行监测。下面就常用监测部位的优缺点及注意事项进行介绍。

1.尺神经

因为尺神经在许多手术中最易接近，另外由于其支配肌肉有其解剖学特点，所以是最常用的肌松监测部位。尺神经支配拇内收肌、小指内收肌和第一掌间背侧肌。最常监测拇内收肌的收缩力，容易进行观察、测量和定量。因该肌肉位于刺激部位的对侧，所以对肌肉几无直接刺激作用，可低估神经肌肉阻滞的程度。在使用肌电图监测时，宜选用其他肌肉。

(1)可在腕部或肘部进行尺神经刺激:在腕部刺激可引起拇指内收和其余四个手指的屈曲。在肘部刺激尺神经能致手内收,并有可能将手指活动错误理解为神经—肌肉反应。采用机械收缩力法或肌电图法测定诱发反应时,刺激电极应靠近腕部,以限制手部活动。在小儿为避免直接刺激肌肉所致的干扰,宜选用肘部电极。

(2)在腕部,两电极通常放置在前臂远端尺侧,远端电极放在距近端腕横纹 1 cm 的尺侧屈腕肌桡侧,近端电极置于远端电极近侧 2～3 cm 处。在肘部,电极应放置在肱骨上髁内侧的切迹上。需特别注意防止电极引起的直接尺神经压迫。

(3)采用非肌电图性监测时,将诱发反应监测局限于拇内收活动极为重要。如果观察其他手指,不能保证完全性间接反应,可低估神经肌肉阻滞的程度。

(4)使用肌电图监测时,记录电极可放置在小指内收肌(小鱼际)、拇内收肌(大鱼际)或第一掌间背侧肌表面。掌侧皮肤出汗时,其电阻可变化;在体力劳动患者,因皮肤角化可导致电阻增加。在出汗和皮肤角化情况下,对手背侧电阻的影响轻于掌侧,宜选用掌间背侧肌进行监测。为记录掌间背侧肌的反应,应将记录电极阳极放置在食指和拇指间的指蹼,参照电极放置在食指根部。表面电极固定简单、保持位置容易,且很少受手部运动的干扰。

(5)监测小鱼际肌电图时,两电极放置于掌侧小鱼际隆起部,或者将记录电极阳极放置在小鱼际隆起部,参照电极放置在环指第二节底部或小指指根部。应用小鱼际肌的优点是无须牢固的手部固定,因为其很少受运动干扰。另外,小鱼际隆起部内腔宽大、表浅,记录电极和肌肉之间的组织量少,降低了测定干扰的可能性。但是,潜伏期短可产生刺激干扰。

(6)如果监测大鱼际肌电图,记录电极放置在鱼际隆起部和中指或示指的远端指骨表面或者是拇指指根侧面。存在问题包括:正中神经刺激所致的干扰大鱼际肌较小鱼际肌明显,持续性拇指内收可使肌肉更加靠近皮肤,活动性降低。

2.正中神经

正中神经较尺神经粗大,但不如尺神经表浅。可在腕部对其进行刺激,电极放置在尺神经刺激部位的内侧,能诱发拇指内收和监测鱼际肌的肌电图信号。

3.胫后神经

刺激胫后神经时,电极放置在胫骨内踝后部和跟腱前部。刺激产生大踇趾跖屈。如果监测肌电图,记录电极放置在足底面的踇短屈肌或跖骨间肌表面,参照电极放置于大踇趾。虽然此部位不常用,但有许多优点,尤其在小儿患者及其上肢需行其他监测或创伤性穿刺、手部不易接近或因其他原因(如手离断、烧伤和感染)不能使用时。但在外周血管疾病、代谢性神经病变或足畸形患者,诱发反应的质量降低。

4.腓神经

刺激腓神经时,电极放置在腘窝附近靠近腓骨颈的部位。刺激产生足部背屈活动。

5.面神经

当上肢和下肢不易接近时,可用面神经监测神经肌肉阻滞。但是,面神经与膈肌一样,对肌松药相当耐受。用面神经刺激监测处理神经肌肉阻滞时,在相同反应下,其肌松强度大于肢体神经刺激监测。因此,用面神经刺激评估神经肌肉阻滞恢复时应特别注意,虽刺激反应已完全恢复,但仍可有明显的神经肌肉阻滞作用存在。刺激面神经有助于确定肌松药在颌部、喉部肌肉和膈肌的起效时间。刺激面神经时，电极放置方法有三种。

(1)阴极放置在耳垂下部的前面，另一电极放置于耳垂后面或下面。刺激此部位时，肌肉收缩是刺激神经的结果，而非直接肌肉刺激。

(2)阴极放置在耳垂前面，阳极放置在对侧眉毛侧沿，此种电极放置方式，在对侧为直接肌肉刺激，同侧为间接肌肉刺激。

(3)一电极放置在眼外眦侧下方，另一电极可放置在耳垂前部或外眦外侧 2 cm 或外眦上方 2 cm 处，此种电极放置方式产生直接肌肉刺激。

(二)神经刺激电极

常用电极有两类：表面电极与针形电极。表面电极用于经皮电刺激；针形电极用于皮内电刺激。一些简单神经刺激器直接连接有球型或片状金属电极，两电极相距约 3 cm，虽然使用方便，但与患者皮肤接触效果差，有致烧伤的可能。

1.表面电极

可为重复使用的导电橡胶电极或一次性预涂导电膏型氯化银电极，后者使用最广泛。表面电极多为粘贴型，使用方便、操作简单、无创伤、患者舒适且乐于接受。

表面电极的实际导电面直径一般为 7～8 mm。橡胶电极随着使用时间延长，阻抗愈来愈大。因此，老化电极应及时更换。粘贴部位的皮肤用有碾磨作用的细砂轮或其他脱脂清洁剂与用具(如乙醇、细纱布)清理干净，以减少皮肤的阻抗。当应用表面电极无法获得超强刺激或100%对照值时，应及时更换针形电极。

当电极导电面积增大时，电极皮肤阻抗降低，可引起皮肤烧伤和疼痛。另外，也可使获得超强刺激更为困难。所以在不同年龄患者，应使用不同型号的电极。外周神经刺激专用电极不仅在厚度上有别于心电图电极，而且电极上涂有维持皮肤表面 pH 值的化学缓冲剂，所以两种电极不能互换使用。

2.针形电极

虽然市售有神经刺激器的专用针形电极，但也能用短细的不锈钢注射针头或针灸针代替。专用针形电极表面附有特殊涂料，以减少组织反应。针形电极仅需插至皮下，不能直接接触神经干。插入过深可导致直接肌肉刺激和(或)神经损伤。针形电极刺入皮下的角度应与神经干平行，以防机械性刺激和(或)损伤。电极插入皮下后，用胶布将其固定，因电极头端移动可影响监测结果。

针形电极能明显降低电极皮肤阻抗，尤其适宜在皮肤增厚、末梢较冷和水肿的情况下使用，如肥胖、甲状腺功能低下和肾衰竭的患者。

针形电极的缺点包括：①使用不当可出现断针、感染和神经损伤。②在清醒患者放置可出现不适感。③电流过高可致烧伤。

四、电刺激的类型和方式

(一)单次颤搐刺激

1.基本技术

应用单次超强刺激，频率 0.1～1.0 Hz，刺激时间 0.2 ms。一般每隔 10～20 s 刺激一次，以便使神经肌肉终板功能恢复至稳定状态。电刺激的频率越快，肌肉收缩幅度降低越明显，贮存的乙酰胆碱消耗也越快，衰减与频率呈正比，频率达 1 Hz 时，超强刺激的时间可缩短。所以在较快频率刺激下，因为肌颤幅度的衰减，可过高估计神经肌肉阻滞的程度。

2.临床意义

单次颤搐刺激监测的临床意义包括：①用于粗略判断程度较深的神经肌肉阻滞，包括去极化与去极化阻滞程度(表 7-8)，帮助确定第一次给药后的效果是否满意，应否再追加药物及多次给药的时机。②用于判断呼吸抑制的原因是中枢性或外周性。

3.单次颤搐刺激的优缺点

单次颤搐刺激需要在用肌松药前测定反应对照值，用药后测定值以对照值的百分比来表示神经肌肉功能的阻滞程度(表 7-8)。其优点是简单及可用于清醒患者，并能做反复测试。缺点是敏感性较差，终板胆碱能受体有 75%～80%被阻滞时，颤搐反应才开始降低；90%受体被阻滞时，颤搐反应才完全消失。因此，即使单次颤搐刺激恢复到对照水平，仍有可能存在非去极化肌松药的残余作用。另外，单次颤搐刺激只能监测神经肌肉阻滞的程度，而不能辨别神经肌肉阻滞性质属去极化阻滞或非去极化阻滞。

表 7-8 颤搐高度与肌松程度之间的关系

与对照值比较(%)	肌松程度
100	无肌松现象
50	轻度肌松，VT 和 Vr 减少
40	轻度肌松，可施行不需充分肌松的手术
25	中度肌松，腹肌松弛，可行腹部手术
5	横膈无活动，下颌及咽肌松弛，可施行气管插管
0	横膈活动完全消失，呼吸停止

(二)四次成串刺激

1.基本技术和特征

连续给予四次为一组的超强刺激，频率为 2 Hz，矩形波。每个刺激脉冲宽度0.2～0.3 ms。两组刺激间隔为 10～30 s，以免影响四次颤搐刺激的幅度。常用自动肌松监护仪的 TOF 刺激间隔为 12 s，这种频率足可以使神经肌肉接头处的乙酰胆碱排空，且可防止易化现象。应用中，在给肌松药前先测定对照值，四次反应颤搐幅度相同，即 TOF 比率(T_4/T_1 比率)=100%。

2.临床意义

(1)鉴别神经肌肉阻滞的性质：应用去极化神经肌肉阻滞药物后，四次刺激反应高度同等降低，无衰减现象。应用非去极化肌松药时，出现颤搐幅度降低，第四次颤搐反应首先发生衰减，第一次颤搐反应(T_1)最后发生衰减。

(2)观测去极化阻滞向脱敏感阻滞(Ⅱ相阻滞)转变：应用去极化肌松药中，T_4/T_1 比率大于 0.9 或接近 1.0。如 T_4/T_1 比率小于 0.7，提示已发生脱敏感阻滞；当 T_4/T_1 比率在 0.5 以下并有强直后增强时，肯定已发展为脱敏感阻滞。

(3)根据 TOF 比率和对 TOF 刺激的反应次数，可以判断非去极化阻滞的深度和恢复。随非去极化阻滞程度逐渐加深，四次刺激反应可按 4、3、2、1 的顺序消失。T_4 消失相当于单次刺激时肌颤搐抑制的75%；T_3 消失相当于80%～90%抑制；T_2 消失相当于90%以上的抑制；T_1 至 T_4 的四次反应全部消失则为100%抑制。

在深度非去极化肌松药阻滞的恢复中，四次成串刺激的反应则按1、2、3、4的顺序出现，TOF比率恢复至0.6以下，有明显的肌肉收缩无力，由此所致的通气指标、气道保护功能不能满足机体的基本需要。TOF比率恢复至0.7时，通气指标可接近或达到正常值，能满足机体的基本需要，但咳嗽、吞咽等气道保护功能仍有不同程度的减弱，尤其是老年、儿童及体质衰弱者。TOF比率恢复至0.9时，虽通气功能和气道保护功能均已基本恢复正常，但仍可有部分患者主诉眼睑下垂、视力模糊等。TOF比值恢复与临床征象的关系见表7-9。

表7-9　TOF比值恢复与临床征象的关系

TOF比值(%)	临床征象
25	T_4 出现，肌松作用开始恢复，可以用拮抗药
40	不能抬头和举臂
50	开始睁眼、伸舌
60	能咳嗽、抬头和举臂3 s，肺活量及用力吸气负压仍低于正常
70～75	能咳嗽、完全睁眼和伸舌，抬头举臂5 s
80	肺活量、用力吸气负压及呼气流速基本正常，神经肌肉功能恢复正常

在临床麻醉中，可根据不同部位的肌松要求，掌握用药剂量。一般情况下，阻滞深度至少要使 T_4 消失；对于腹部手术给药剂量应达 T_3 或 T_2 不再出现；需要深层暴露、肌肉极度松弛或控制呼吸的患者，必要时应增量至 T_1 仅有微弱反应(<5%)。若 T_1 亦不出现，说明神经肌肉接头已全部阻滞，通常没有必要达此深度。

术毕多以TOF比率大于0.7作为NMT恢复的指标或全麻后拔除气管导管的指征。主要是因为此时的通气功能可维持机体在静息条件下的生理需要，并非NMT的完全恢复。一般认为，神经肌肉接头处只需25%～30%的乙酰胆碱受体即可维持正常的传递功能，而肌松药只有占据70%以上的受体才能表现出肌肉松弛作用，所以，即使TOF比率恢复至1.0，仍可存在药物的残余作用。

3.TOF刺激监测的优缺点

(1)优点：①对残余的神经肌肉阻滞较单次颤搐刺激敏感。②无须与术前对照值比较，深度阻滞时尚可免去计算的麻烦。③能对神经肌肉阻滞进行准确的动态性定量监测，且可反复进行。

(2)缺点：①不适于监测深度神经肌肉阻滞，当 T_4 消失或 T_1 低于对照值的10%～20%时，TOF比率则无法计算，即等于零。较此水平更深的非去极化阻滞或琥珀胆碱引起的脱敏感阻滞，则不能进一步用数字监测表示；同样，去极化阻滞的程度大于零的水平时，亦不能定量表示。②监测神经肌肉阻滞后恢复过程的敏感性较强直刺激低，即神经肌肉接头处的受体被药物占据70%时，TOF比值即可≥70%。③TOF的超强刺激能引起清醒患者不适和恐惧感。④用目测法或感触法不能准确评估衰减的程度，如TOF恢复至0.4～0.7时，目测法或感触法几乎辨别不出衰减。

(三)强直刺激

1.基本技术和特征

当刺激频率增加时,肌肉可以发生强直收缩。强直刺激频率一般为 30、50、100 或 200 Hz。目前临床上常采用 50 Hz 持续 5 s 的强直刺激,因为以 50 Hz 的频率进行强直刺激所诱发的肌肉收缩力相当于人类自主用最大力所能达到的肌肉收缩程度。超过 50 Hz 时肌肉不能迅速做出反应,故临床不常用。超强刺激时的超强刺激电流为 50～60 mA。

在 NMT 正常情况下进行强直刺激时,开始因运动神经末梢释放大量乙酰胆碱,故强直刺激反应能力较强直刺激前增强。此后由于可动员的乙酰胆碱的补充速度慢于可立即释放乙酰胆碱的释放速度,其释放量开始减少,所以强直刺激反应程度较开始时略低,但仍可很好维持在较高水平或高于刺激前,不发生衰减。

2.临床意义

强直刺激是测定肌松药有无残留较为敏感的方法。与单次刺激联用,按照单次刺激一强直刺激一再单次刺激的顺序给予刺激,可鉴别非去极化与去极化阻滞。

(1)非去极化阻滞:非去极化阻滞及琥珀胆碱引起Ⅱ相阻滞时,强直刺激开始,神经末梢释放大量乙酰胆碱,神经肌肉功能阻滞被部分拮抗,肌肉收缩反应增强。然后,乙酰胆碱释放量下降,肌松作用增强,出现衰减现象。

持续的强直刺激,正常人也可能出现肌张力或颤搐幅度递减,这属于生理性疲劳现象,不应视为异常。非去极化阻滞出现的递减现象,应发生在强直刺激后的 0.5 s 内才有诊断意义。

强直刺激时有相当数量的乙酰胆碱被动员出来,蓄积在神经末梢。若再给予单次刺激,则蓄积的乙酰胆碱立即释放至神经肌肉接头处发挥作用,使颤搐幅度显著增加,称为强直后易化现象。未给肌松药的患者强直刺激后再给予单次刺激也往往有肌收缩力增强的现象,称为强直后增强。需注意,只有肌颤搐幅度增强 1 倍以上才能认为是 FTF。FTF 的持续时间取决于神经肌肉阻滞的深度,一般 60 s 消失。非去极化阻滞时,抗胆碱酯酶药如新斯的明,依酚氯铵能对抗其作用,使肌肉收缩力和肌电振幅增加。

(2)去极化阻滞:在去极化阻滞下进行强直刺激时,尽管乙酰胆碱因大量释放而减少,但接头前膜乙酰胆碱释放的正反馈效应不能被常用量的去极化肌松药所阻断或影响很小,所以乙酰胆碱的动员、补充速度能显著增快,致使可立即释放的乙酰胆碱量能得到及时补充,故强直刺激反应可维持而不出现衰减。临床上利用神经肌肉对强直刺激反应有无衰减及强直后易化现象,监测神经肌肉阻滞性质,判断其属去极化阻滞或非去极化阻滞。抗胆碱酯酶药能加强去极化肌松药的肌松作用。长时间、大剂量、重复应用去极化肌松药如琥珀胆碱,可转变为脱敏感阻滞,则出现非去极化阻滞的特征。临床上可静脉注射依酚氯铵5 mg 进行鉴别。

3.影响因素

(1)刺激频率:对强直刺激的反应可受刺激频率的影响,频率越高、持续时间越长、强直刺激越敏感。100～200 Hz 的强直刺激,甚至很少量的肌松药,在其他神经肌肉接头功能检查均正常的情况下,也能显示出肌收缩力衰减的现象。而用较低频率,例如 30 Hz,则不出现。但频率过高反而会发生强直后抑制,不再出现易化现象。200 Hz 的强直刺激已接近神经肌肉传导的不应期,故频率应以此为限。一般认为,临床应用宜在 100 Hz 以下。频率过高能过高估计神经肌肉阻滞的程度。

(2)刺激持续时间:强直刺激的持续时间极为重要,因为刺激持续时间越长,颤搐衰减越明显,一般不应超过 5 s。在非去极化阻滞下,仅需 1～2 s 的强直刺激即可出现衰减。

(3)其他:在较强的吸入麻醉药作用下,即使未用肌松药,在如此高频率刺激时也会出现衰减。因此,在测试肌松药残余作用时,应对其结果做全面分析,才能得出正确结论。

4.强直刺激的优缺点

(1)优点:①能区别两类不同性质的神经肌肉阻滞。②敏感性高,如在单次颤搐刺激下,需要占据75%的受体才可测出颤搐衰减;在 50 Hz 强直刺激下,占据 60%以上的受体即可出现衰减;在 100 Hz 的强直刺激下,50%以上的受体被占据即可发生衰减。③用目测法或感触法能较准确辨别其反应能否维持及有无衰减。

(2)缺点:①强直刺激可致较难忍受的疼痛,清醒或麻醉后苏醒的患者不愿接受。②在神经肌肉阻滞后恢复的中晚期,强直刺激可拮抗药物所致的神经肌肉阻滞,混淆掩盖恢复的速度。③强直刺激后,NMT 需一段时间才能恢复正常,因此每次强直刺激间至少需间隔 6～10 min,故此法不宜做连续动态监测,也不宜用于中、短效肌松药的恢复监测。④与其他刺激方法联合应用,易影响其监测结果。

(四)强直刺激后计数

1.基本技术

在外周神经肌肉深度非去极化阻滞时,经单次颤搐刺激和 TOF 刺激监测为零,在此无反应期,先给1 Hz单次颤搐刺激 1 min,然后用 50 Hz 强直刺激 5 s,3 s 后再用 1 Hz 单次刺激共 16 次,记录强直刺激后单次颤搐反应的次数,称 PTC。每隔 6 min 进行一次。PTC 与 T_1 开始出现时间之间的相关性很好,可以预计神经肌肉收缩功能开始恢复的时间。PTC 数目越小,表示阻滞程度越深,一般 PTC 少于 10 次时 TOF 刺激反应消失。

2.临床意义

(1)主要在深度非去极化阻滞下对单次颤搐刺激与 TOF 刺激无反应时用于监测阻滞深度。由于强直刺激可影响去极化神经肌肉阻滞的恢复过程,故应用去极化肌松药致深度神经肌肉阻滞不能进行监测。

(2)PTC 为 5～10 可视为深度神经肌肉阻滞。

(3)通过观察 PTC 与强直刺激后颤搐高度及 TOF 刺激反应出现时间之间的关系,可以判断神经肌肉阻滞后开始恢复的时间。

3.强直后单爆发刺激(PTB)

(1)刺激方法:该方法于 1995 年由 Saitoh 等设计报道。具体方法为:用 50 Hz 的强直刺激持续 5 s,超强刺激电流为 50 mA;3 s 后给予单短爆发刺激,刺激频率为 50 Hz,超强刺激电流为 50 mA;由 3 个刺激脉冲组成,每个刺激脉冲宽度 0.2 ms,脉冲间隔 20 ms。

(2)临床意义:主要用于监测 PTC 不能测出的深度非去极化阻滞。如在应用大剂量非去极化肌松药后,虽经 PTC 监测无反应,为防止深部手术刺激出现体动反应,即可行 PTB 检测。

4.PTC 的优缺点

(1)优点:主要优点是可定量监测 TOF、单次颤搐刺激不能检测的深度神经肌肉阻滞。

(2)缺点:①由于每次 PTC 间至少需间隔 6 min,所以不能连续观察深度神经肌肉阻滞的动态过程,尤其是单次静脉注射中、短效非去极化肌松药时,应用 PTC 监测的时间较短,往往仅一次。②仅能用于深度非去极化阻滞的监测,而不能用于去极化肌松药所致的深度神经肌肉阻滞。③与强直刺激一样,不宜在清醒患者或麻醉后苏醒的患者应用,因为其可能导致较强的疼痛和不适感。

(五)双重爆发刺激

1.基本技术和方法

双重爆发刺激(DBS)由两组短暂的强直刺激组成,两组间的间隔时间为 750 ms,各组中脉冲间隔时间为 20 ms,刺激脉冲宽度 0.2 ms,超强刺激电流 50 mA,亚强刺激电流为20～30 mA。正常情况下,肌肉对 DBS 中两组短强直刺激反应强度相等。神经肌肉存在非去极化阻滞时,第二组短强直刺激反应出现衰减,依据衰减程度判断残余阻滞。

根据两组短暂强直刺激所含刺激脉冲数不同,分为不同的 DBS。如两组各含 4 个刺激脉冲,称为 DBS 4.4,各含 3 个刺激脉冲,称为 DBS 3.3;第一组含 3 个刺激脉冲,第二组含 2 个者为 DBS 3.2;相应的脉冲数为 4 个与 3 个,则称为 DBS 4.3。经临床研究证明,DBS 3.3 与 TOF 比率的相关性最好;DBS 3.2 检测残余神经肌肉阻滞的能力最强。临床多用 DBS 3.3,其次为 DBS 3.2。

2.临床意义

主要用于监测残余非去极化阻滞。在非去极化肌松药的恢复期,当 TOF 刺激已不能检测出衰减时,可应用 DBS 做进一步测定。由于 DBS 中两组短强直刺激所致的肌肉收缩反应能清晰分开,即使用目测法或触感法,也能辨别第二次收缩反应是否存在衰减,且敏感性较 TOF 刺激高。如当 TOF 比率恢复至 0.4～0.7 时,采用 DBS 目测法或触感法,仍有 72%～83%的比例能判断出存在衰减。

采用 DBS 自动检测法时,可计算 DBS 中第二组强直刺激反应高度(D_2)与第一组(D_1)的比值,即D_2/D_1。如小于 1,则说明存在衰减,主要用于 TOF 比率恢复至 1.0 后继续监测残余肌松作用。

DBS 监测也能用于术中肌松监测。在超强和亚强刺激电流下,TOF 比率和 D_2/D_1 比率之间具有高度相关性。

3.优缺点

(1)优点:①采用目测或感触法时,DBS 检出残余肌松的敏感性较 TOF 刺激敏感。②DBS后,NMT 恢复正常所需时间较强直刺激短,两次 DBS 之间只需间隔 15～20 s 即可,所以能对非去极化肌松药的恢复过程进行连续动态观察。③在 20～30 mA 的亚强刺激电流下,DBS 能较超强刺激具有更高的残余肌松检出率,从而减轻了患者的不适感。④能用目测或感触法敏感辨别第二次收缩反应是否存在衰减,只需一神经刺激器即可,具有简便实用的特点。

(2)主要缺点:为对清醒患者的不适感强于 TOF 刺激。

五、神经肌肉阻滞的临床估测法

(一)神志清醒的患者

可观察有无自主动作的能力。常采用的试验有以下几种。

1.抬头试验

抬头试验是最常用的试验方法，一般以患者抬头离开枕头持续 5 s 作为神经肌肉阻滞的恢复指标，此法被认为是临床估测法中最敏感的指标。抬头能持续 5 s，TOF 比率在 0.7～0.8 甚至以上，最大通气负压超过－3.3 kPa(－25 cmH_2O)，肺活量达对照值的 83%以上，潮气量大于 7 mL/kg。

2.握力试验

与患者握手，观察其握力是否恢复到一定程度。此法需凭医生的主观感觉，缺乏客观指标。必要时令患者握气球或水球，经过压力传感器记录握力的大小，但应有对照值，故操作复杂。

3.下肢抬高试验

抬高下肢离开手术台面或床面持续 5 s 以上，临床意义同抬头试验。

4.抬下颌试验

嘱患者自主抬起下颌，判断颌面肌张力是否恢复。

5.观察眼肌张力

检测眼睑是否下垂，能否自行睁眼，观察抬举眼睑的力量和两眼球的协调动作。因非去极化肌松药首先作用于眼部和头面部小肌肉，恢复时则在最后，故眼肌张力是观察肌松作用是否消失的一个较为灵敏的指标。

6.吸气负压试验

闭合口鼻后，令患者用力吸气，测定呼吸道内所产生的负压，吸气力应至少达 60 cmH_2O。

(二)神志尚未恢复的患者

观察胸式和腹式呼吸是否恢复正常，应特别注意胸廓扩张的幅度和肋间肌的牵拉力量。肌松作用尚有残留时呼吸浅而弱，胸廓扩张无力，可能伴有气管拖拉或叹息状呼吸。此与呼吸道梗阻有显著不同，后者辅助呼吸肌也同时参加运动，显示出呼吸困难状；而前者呼吸甚为平静，但有时不易与中枢性呼吸抑制相区别。

判断呼吸肌肌力强弱的一个简单方法是用吸痰管通过气管导管刺激气管和隆突区，观察患者的咳嗽动作。如果咳嗽有力，肋间肌能明显地牵拉肋骨，而且能连续咳嗽数次，则表示肌力已基本恢复。

在观察呼吸肌肌力恢复的方法中，较为客观且有数字指示者是用仪器测定通气量。将通气量计与密闭口罩、麻醉机或气管导管相连，便能直接读出数值。潮气量和每分通气量应达到或接近正常水平。神志清醒患者，有条件时尚可测定吸气与呼气流速、肺活量和时间肺活量。

如果以上各项试验基本满意，还可采取撤离麻醉机试验，以进一步观察和确认。即麻醉结束后，令患者呼吸空气 15 min，注意有无发绀和二氧化碳蓄积的表现。然后再拔去气管导管，继续观察 15 min，必要时测定血气，或给皮肤以疼痛刺激，注意呼吸能否立即加深加快。若观察 30 min 无异常，便可返回病房。

六、诱发反应的评估方法

(一)目测

目测(visual assessment)是最简单的诱发反应评估方法。主要优点是携带放置方便,无须测电极与回路。在神经刺激下,通过目测可确定TOF刺激的反应次数,TOF或DBS刺激有无衰减、强直刺激后有无易化现象以及强直后计数等。为改善目测结果的准确性,可使用增强肌肉对神经刺激反应的装置,如肌缩观测仪。该装置通过牵拉被刺激的肌肉能增强其对神经刺激的反应,使不易观察的微弱颤搐反应增强,从而有益于目测评估。但是研究发现,通过目测准确评估TOF比率或将单刺激高度与其对照值相比较十分困难。

虽然在较低电流刺激下,可更准确目测TOF刺激的衰减程度,但仍与实际肌松程度存在差别。另外,目测结果与使用者的技术熟练程度也有明显关系,且可掺杂过多的人为主观因素。因此,目测法仅可作为较粗糙的监测手段选用。

(二)感触法

感触法(tactile monitoring)要求观察者将手指放在被刺激的肌肉上,给予微小前负荷并感知肌肉收缩强度。当用TOF刺激评估神经肌肉阻滞时,此法较目测法更敏感。在TOF、DBS和强直刺激下,感触法能用于判断反应的出现和消失以及有无衰减。也能用于测定强直后计数。如果对TOF刺激仅有1次反应,能估计TOF比率。但是在TOF比率超过40%以后,即使熟练的观察者用此法判断颤搐衰减也十分困难。另外,此法也不能准确测定单颤搐抑制的程度。

(三)肌机械图(Mechanomyogram,MMG)

用神经刺激器刺激运动神经,诱发所支配的肌肉收缩,肢端运动产生力量。力一传感器固定在被测肢端如前臂,使大拇指运动所产生的力量始终较精确地对着力一传感器长轴,收缩力作用于力一传感器内的应变元件,其电阻值随力的大小发生相应的改变。利用收缩力引起应变元件电阻值的变化,调制电路的输出,从而得到与收缩力变化相应的信号,经肌松自动监测仪内的模数转换器将电信号转换成数字信号,再经微电脑进一步处理,将所测收缩力的大小以数字或图形式显示和打印出来。

值得注意,此种监测方法不能受肢体移位与自主运动的干扰,一旦改变受检肢端与力一传感器长轴的关系,使力一传感器受力方向发生成角改变,则会严重影响监测结果的准确性。因此,应用此法监测时需将受检肢体做良好的固定。为提高力一传感器型肌松自动监测仪的精确度,减少受检肢端移位对检测结果的影响,常可加用方位传感器。此种传感器为一种变感抗型或变容抗型换能器,以力一传感器的长轴为基点,将受检肢端的偏移多少转变为电信号的大小,与力一传感器的信号一起传给微电脑进行综合、滤过和处理。

为使测量准确,重复性好,肌肉的收缩必须是等长的,因而需给被测肢端加上一定的前负荷(50～300 g)。如拇指一般加200～300 g,可以使肌肉在收缩前处于等长状态,前负荷较低或无前负荷均可使肌肉产生的收缩力降低,影响测定的准确性。另外,还应注意在开始刺激的8～12 min内,肌肉对超强刺激反应增加,所以需在稳定后才做对照测定。

(四)加速度仪

加速度仪(acceleragraphy)是近年来开始应用的一类新型NMT监测仪。其主要改变系加速度传感器，实质上是力一传感器的改良，间接反映肌肉收缩力。基本原理是根据牛顿第二定律，即力等于质量和加速度的乘积。因质量不变，力的变化与加速度呈正比，即加速度可以反映力的变化。

测定时，用电刺激运动神经，受检部位肌肉不仅产生收缩力，而且产生加速度，肌肉收缩力与加速度成正比。加速度传感器内有一压电陶瓷晶片，晶片的两侧为电极，如固定在大拇指指端腹侧，大拇指的运动移位产生加速度，作用于压电陶瓷晶片，传感器产生电压变化。大拇指的加速度与传感器的电压变化成比例，由此将加速度转变为电压性电信号，经微电脑处理转换为数字显示并打印。

加速度换能器的体积为 11 mm×26 mm×25 mm，使用尺神经、拇内收肌单位监测时，除需用胶布将换能器牢固粘贴在大拇指指端腹侧外，还需将其他 4 指和前臂用弹性绷带固定在木板上，另用两个橡胶电极置于尺神经表面。刺激方法与神经刺激器相同，技术要求恒流(60 mA)，阻抗＜5 kΩ，脉冲时间4.2～4.3 ms，重复刺激无危险。

用加速度仪监测 NMT 的精确度与肌机械图测定相似，而且换能器不易受外界影响，无须预置前负荷，操作简单，固定方便。但须注意，用加速度仪测定的 TOF 对照值往往较力移位换能器高。在研究小剂量非去极化肌松药产生的轻度神经肌肉功能阻滞时，不能与力移位换能器直接进行比较。另外，临床应用表明用加速度仪所测数据的稳定性不如肌电图型监测仪。

(五)肌电图

刺激运动神经时，除非存在一定程度的神经肌肉阻滞，否则所支配的肌细胞产生双相动作电位，在所刺激的肌肉表面放置电极能测得众多动作电位的总和，即复合动作电位。此可用于评定相应肌肉的电反应。

肌电图(electromyography，EMG)测定时电极可放置在许多部位，如手部、腕部、前额或足底，但以刺激手部尺神经为主。测定时，沿神经通路放置两个刺激电极进行神经刺激，刺激条件类似于其他监测方法。为记录肌电反应，需放置另三个电极，其中两个为接受电极(感受和记录电极)，一个为接地电极。将主动接受电极放置在肌肉运动区，将无关电极或参考电极放置在肌腱或肌肉附着部位能获得最佳信号。接地电极的作用是减轻刺激干扰，应放置在刺激电极和接地电极之间。为获得较好结果，校正前电极至少应与皮肤接触 15 min，简单固定肢体和持续拉紧所记录的肌肉能减少运动干扰。

诱发的肌电图信号经滤过、整流和放大，然后以极慢速率显示和(或)记录数字和图形。肌电图型 NMT 监测仪能自动设定超强刺激和确定对照反应。按预设间隔进行神经刺激，能自动测定反应强度并将其与对照值相比较。另外，大部分肌电图型 NMT 监护仪能自动调节增益。

当单一脉冲反应超过预定值和打印机进行持续记录时，监护仪有报警信号提示。许多肌电图型 NMT 监护仪设置有安全系统，能对监护仪的功能失常、脱连接、皮肤电阻增加、超强刺激消失等进行报警。

在非去极化神经肌肉阻滞下，动作电位的幅度降低。用 TOF 刺激诱发连续反应，动作电位幅度出现衰减。恢复中，TOF 比率能大约达 100%，但动作电位幅度不能完全恢复至对照值。虽肌电图型肌松监护仪的准确性高，但仍不及肌机械图。需注意，在非去极化阻滞下，肌电图和肌机械图型肌松监护仪的结果具有相关性,在去极化阻滞下,两者之间的关系极为复杂,甚至呈矛盾结果。

与肌机械图监测相比,肌电图监测具有以下优点:①在被监测的肌肉附近无须安装大量设备,无传感器定位所致的问题。②刺激电极能在患者进入手术室前安装。③测定肌电图的部位多,能安装在不适宜使用肌机械图监测的部位,如胫后神经和面神经,刺激部位不需靠近麻醉医师。④可用于婴幼儿。⑤可用于监测深度神经肌肉阻滞,如在对 TOF 刺激的反应低于测定阈值时。

肌电图型肌松监测仪的缺点有:①对电干扰敏感。②在不同部位诱发的肌肉反应各异。③仪器结构复杂,操作技术要求高,需特别保养。

七、NMT 监测在围术期的应用和注意事项

(一)NMT 监测的合理临床应用

1.监测前的准备工作

(1)麻醉诱导前应将表面电极放置在选定的神经表面,并将其与神经刺激器相连接。如果应用肌电图监测,接受电极至少应在麻醉诱导前 15 min 放置。

(2)电极放置部位应干燥,必要时需进行局部备皮处理。电极不能放置在瘢痕组织、病变组织或皮肤红斑区。合适的皮肤处理能降低其阻抗,如果皮肤表面附有一层具有绝缘作用的坏死细胞和油脂,即使最好的电极也不能达到满意刺激。可用脱脂剂如乙醇、丙酮或乙醚擦拭皮肤,干燥后用纱布轻轻摩擦皮肤表面,直至局部皮肤稍红。

(3)应保证电极导电膏湿润。放置电极中,防止导电膏外溢和电极板相互重叠十分重要。电极间导电膏相互桥接可发生短路,引起刺激能力下降,参照值校准失真或无法校准。固定电极板后,用胶带压迫电极中心部位,以保证导电膏与皮肤有良好接触,导线与电极扣连接后,将导线在局部打圈,折成一环状襻,并用胶带固定,以防其移位。

(4)应用机械图型与加速度型肌松自动监测仪时,受检部位需良好固定,既不易移位,又松紧合适。尤其是采用机械图型监测时,若固定不当,所检测数据波动过大,使检测者难以置信。例如,加速度传感器或力传感器所需的指环应连接在大拇指上,其余四指需妥善固定并与大拇指分开一定距离,以免影响大拇指的运动速度或收缩力,但其余四指又不能拉扯过紧,过紧亦影响拇指运动。

2.监测仪的调整和对照值的确定

麻醉诱导后和应用肌松药前,打开神经刺激器,观察刺激的颤搐反应,以对 NMT 监测系统功能的完整性做最后检查。应用 0.1 Hz 的单次颤搐刺激,调整神经刺激器达超强刺激。逐渐增加神经刺激器的电流输出,直至颤搐反应不再随刺激电流增加而增加。如果电流输出增加至 50～70 mA 仍未达到最大刺激,应检查电极位置和极性是否正确以及电极是否干燥。检查导线连接。如果仍未达到最大刺激,应换用针形电极。达最大刺激后,应再增加刺激电流 10%～20%。

通过观察诱导反应波形(近似正弦波)的质量,调整肌电图电极于正确位置。调整增益,使波形占据整个范围。对照值的校准宜在全麻诱导后静脉注射肌松药前进行。若将对照值校准时机选在全麻诱导前,患者处于清醒状态下,所需刺激电流和增益小,术中维持既定肌松程度

所需肌松药因此而减少。术毕并无肌松药的残余作用，但因全麻药或意识状态的影响，常使颤搐反应高度不能恢复至麻醉前对照值。如在全麻诱导及意识消失后静脉注射肌松药前校准参照值，要将已下降的颤搐高度提高至100%，所需刺激电流与增益较诱导前清醒状态下大，术中维持既定肌松程度所需肌松药增多，术毕颤搐反应不能恢复至麻醉前对照值的发生率下降。

3.监测部位和神经肌肉阻滞强度

神经肌肉阻滞在膈肌和面部、喉部以及下颌部肌肉的起效较手部快，与四肢肌肉相比，膈肌、声带和面部肌肉对肌松药更为耐受。另外，咬肌对肌松药较手部肌肉敏感。

与外周肌肉监测相比，监测面部肌肉反应更能确切反映气道肌群神经肌肉阻滞效应的起效和程度。外周肌肉监测可低估神经肌肉阻滞在气道肌群的起效速率和过高估计其肌松程度，从而使应用的肌松药剂量虽足以消除肢体肌肉反应，但不能完全阻滞声带和膈肌活动。

无论刺激何种部位神经，插管中一般主张采用0.1 Hz的单颤搐刺激监测，应在颤搐反应消失后才开始置喉镜和插管操作。需注意插管反应不仅取决于神经肌肉阻滞程度，而且取决于麻醉深度。如在满意麻醉深度下，即使未达完全性肌松，也可顺利完成插管。

应用足量肌松药后，神经刺激反应消失，反应消失的持续时间与所使用的肌松药种类和剂量有关。一般来讲，剂量越大，非去极化肌松药的作用时间越长。然后刺激反应出现并逐渐增强，直至完全恢复。在首次剂量肌松药的作用出现一定程度恢复后，如颤搐高度恢复至5%～10%才可以确认患者对所用肌松药无异常反应。

4.术中肌松监测

手术中监测的目的是维持满意的肌松程度和保证麻醉后的理想恢复。术中所需的神经肌肉阻滞程度取决于多种因素，包括手术类型、麻醉方法和麻醉深度。术中患者的保暖措施十分重要，尤其是监测神经肌肉反应的外周区。温度降低可影响神经传导功能和增加皮肤电阻。

在麻醉维持中，将患者的神经刺激反应与临床肌松情况相比较十分必要。因为外周肌肉和腹部肌肉的肌松程度可能存在差别。如果手术医师认为肌松程度不满意，麻醉医师应检查麻醉深度是否满意和神经刺激器工作状态是否正常。必要时，可将电极放置在使用者前臂，用低电流刺激以检查其工作状态。如果上述检查结果均满意，可逐渐增量肌松药，直至达手术所需的良好肌松作用，并将此时的神经刺激反应程度作为维持手术肌松的参照指标。

TOF刺激是麻醉维持中监测神经肌肉阻滞最常用的方式。应用非去极化肌松药时，对TOF刺激的反应出现衰减，随阻滞程度加深，第4次反应首先消失，然后为3、2、1次反应。当TOF刺激监测的是外周神经时，保持腹部肌肉松弛至少需维持1次颤搐反应；如果无颤搐反应出现，无须追加肌松药；在平衡麻醉下，出现第2次反应能保持满意腹部肌松。在吸入麻醉下，即使出现第3次反应，腹部肌松也可处于满意状态。在上腹部或胸部手术中以及术中需要膈肌麻痹时，要维持较深程度的神经肌肉阻滞。

在麻醉开始的数分钟内，即使未用肌松药，也会出现肌电图波的幅度降低和潜伏期缩短。在以麻醉性镇痛药为主的平衡麻醉中和吸入麻醉中，均可出现此种现象。所以监测单次颤搐抑制可引起结果失真。

肌松药常常在一些不需肌松的手术中应用，如眼部手术或声带激光手术，其目的是防止患者出现肌肉活动和保证术野安静。为达到膈肌完全性麻痹，神经肌肉阻滞程度应达到对眦无反应的深度。具体方法为：在强直刺激后有反应出现时，单次追加短效肌松药。

5.肌松监测和术毕的残余肌松拮抗

一旦不再需要肌松时既停药。随着肌力的恢复，对 TOF 刺激的反应逐渐出现。如手术结束时存在残留神经肌肉阻滞作用且术后无维持肌松的必要，应使用抗胆碱酯酶药进行拮抗。转复非去极化神经肌肉阻滞的速度与转复时神经肌肉阻滞的程度呈负相关。当 TOF 刺激颤搐反应已恢复至 1 次或 1 次以上时，转复多能迅速完成。在深度神经肌肉阻滞下，如对 TOF 刺激无反应，即使应用大剂量拮抗药，完全转复也很困难。

大量资料证实，在肢体肌肉应用机械力图监测下，TOF 比率大于 0.7 示神经肌肉阻滞的满意恢复。睁眼无力、视物模糊和吞咽困难消失则需更高的 TOF 比率。不幸的是，应用目测法或触感法仅能准确测定小于 0.4 的 TOF 比率。DBS 测定残余肌松的衰减较敏感，可酌情选用。另外，采用机械力图型肌松监测时，用 100 Hz 的强直刺激 5 s，无衰减示 TOF 比率已超过 0.75。

单次颤搐刺激不能用于观察肌松药的恢复，因为其颤搐反应达 100％恢复时，其他试验方法仍能检测出残余神经肌肉阻滞。对 50 Hz 的强直刺激无衰减同样也不是神经肌肉阻滞满意恢复的最佳指标。不宜采用面部肌肉检测神经肌肉阻滞的满意恢复，因为面部肌肉颤搐反应满意恢复时，肢体肌肉的 TOF 比率仍明显低下，且有呼吸功能障碍。应用肌电图监测时，由于残余麻醉药的影响，T_1 值通常不能恢复至麻醉前对照水平，但应保证 TOF 比率恢复至 0.9 以上。

采用目测法或感触法时，若 TOF 刺激的四次反应相等，宜采用 50 Hz 的强直刺激。对强直刺激无衰减且无强直后增强现象虽能说明无明显残余肌松作用，但需注意目前仍没有一种神经刺激方式能通过目测或感触反应评估法准确排除残余神经肌肉阻滞的存在与否。必要时，可联合使用多种临床评估方法。

总之，无论采用何种评估方法，在应用肌松药的患者，麻醉医师应保证术后肌张力能恢复至足够程度，以保证上呼吸道通畅和通气满意。

6.术后期监测

假如术中未用神经刺激器，术后期监测极具诊断价值。TOF 比率小于 0.7 和（或）强直刺激时发生衰减或出现强直后增强现象均示存在残余肌松作用，需酌情进行处理。如果术后患者已清醒，宜选用亚强刺激法，不仅能减轻神经刺激所致的不适感，而且可改善目测评估法的准确性。

（二）各种刺激方式间的相互影响

为准确判断神经肌肉阻滞程度及充分逆转肌松药的残余作用，单一刺激方式常常不能达此目的，需联合应用多种刺激方式。但应注意鉴别，以进一步提高检测的准确性。

1.强直刺激与单次刺激

在肌松药的恢复过程中，50 Hz 与 100 Hz 的强直刺激能增加单次刺激颤搐反应的高度，其影响时间持续 11 min 左右，个别甚至长达 30 min，造成恢复或完全恢复的假象。即加快单次颤搐刺激反应高度 25％～75％的恢复速度，实乃强直刺激后易化作用所致，在临床监测中应予以注意。

2.强直刺激与 TOF、DBS

50 Hz 与 100 Hz 的强直刺激后 2 min 再行 TOF、DBS，分别使 T_1 增高 38%和 50%，TOF 比率增高 83%和 107%，D_2/D_1 比率增高 176%和 275%。说明强直刺激频率越快，对 TOF、DBS 的影响愈大。但强直刺激对 TOF 和 DBS 影响的持续时间较单次颤搐刺激短，一般在 6 min内，故强直刺激后至少应间隔6 min方能施 TOF 或 DBS，以减少前者对后者的影响。

3.强直刺激之间

50 Hz 与 100 Hz 的强直刺激之间，即使仅间隔 1 min，相互之间的影响亦很小，基本无临床意义。

4.DBS 与 DBS 和 DBS 与 TOF 之间

两次 DBS 之间如间隔 15～20 s 以上，相互之间基本无影响；DBS 后 15～20 s 再行 TOF 刺激，相互之间影响较小，无重要临床意义。

(三)NMT 监测的并发症和不良影响

1.烧伤

据报道在使用带球形金属电极和能产生极大输出电流的神经刺激器时，以及强直刺激中，可发生皮肤烧伤。而应用表面电极则无皮肤烧伤的可能，但电极放置部位可出现红斑。皮肤烧伤的可能原因有：①电极相互重叠，导电膏在两电极间扩散，使两电极形成短路。②使用针形电极时刺激电流过高。

2.感觉异常

在应用机械性 NMT 监测方法的患者，已有发生拇指感觉异常的报道。所以，监测中应避免压迫神经。

3.针形电极所致的并发症

包括针形电极刺伤神经、动脉和其他组织以及局部感染、出血、疼痛等。

4.疼痛

在清醒患者，神经刺激器产生的超强刺激电流和强直刺激能导致较难忍受的疼痛。所以在麻醉诱导前或麻醉后苏醒期，应使用较低刺激电流和避免使用强直刺激。

第六节　麻醉气体浓度监测

一、氧气与二氧化碳浓度监测

(一)氧浓度监测

1.极谱电极法

基于氧能接受一个电子的特性，在一个塑料硬管的探测端用复合透气塑料膜与外界隔开，管内安置一个铂丝阴极和一个银阳极，电极浸入电解液中。使用时将探测端插入气路内，在两极上加以极化电压(630～640 mV)。氧透过塑料膜进入电解液中，氧在阴极接受电子被还原(阴极：$O_2+4H^++4e^-\rightarrow 2H_2O$)，银在阳极放出电子被氧化(阳极：$4Ag+4Cl^-\rightarrow 4AgCl+4e^-$)，这种电子传递形成外回路电流，电流大小与氧分压成正比。电流信号经电子系统处理后显示氧浓度，并设上下限报警。反应较快，在高湿度环境（如呼吸道）也很准确，不受 CO_2 和 N_2O 影响，受机械通气时的正压影响极小。缺点是每 3 年换 1 次电极，每年换 1 次膜，每 3～5 月换 1 次电解液。

2.化学电池法

基于氧能接受一个电子的特性，用透气塑料膜使一个化学电池与外界隔开，氧透入后在金阳极接受电子被还原（阳极缺少电子）同时在铅阴极被氧化（阴极有多余的正电子），产生电位差，所形成的氧化电流与氧分压成正比。优点为非常简便、稳定，无须外界电源和预热，不受湿度和麻醉气体影响，校正容易，反应时间 6 s，准确性 0.1%。缺点是凡在有氧的环境中电池持续工作，其寿命取决于氧浓度和暴露时间的乘积。随着电池衰老反应时间延长逐渐耗竭，需每年更换一个。

3.顺磁反应法

与其他气体相比，氧分子有强烈的顺磁反应性，当其与磁场的磁性相同时氧体积收缩，磁性相反时氧体积膨胀。将气样与参比气（空气）两条管道引入迅速通断的强磁场缝隙，由于磁场对氧分子的作用力，两管之间产生交替的压差，用灵敏的压差传感器探测，转换成直流电压信号，后者与氧和参比气的分压差成正比。经电子系统处理，以数字和波形显示。反应快，小于 470 ms。其优点是稳定，不受麻醉气干扰，无须经常保养，耐用，价廉。缺点是需耗气量约 150 mL/min，不适于紧闭麻醉。

（二）二氧化碳浓度监测

1943 年 Luft 首创用红外线测量 CO_2 浓度。基于 CO_2 能吸收特定波长（430 nm）红外线的特性，将气样送入一个透明的样品室，一侧用红外线照射，另一侧用光电换能元件探测红外线的衰减程度，后者与CO_2 浓度成正比。所测信号和一个参比气（空气或氮气）信号比较，经电子系统放大处理后用表针或数字、图形显示 CO_2 浓度。气样的采取有两种形式，一种称旁气流式，即用细长管从气道抽取气样送入测试室，不同的仪器采气量不同，50～500 mL/min。另一种称主气流式，将测试室串入气道内，不消耗气样，但增加气道无效腔，需在气管插管下使用。两种形式反应都很快，能测每次呼吸的 CO_2 浓度。气样均须除湿，旁气流式用过滤器，主气流式用加温至 40 ℃。

二、吸入麻醉药浓度监测

（一）吸入麻醉药监测技术

1.多道质谱仪

通过采集患者的呼吸气体进入质谱仪分析。质谱仪可接收分析各种气体分子，测定吸入和呼出气中氧化亚氮、二氧化碳、氧、氮、氟烷、安氟醚以及异氟醚的浓度。

2.红外线吸收

采用红外线吸收法测定吸入麻醉药的浓度较为常用，根据所测定的不同药物选择不同的波长，通常可测定氟烷、安氟醚、异氟醚、氧化亚氮、二氧化碳等。新的吸入麻醉药地氟烷和其他吸入麻醉药具有相似的红外吸收的特点，可用红外分析仪进行测定。N_2O 所用红外线波长为 390 nm，卤素麻醉药为 330 nm。一次只能用一种卤素麻醉药，否则结果不准确。

3.Raman 散射原理

利用物质分子对光散射的原理，该仪器可应用于激光散射测定呼吸和麻醉气体。入射光通过气体分子时，根据物质的分子特点可产生特定的散射光频率偏移。Raman 分析仪可分析各种质谱仪能测定的气体。

4.其他方法

包括快速气相色谱仪、紫外光吸收等。

5.吸入气体监测以及呼气末气体监测

在低流量或循环紧闭麻醉时，监测吸入气体的浓度可以及时了解进入患者体内的药物状况。而测定呼气末吸入药的浓度，可以更为准确地了解患者脑部的药物浓度。分析吸入和呼出气药物的浓度变化趋势，可了解麻醉药在体内的摄取和分布情况，对临床麻醉医师调控理想的麻醉深度十分有益。

(二)吸入全麻的新趋势及对最低肺泡有效浓度的争议

多年来人们一直采用最低肺泡有效浓度(MAC)来评估吸入全麻的深度，然而近年来林重远教授等对吸入全身麻醉的作用机制、药物在体内摄取过程提出了新的看法，他认为：①吸入麻醉药的体内摄入过程是在一定吸入浓度之下，体内摄入量不会因时间的延长而改变很多。②吸入麻醉药透过肺泡的体内摄取过程是依照 Fick 的原理，也就是说体内摄取量取决于吸入浓度。③过去所用的 MAC 观念不能代表麻醉深度，因为肺泡浓度(MAC)无法代表动脉血中浓度和脑内浓度。④MAC 定义内并未包含任何时间的观念，如要肺泡浓度、动脉血浓度、脑部浓度都达到一个相同点时，一定不能忽略时间因素。⑤近年研究显示，吸入药物的肺泡浓度与动脉血浓度并不完全等同，其次，血中浓度与脑部浓度达到平衡需要较长的时间。鉴于上述的论点，林重远提倡以新的观念“有效血液浓度”来代替既往的 MAC。

林重远提出：利用 Fick 原理，可以采用一个不采血即可得到混合静脉血的方法，把肺简单化之后体内的摄取率在口部可以算是 CI－CE，即吸入与呼出浓度之差。在肺泡膜的水平体内摄取率是利用 Fick 的原理，膜的透过率是：DAK/X×(CI－CB)。CI 和 CB 分别代表吸入气和混合静脉血中麻醉药浓度。把 DAK/X 当作膜系数 M 时，可改写成 M×(CI－CB)。因为前面两方程式代表体内的摄取率在不同水平的关系，连结之后成为：

$$(CI-CE)=M(CI-CB)$$

改写把 M 提出时，成为：

$$M=(CI-CE)/(CI-CB)$$

当功能残气量(FRC)，洗入过程(Washing)完成时，CB 可视为“0”，M＝1－CE/CI。

混合静脉血中浓度应为：

$$CB=[CI(M-1)+CE]/M$$

也就是在麻醉任何时间点，可以由吸入呼出浓度差，得到混合静脉血中浓度。通常膜的系数虽然随着不同的吸入麻醉剂而改变，但同一吸入麻醉药物的膜系数是固定的，如异氟醚、安氟醚是 0.4，氟烷是 0.5，地氟烷为 0.2。如此，吸入麻醉药所需深度就与静脉醉药一样可以用有效血液浓度来表示。

第八章　麻醉与手术室安全

尽管麻醉已经被认为是一门在保证患者安全方面非常领先的专业，而且不良事件发生率已明显降低，但麻醉风险依然存在。所以，应继续努力确保麻醉安全即尽量减少死亡和损伤。安全是个永无止境的过程，若患者由于麻醉而受到伤害的话，对麻醉医师来说只是一例患者，对患者来说受损的却是生活的全部。对此 Cooper 和 Gada 写道："麻醉医师仍应对其面临的困难保持清醒，为能在保障患者安全中起领导作用而感到骄傲，并继续保持热情追求'麻醉零伤害'。"

第一节　麻醉安全

与麻醉安全相对应的就是麻醉风险，了解并防范各种麻醉风险才能真正达到麻醉安全的目的。

一、麻醉的风险

（一）麻醉风险

患者的手术风险和麻醉医师的职业风险已经受到广泛的关注。正确评估患者术后并发症，尤其是严重并发症的发生概率，研究围术期的发病率和死亡率，并通过质控手段达到改善预后的目的，对于麻醉医师和患者来说均非常重要。大量流行病学研究试图明确围术期并发症发病率和死亡率，但得出的结论各不相同。目前已有许多用于麻醉前评估患者出现并发症可能性的风险指标，其中包括患者的遗传因素。

一般意义上，麻醉医师和科研工作者习惯于把对麻醉风险的研究重点集中在死亡以及心肌梗死、肺感染及肾衰竭等较严重的并发症上。但随着生活质量的提高，患者经济状况、生活质量的影响以及患者满意度的问题越来越受到重视。典型的如术后恶心、呕吐（PONV）可延迟患者出院时间，增加医疗费用和影响患者生活质量，也成为重要的麻醉并发症之一。

围术期风险决定于麻醉因素、患者本身基础疾病和手术因素等。其中麻醉方面，麻醉药物的效果和实施麻醉的麻醉医师的技术水平起决定作用。同样，外科医生的技术水平和手术本身也对围术期风险有影响。对患者来说，术前已经存在的疾病和手术需要治疗的疾病本身存在矛盾，并存疾病会增加围术期并发症的发生率，如何正确评估风险和手术收益间的关系是麻醉和手术医师共同面临的问题。麻醉医师通常关注围术期风险，外科医生关注手术本身，而患者最关心的是如何治疗疾病来延长生命或改善生活质量。因此，麻醉医师要正确定位自己的角色，认识到患者的愿望，站在患者的立场来正确评价手术和麻醉风险。

（二）麻醉风险的评估

由于麻醉手术中存在多种因素影响，而在流行病学调查中不可能严格地控制条件，因此目前尚没有关于麻醉总体风险的精确估计。最近的研究数据表明由于麻醉因素导致死亡的比率大约为 1∶10 000。但是这些数据仍然是推测的。

围术期并发症的风险和死亡率与患者术前并发症的情况呈明显相关。最简单例子是患者围术期死亡率与 ASA 分级明显相关，在对围术期死亡的早期研究中，术前 ASA 分级越高，越容易出现死亡事件。ASA 分级 1 和 2 级患者的麻醉相关死亡率大约仅为 1∶100 000，明显低于整体水平。但 ASA 分级仅仅是麻醉医师对患者病情的主观评定结果，而非根据病情得出的客观结果，因此存在很大的差异性。随着外科水平的不断提高，高危患者行复杂外科手术日益增多，造成不良后果的概率也随之增加，因此流行病学研究试图建立多元回归模型来确立独立的围术期死亡预测因素，目前明确的能够增加死亡率的危险因素包括高龄、男性、ASA 分级高、大手术或中等手术、急诊手术、术中出现并发症以及单纯使用一种或两种麻醉药物等。除此之外，许多严重的非致死性损伤，如永久性的神经系统损伤的代价并不低于死亡。

(三)麻醉意外事件

一般来说导致麻醉意外损害的主要原因是系统故障，即在麻醉操作前进行的检查和调试中未发生的故障。迄今为止研究避免意外发生的方法都只关注于如何预防和避免系统故障而非操作者的失误，但事实上人为失误也是导致可预防的意外事件的重要因素，而人为失误的原因多是临床经验不足所致。麻醉意外事件并非一定会造成严重损伤的后果，但正是这些意外事件能够作为评估麻醉整体安全性的指标。麻醉意外事件的直接或间接的原因包括低血容量、缺氧、低血压、通气不足、气道梗阻、药物过量、误吸、准备不足、监护不足、缺乏沟通以及紧急事件处理不当。

临床麻醉是需要时刻保持高度警惕和注意细节的工作，麻醉医师在进行某一项工作时对周围的事件和信号仍需时刻保持关注。许多实验研究表明，在各种因素的长时间影响下，警惕性会逐渐消耗。同时，麻醉医师的工作比单纯对刺激保持警惕性要复杂得多，需要在周围众多的感知信号刺激(如手术室光线、温度、噪音以及人员等)中对某件事的注意力保持高度集中(如准确使用某一种药物的剂量)并协调不同的认知水平(如思考与操作)和同时处理许多问题。出现严重意外问题的原因是由于注意力改变造成的疏忽和知识、判断以及技术方面的欠缺。而患者、设备、外科医师以及工作环境等因素的相互作用可能促使问题发生并妨碍问题的及时发现和解决。工作程序的紊乱，工作环境的噪声以及记录失误和间断是导致麻醉医师，尤其是低年资麻醉医师出现麻醉意外的重要原因。

过去，麻醉医师只考虑到患者的风险，现在还必须要考虑自身所面临的危险。麻醉医师面临的潜在风险与提供的医疗服务有关，其中包括医疗法律责任、变态反应、针头扎伤和来自患者的感染性疾病。麻醉医师对医疗用品过敏的危险已经越来越受到重视，甚至有出现危及生命的不良反应的报告。通过国内的 SARS 公共医疗危机，麻醉医师作为被患者传染的高危医疗人群得到广泛的关注。过去的危险主要来自甲型和乙型肝炎，如今人类免疫缺陷病毒(HIV)和经呼吸道传播的传染病愈加受到重视。单次暴露于 HIV 阳性患者的血液中或带血的体液中感染 HIV 的概率有 0.4%，不止一份病例报道麻醉医师在为 HIV 阳性的患者行外周或中心静脉置管时因针扎伤而感染 HIV。而经呼吸道传播的传染病如非典型性肺炎、禽流感以及近期出现的甲型 H1NI 流感等均面临呼吸衰竭和有创通气，因而麻醉医师的感染概率明显增加。研究者建议，戴双层手套可能会降低血源性传染病的感染风险，而正确使用防护用具如正压防护装置是减少呼吸道传染疾病的有效手段。

二、麻醉风险的预防策略

(一)完善术前计划和准备

麻醉前应设计完善的麻醉方案(包括麻醉的目标、终止麻醉时间以及发生危险时如何识别和处理)、熟悉拟进行的手术步骤、麻醉和手术中需要使用的仪器设备以及麻醉技术;对工作环境进行充分准备(包括应该有充分的操作空间、清楚的视野、接触患者及机器操作不应有任何困难);对麻醉机、麻醉工作站、监护仪以及其他设备进行全面检查;检查备用设备及器具;对拟使用的各种药物进行标记;回顾麻醉计划后准备好备用的药物和仪器设备。并熟悉紧急用品和设备的位置。

现代大型医院都面临时间紧张和经济紧张两方面的问题。大量的手术患者和匆忙的手术周转常会造成全面的术前评估、术前准备和监护不便,这就要求外科和麻醉医师决不能因为追求速度而忽视安全,必要的术前评估、麻醉前设备的检查以及术后监护都要严格执行。

(二)创造良好的麻醉环境

全面检查麻醉机、监护仪、患者、手术野以及周围环境。将设备和监护仪安置在易于观察的地方。做到熟悉手术室内不断变化的"景象",并能对观察到的各种事件给予正确的判断。如果一项生命体征发现异常,应该迅速评估其他生命体征,同时重复测量该项体征,并观察手术野情况。

(三)加强彼此配合与互相联系

良好的合作(包括麻醉医师彼此的合作和与外科医生、手术室护士以及其他工作人员的合作)是保证安全、防止或缓解紧急事件的关键。医疗本身是一项需要团队合作的工作,集体的力量大于各人能力的总和,一个好的工作团队是大家互相支持,共同分担任务,达到一个共同的目标。手术室内一个良好的团队包括麻醉医师、外科医生和手术室护士,他们彼此了解、配合默契,甚至可以通过一个眼神就知道如何相互配合。危急情况下麻醉医师应该是整个团队的领导,能够明确每个人的要求和任务,并且得到对方的认可。

由于医疗原因而停止手术是麻醉医师与外科医生沟通的"重点"。如果感到为某病例实施手术无把握或者认为施行麻醉对患者可能不够安全,应该向同事和外科医师提出自己的疑虑。应该注意的是,许多灾难性事故都是因为将生产效率和产量置于安全之上而发生。因此手术数量应该建立在患者的安全基础上。

(四)互相补偿,减轻压力

噪声、低温、光线不足、长时间的工作、疲劳、厌烦情绪、疾病、饥饿以及紧张的人事关系是降低工作效率以及促使麻醉意外事件发生的重要原因。在了解上述原因后,可能很简单的方法如减少室内噪声就可以使工作环境明显改善。作为管理人员,更应该通过一些细节,了解麻醉医师的身心状态是否处于过度劳累和个人极限状态,通过各种方法及时调整,避免出现造成严重后果的意外事件。

(五)有效的实施补偿措施

在观察到某种异常现象,尤其是重要生命体征变化时,首先要迅速通过其他方法进行验证,如心电图显示的心率可能受干扰,可以触诊脉搏或脉搏氧饱和度的心率来证实;核查数个同时变化的变量,如心率变化的同时可能出现血压的升高。当发现难以解释的异常情况或出现疑问,在保证患者安全的情况下与其他麻醉医生或外科医生讨论,并采用其他手段进行进一步验证。一旦确认某一紧急问题,应在第一时间采用补偿措施来对症处理,以便争取更多的时间找出确定的病因后再解决该问题(如当血氧饱和度下降时提高吸氧浓度,发生血压下降时给予静脉输液或血管活性药)。但应注意所采取的补偿措施不能代替病因治疗,还要查找根本原因并给予合理的处理,即治标同时更要治本。

(六)时刻做好应急准备

对可能出现的各种问题应有应急预案,以应付可能随时发生的紧急情况。麻醉前需制订麻醉计划并根据情况随时修改,防患于未然。如果认为有可能发生特殊情况,应提前找人帮助。应该学会尽早寻求帮助,因为在十分紧急的情况下,是很难及时寻求帮助的。要复习、实践并且正确地使用急诊复苏方案(如高级心脏生命支持、恶性高热治疗方案等),定期使用模拟教学设备进行培训被认为是应对危急事件的有效方法。

(七)吸取教训

当引起严重后果的事件发生后,应该总结经验,吸取教训,改进自己的技术、操作以及有关内容,以防在同样的情况下再次发生此类事件,每一个失误都是学习和进步的机会,并要向自己科室和上级的质控组织报告这些事件。

三、关键性错误的识别

通过大量临床经验、质控分析以及基础理论的汇总,以下部分关键性错误的预防和避免十分重要。其中许多错误可迅速产生致命性影响或导致严重疾病。这些错误多数是由于关键性知识的匮乏,并在初级医生中非常常见。

(一)气道方面的错误

(1)气管造口术后放置 Passy-Muir 活瓣,气囊充气后给予正压通气造成肺不能呼气引起过度膨胀。

(2)麻醉机检查过程中备用氧气打开,造成管路问题不能及时发现,当备用氧气用空后才发现管路问题。

(3)困难气道处理过程中未能保证足够的氧储备,造成严重缺氧。

(4)在俯卧位手术时气管导管固定不牢造成意外脱出,该体位下重新建立气道非常困难。

(5)未拔管患者在转运途中气管导管脱出造成气道失控或转运途中氧气罐中氧气不足导致严重缺氧。

(二)用药方面的错误

(1)苯妥英钠在未稀释情况下静脉快速输注引起难治性低血压、心律失常甚至死亡。

(2)氯化钾未经稀释静脉快速输注会引起室颤和心脏停搏。

(3)使用抗胆碱酯酶药物新斯的明拮抗肌松作用时,未注意应用抗毒蕈碱药物,可能会引起心脏停搏、严重心动过缓和致命性的房室传导阻滞。

(4)琥珀胆碱会引起高钾血症和心律失常,触发恶性高热,在禁忌证患者使用会导致死亡。

(5)对已知某种药物过敏患者使用该药会引起严重变态反应。

(6)输血错误(包括核对、书写错误)会引起溶血反应甚至致命。

(三)医疗处理方面的错误

(1)医源性张力性气胸未及时发现会导致急性心血管虚脱。

(2)在神经阻滞时不慎将局麻药注入血管内会引起神经和心脏毒性,甚至危及生命(特别是丁哌卡因)。

(3)对凝血功能障碍或使用抗凝药物的患者实施椎管内麻醉可能会导致硬膜外血肿。

(4)在放置或拔除中心静脉导管时可能会发生空气栓塞,并引起明显的血流动力学不稳定,静脉管路内含有空气时可能会发生空气栓塞。

(5)静脉置管或驱血时使用止血带时间过长时会导致肢体缺血性坏死。

四、麻醉质量控制

(一)麻醉风险的特点

同其他医学领域一样,由于处理对象是患者,因此存在很高的不确定和高风险性。但与诊室或病房医学不同,麻醉学面对复杂动态、瞬息变化的问题,具有独特的风险特征性。

1.不确定的动态环境

不同于传统的决策只需作一个决策,麻醉医师和外科医师所要做的一系列决策取决于患者的生理状态指标,麻醉和手术中的患者处于不断变化的状态中,许多事件麻醉医师都难以控制。不可预测的动态事件的发生与原有的麻醉计划相互冲突,对麻醉医师的决策能力有着极高的要求。有些情况下,即使麻醉医师知道患者的确切状态,但患者对所采用处理的反应也是不可预知的。同时,不同于门诊或普通病房,对麻醉医师做出决策的时间要求非常短暂,要以秒或分来计算,同时要求麻醉医师在采取行动的同时对行动的效果进行正确估计,并反馈决定下一步的行动。

2.时间和资源压力

现代大型医院都面临着手术室资源有限和手术量明显增加之间的矛盾,为了有效使用有限的资源,必然会产生持续的时间和资源压力。因此对每个病例的动态情况必须迅速处理,并及时做出合理的决策。要求麻醉医师对每个患者需要达到的多个目标,如血流动力学的稳定性,为外科医生提供良好的手术条件和麻醉的迅速苏醒之间必然存在相互冲突。而外科医师的目标有时也会与麻醉医师的目标相互冲突。所有这些目标都随着患者情况的动态变化而变化。

3.高风险

即使是健康患者行择期手术,也会有无处不在的躯体损伤、脑损害甚至死亡的风险,而有些风险是无法避免的。在航空领域,在怀疑可能有问题发生时即认为问题存在,可以延迟或取消飞行,而在手术室内,有的时候必须立即手术来处理威胁生命的情况,合理权衡麻醉与手术的风险就显得更加重要。

4.多部门人员参与

现代手术室已经被明确为大型医院的枢纽,有来自不同专业的参与者协同完成。每个人都有自己的工作方式、工作能力和局限性。人与人之间,包括麻醉人员间或麻醉人员与其他手术室团队成员间的相互关系会对工作环境产生重要影响。同时,麻醉医师的工作要遵循医院、麻醉科、手术室以及各种专业团体的各种规范。其中有的规范未必得到麻醉医师的完全认同。

(二)麻醉质量控制

对于类似麻醉的高风险活动中的如何组织安全生产有多种理论派别,如非常著名的正常意外事件理论(NAT)和高可靠性组织理论(HROT),在此不多加评价。一般认为麻醉质量控制包括以下几方面。

1.文字报告制度

意外事件出现或意外事件的结果应该书写完整的报告,尤其是需要随访患者,以防止不良后果再次发生。报告应详尽记录发生的经过以及结果,避免主观判断性结论。意外事件由科室质量控制小组进行分析,该小组可以从事件的其他有关人员处获得补充情况,并就整体情况提出补救办法,有教育意义的病例应该在科室内进行病例讨论。应该对不良事件进行前瞻性和反馈性分析,以判断和分析是否在制度上存在问题并进行补救。对意外事件的分析主要是为了确定可以改进什么而不是归咎于谁。对需要更改的制度进行评估,如恰当就采纳。科室对某项意外事件进行讨论时应该邀请对该项议题有丰富知识和经验的成员参与,必要时可以邀请来自不同部门的专家参与讨论。

2.制订有关标准和指南

应尽可能根据公认的标准,结合实际情况制订本科室的标准,尽可能采用标准化步骤、技术和设备,不论用什么层次的人员,都能以相同的方式实施同一任务或操作,麻醉医师应该熟悉其所在科室的安全准则和规范,包括术中监护、不良事件的处理、交接班程序、复苏的标准程序和其他使用药物设备的标准和程序。当然,在必要时团队应有弹性,并按需要对环境做出反应,而非盲目地依赖于标准。提倡在麻醉医师可能工作的任何时间、任何地点都有直观的信息指导系统,如张贴的流程或电子信息系统。

3.定期学习和安全培训

应对麻醉医师进行安全培训并保证基本技能过关,定期进行单学科和多学科的知识更新培训,定期对手术室、PACU 和 ICU 中的复杂情况进行模拟演练。住院医师培训一般使用带指南的课程。安全培训应包括基本环境安全(如火灾和疏散、用电安全),交叉感染的预防,应急技能(如高级生命支持、高级创伤生命支持、高级小儿生命支持、麻醉危重情况的处理方法等)。同时应特别关注学习一般危急事件处理能力,包括角色分配(如领导和工作团队)、交流沟通、资源管理(如分配人力、职责、时间和装备)以及整体意识(如避免固定的错误,保持随机应变的意识)。

4.合理安排工作和休息娱乐时间

合理安排工作和休息娱乐时间,保持工作人员的身心健康状态,避免过度疲劳、带病工作等不良状态。

安全是一个单位维持正常运转的重要内容。单位的正常运转必须经常强调安全,应该警钟长鸣,及时更新仪器设备,对工作人员不断地进行培训,总结经验吸取教训。定期通过强有力的途径来进行组织学习,既有前瞻性的提前安排优化方案和步骤,也有回顾性的分析不良事件、侥幸脱险或问题的报告和分析。质量保障工作应渗透到每天的工作程序之中,其目的是提高麻醉质量,减少麻醉伤害。

五、麻醉安全相关标准和方案

(一)基本监测标准

目前仍推荐采用ASA公布的麻醉基本监测标准,但应注意急诊时应优先给予患者基本的生命支持。在某些情况下,根据具体情况麻醉医师可不遵循其中的一些规定。但目前这些标准不适用于产妇的分娩镇痛处理。

(1)在任何麻醉情况下,包括全身麻醉、局麻监测(MAC),必须始终有执业麻醉医师在场。

(2)持续监测患者的氧合(脉搏氧饱和度)、通气(通过生命体征和二氧化碳监测仪,气管内插管的患者应使用呼气末二氧化碳监测,接受机械通气的患者必须使用具有声光报警的监护设备)、循环(连续心电图监测,至少每5 min监测一次血压和心率)。当预计体温会发生明显变化时应给予体温监测。

(二)交接班

单人实施麻醉时应定时短时间休息。但对于短小麻醉和情况复杂应非常小心的麻醉,应尽量避免交接班,可以采取两名麻醉医师负责。当负责的麻醉医师对于该例患者麻醉管理的直观感觉并不能满意地传达给接班的麻醉医师时,也不应交班。麻醉记录应标记交接班时间。

当交接班时,原麻醉医师离开手术室前应明确以下内容。

(1)重要临床细节,如患者的诊断、手术、过敏情况、既往史和手术史、有关用药以及相关的正常或不正常的实验室评估或检查。

(2)术中管理和手术情况,包括气道的评估和管理,麻醉计划和当前状况,目前的生命体征以及对明显的不正常情况和趋势的解释,静脉通路以及监测,失血量及容量状态评估(包括血库样本和血制品是否充足和可用),其他特殊药品的使用情况如麻醉药、肌松药、肌松拮抗药、止吐药等以及患者的去向,包括复苏的地点和转运中所需的持续生命支持和监护。

(三)团队沟通

1.和外科医师的沟通

与外科主管医师沟通的主要内容包括患者可承受手术和麻醉的能力,术前和术后所需要的进一步诊断和治疗以及可能影响术后恢复的麻醉并发症。

2.与其他医师的沟通

与其他医师包括复苏室麻醉医师和护理人员的沟通,旨在简要提醒对方需要了解的患者相关病史及术中管理出现的情况,如困难气道患者。

(四)麻醉意外后处理常规

麻醉期间出现患者死亡或出现怀疑与麻醉有关的损伤后应遵循以下原则,目的是减少与麻醉意外有关的伤害,搞清楚意外的原因以防止再次发生类似事件。确保患者治疗,防止和意外有关的设备附件的丢失和变动,记录情况,为治疗和护理人员提供必要的信息和支持。

(1)确认主施麻醉者责任及其上级负责人、设备部门的责任人以及事后随访者各自的责任和任务。

(2)与事件有关的麻醉医师需要进行的工作包括:密切观察患者并进行必要的治疗;尽快通知上级医师;保留仪器设备及任何有关的物品;在麻醉记录单上详细记录(包括麻醉机的编号);不要更改记录;必要时请上级医师或其他科室会诊;在病程上记录后期治疗经过和结果。

第二节　手术室安全

手术期间多数患者处于制动状态,意识丧失或镇静状态,因此用电安全、医用气体安全以及其他环境伤害因素(如温度、湿度、噪声、通气等),尤其是一些手术室内特有的高危伤害因素,都与患者的生命安全息息相关。

一、用电安全

现代医学的发现,尤其是麻醉、外科操作的革新,麻醉医师与手术医师越来越依靠相关医疗电器设备,因此用电安全成为手术室安全的首要问题。

(一)基本知识

电荷的移动形成电流,电流的计量单位用安培;电压也叫作电动势,由电子从高势能向低势能处移动时释放的能量产生。电压的计量单位是伏特。一伏电压表示单位时间内移动一库仑电量所需的能量或功。导体容易传导电流,绝缘体不易传导电流,半导体在通常情况下绝缘但在特殊情况下变成导体。

直流电(DC)是单向电流并且大小恒定,一般认为电流方向从正极到负极,事实上电子从负极流向正极。交流电(AC)的极性周期性变换。国内家用电压和多数医院电压是220伏特,50Hz的正弦波。由于变压器在50～60Hz时工作最为有效,交流电的频率选择为50Hz或60Hz。但这也是人类肌肉和神经最敏感的频率。任意电子元件的连接组成电路,按照连接方式分为串联和并联电路。

电路系统不可避免的会产生电流泄漏。两个导体经绝缘体分开,空气即成为电容,造成微量的泄漏电流,微安级别的泄漏电流一般不会引起严重的触电反应。造成泄漏电流最常见的原因是电源线,即使设备没打开,只要把电源线插进插座,即存在交流电压。泄漏的电流传入地线,随着设备老化,泄漏电流相应增加。设备绝缘体、线路或部件损坏导致的事故电流经过地线导到大地,如果事故电流过大,将烧毁保险丝或打开断路器,甚至造成伤害。

常见的配电系统中有火线、零线、地线进入断路器盒,火线提供交流电,零线是回路,地线保证安全。在发达国家的一些重要部门,如手术室、ICU等还是一种更为专用的配电系统,称为隔离电力系统。

接地故障电路中断保护系统(GFCI)是在较潮湿的地方监测火线和零线中的电流。如果监测到了高电流,表明电流正通过其他路径流向大地,造成电击伤害,并立即阻断电路。但这种保护的代价是GFCI会阻断所有被它保护的电路中的电流。因此有美国机构不推荐在"生命支持或危险设备"电路中使用GFCI。但目前现代手术室内还是可看到GFCI型电路。

(二)电气危害

触电对人体的直接危害包括心室纤颤、呼吸停止、热灼伤和电解伤。配电系统和连接设备造成的危害包括火灾、爆炸、配电系统故障和设备故障等。

人体由高电阻的皮肤包裹着可导电的电解液组成。皮肤电阻根据情况而不同,干燥皮肤电阻约1兆欧。潮湿皮肤会降低到15千欧。涂抹电极膏可以将皮肤电阻降到1 000欧。电流作用于人体产生的效应受很多因素影响，包括电流的大小、密度、频率、持续时间，电流流经人体的路径，体重以及个体变异。直接通向心脏的导电通路（如起搏导线、有创监测导管）会增加室颤的风险。

人体能感受到麻刺感的电流称为最小电流，随着电流增大，会从麻刺感变成疼痛，进一步增大引起肌肉收缩，并进而引起呼吸肌持续收缩，发生窒息。一定数量的心肌细胞被电流刺激引起兴奋，即发生室颤，当电击发生在心动周期的易损期（即 T 波上升支）时，更易发生室颤。女性和儿童也较男性及成人易受电击的损害。强电流经过皮肤的高电阻产热，还会产生皮肤灼伤。强电流引起的肌肉收缩甚至会将肌腱和骨骼撕开。神经组织遭遇强电流可能会导致一切电活动停止。在所有这些影响中，室颤是最危险的。应该注意的是引起室颤的风险中，电流比电压更重要。

电流通过人体的路径对是否引起室颤很重要，只有流经心脏的电流才可能引起室颤。例如接触电流的两点在同一只手上，几乎不可能引起室颤。若在胳膊和腿之间，发生室颤的概率则明显增加。此外，电流作用的时间越长，引起室颤的强度就越小。如 100ms 内引起室颤的电流强度约是 1 秒所需的 10 倍。

绝缘皮的老化、灰尘或其他物质在设备内部积聚都可能导致泄漏电流明显增加。此时设备可以正常运转，当某些部件失灵或电线磨损造成电源线火线直接接地或和零线相连，即引起设备的保险丝或断路器断开。设备的底座接地可以把泄漏电流或故障电流安全的分流到大地中，远离了患者和工作人员。在设备、电源线、电插头、电插座任一环节接地连接出问题时，过量的泄漏电流或部分短路的故障电流将导致触电。

多数有关电气危害的讨论集中在强振，即电流作用于人体表面并引起进一步损害。但我们常忽视了一类高危患者，即有直接心脏导电通路的患者。由于全部电流直接通过心脏，极低水平的电流就能引起室颤（目前多数认为是 100～200μA）。比体外触电造成室颤的电流低了至少三个数量级。比如临时起搏器，有创监测的压力传感器均与大地连接。此时手术室内的老化设备可能会产生过量的泄漏电流，甚至患者不同设备使用的不同电源插座间也存在微小的电势差异，有时候足以造成严重后果。如床的接地线坏了，病床的泄漏电流就会流经病床扶手、患者的胳膊到起搏导管，甚至影响操作导管的护士或医生；如果设备的接地线坏了，设备的泄漏电流就会沿反方向流向患者。

（三）触电事故的预防

由于对漏电事故的重视，并采取了非常有效的预防措施，手术室内触电事件非常罕见。相关组织制订了大量有关标准，如美国国家防火协会（NFPA）、医疗保健认证联合委员会（JCAHO）、食品药品监督管理局（FDA）等，FDA 特别对起搏导线和心脏导管连接上的设计和操作中的注意进行了严格规定。同时现代医疗设备的设计都严格控制了泄漏电流的产生和出现故障电流的可能，如采用双重绝缘、非接地的电池电源以及光耦合技术等。

触电事故预防的原则是手术室内除患者外的所有物品保持良好的接地。在现代电子设备设计中有一个基本原则，即一个安全机制失灵不能造成危险出现。一台设备的基础是绝缘和接地。在接地出现问题时，底座的泄漏电流不会引起电击事故。设备内部绝缘出问题造成底座变热，电流将传导到接地的电源线中，进而断路器打开，也不会造成电击危险。

隔离电力系统和GFCI是两种常见的保护装置，前者是一种初、次级之间有一层静电屏蔽并将其接地的变压器，既可以减低电源线上传来的干扰信号，又可以在初级线间绝缘层击穿时，220伏的电压对地短路，不致波及人体能够接触到的次级用电部分。而后者更可能直接切断电源。但目前没有任何规定要求在手术室中必须安装上述保护装置。

(四)热灼伤

热灼伤来源于组织产生的电阻热(焦耳热)。热量和电流、电阻、时间成比例。引起灼伤的阈值电流受很多条件影响。对于一定的电流，接触面积越小，电流密度越大，产热越多。接触电流的时间越长，产热越多。血管丰富的组织比含血管少的组织散热能力更强。对于一定的电流，组织电阻越高，产热越多(神经、血管、肌肉、皮肤、肌腱、脂肪、骨骼的电阻依次增加)。组织产热和频率不相关，但不同组织在不同频率下的电阻是不同的。在DC和低AC频率下，皮肤是高电阻和低电容的组织。频率＞10kHz时，更多电流流经身体表面皮肤，因此在频率为500kHz至3MHz的高频电刀，皮肤更易受到灼伤。在低电压下，通过电解作用产生电流，使体内的盐水电解，因此在阴阳两极都会发生灼伤，其中阴极由于有氢氧化钠的腐蚀，灼伤会更严重。

电刀的超高频电流通过一个小的作用电极流经患者身体，并通过一片大的电极片(负极板)流出。用于组织切割和凝血，超高频电流可以避免室颤，大面积的低阻抗负极板可以防止流出部位发生灼伤。当连接线脱落、与患者接触不充分或者导电糊过少等情况下，造成负极板失灵，电流从其他途径流出，如心电电极、手术台金属部分等，从而引起灼伤。预防灼伤的方法包括负极板要与患者接触均匀良好(接触患者的面积应＞100cm^2)，防止电刀本身接地不良，及时清除凝聚在作用电极上的污物，保持负极板接触良好，无断线、脱落，避免负极板和心电图电极靠得太近，电刀工作期间不能任意调节输出能量等。新型电刀采用新的绝缘保护装置，并且可以检测到负极板与患者间的接触情况并报警。双极电刀电流只能传播数毫米，无须负极板，同时也减少了对起搏器的干扰。

(五)配电系统和设备损害

与电流直接流经人体造成的危害相比，配电系统和设备造成的危害效应更直接，同时发生的概率甚至更高。

配电系统常常也会出现各种各样的问题。如果故障出现在院外，医院里应有一套应急的替代电源。维持生命的设备突然断电，如心肺转流机和呼吸机，患者的生命就会受到威胁，因此必须常规配备有后备电源。但对于一些临时设备如临时心脏起搏器和便携式呼吸机，一旦供电或供氧出现故障会非常危险，而且这些设备的使用多数处于没有临床医生的直接监控，或备用设备不足的场所(如电梯)。

患者长期接触42～44℃的物体表面即可烫伤皮肤。随着温度上升，造成灼伤所需的时间快速减少。手术室所用的降温/升温仪、血液加温器、保温毯、婴儿辐射加温床等设备必须有安全的温度调节装置，如果电路出现故障或者温度设置不合适，患者可能就有被灼伤的危险。呼吸机回路里的热加湿器若出现故障，可能造成患者呼吸道灼伤。

一些习惯性操作常常都可能带来手术室安全隐患，如把装有液体的容器放在设备表面，液体溢出可能通过散热用的小孔进到设备里面，潮湿的设备电源线、部件、线路板的绝缘性能下降，可能造成设备功能失灵、电击、火灾等事故。

手术室拥挤的设备布局也是一个安全隐患，设备锐利的突出部分可能造成患者或医务人员的严重撞伤，静脉输液架如果装备两到三个输液泵，就很容易被撞倒。正在操作设备的医务人员在猝不及防情况下遭到电击，受惊吓可能由于牵拉等导致二次事故的发生。单位面积放置过重仪器或者仪器固定不牢固可造成致命危险。致病细菌污染的医疗仪器如不进行妥善的处理，可能引起院内感染。

(六)射频干扰

一个不常见的危险因素是射频干扰，最典型的例子是电刀。作为一个强大的射频产生器，电刀会通过电源线传导射频干扰，然后像无线电发射机一样把干扰发射出去。虽然现代电刀设计充分考虑了射频的控制和屏蔽。但手术室内一些由微处理器控制的装置，对射频的干扰仍无法避免。这样的设备都装有射频滤器保护。近年来，关于电磁环境和医疗设备之间相互作用的问题广受关注。大量由于电磁干扰造成诸如医疗设备如呼吸暂停监测仪、呼吸机等出现故障的报道屡见不鲜。电视和无线电广播的天线可能会造成医疗设备工作状态不稳定。微型化的医疗设备虽然促进了医疗的发展，但其对电磁干扰也更敏感。通信设备如移动电话、无线上网的蓬勃发展和医疗设备之间相互作用还是不可预见的问题，目前既没有对此问题严重程度的清楚认识，也没有合适的防范措施和标准。

二、燃烧和爆炸

历史上，手术室的燃烧与爆炸事故并不罕见，易燃的麻醉剂是主要的爆炸危险来源。而现在使用的都是不易燃的麻醉剂，手术室的爆炸危险大大降低。但仍然有使用一些易燃液体或气雾剂的可能，其中包括消毒剂和基于乙醇的物质。此类化学物质应尽量少用。基于酒精的皮肤消毒剂必须在铺手术巾前晾干，一定要避免局部皮肤的液体积存。

相比爆炸来讲，火灾更难彻底避免。火灾可能起源于陈旧的设备绝缘皮、磨损的设备部件、过度摩擦的部件，甚至积存在设备中的灰尘等。手术室存在高浓度的氧气或氧化亚氮等助燃气体，在普通空气中可燃烧，在高浓度氧气中可能形成爆燃。尤其在头颈手术中，氧气在局部的积聚非常危险。新技术如用于气管和口咽部的激光器可能引燃气管插管，高浓度的氧可能酿成致命的危险。

手术室内的许多物品，如无菌单、纱布、棉球、胶布、气管导管、麻醉面罩、氧气导管、麻醉机上的橡胶制品等均可燃烧，尤其在氧浓度高和氧化亚氮气流速度极快时，可燃性更高。其中以乙醇或有机溶剂为基质的物质危险最大。患者的毛发也可以成为易燃物质，因此手术附近的毛发应该刮除，并教育患者术前避免使用含易燃成分的化妆品。肠道内气体含有大量甲烷和氢气，有术中穿破肠腔造成腹腔内燃烧的报道。

静电是最常见的火源，两个原料不同的物体(如丝绸和玻璃)可以相互摩擦生电，当静电电荷积聚在表面使表面静电电压高到一定值时，就可以击穿介质(空气)形成火花放电，遇有可燃性气体就可引起燃烧爆炸。因此，手术室内所有电气设备均应接地良好，使静电对地释放。易产生静电用品如手术台垫，麻醉贮气囊、螺纹管及面罩等均应配制有传导性物。手术室宜用导电地板，使静电荷传至地下。手术室内工作人员所穿衣服均应采用棉织品。室内温度保持在25℃左右，相对湿度以保持在50%～60%为宜。

近年来更多的火源来自电气设备，如电刀、激光、高亮度纤维光源等。激光是导致气管内爆燃的重要原因，有关激光操作的规范目前已很完善，在开展激光手术前必须对相关人员进行培训。此外，随着加温装置的不断普及，其引起的烧（烫）伤也日益增多。

三、气体系统安全

手术时常用气体包括氧气、氧化亚氮、空气、氮气等，加上必须配备的废气清除系统和中央吸引系统，共同构成医院气体系统。气体系统的故障轻则影响手术室的正常运转，重则危及患者生命。作为每天工作的组成部分，麻醉医师应对医用气体系统了如指掌，才能及时发现问题，保证安全。

（一）氧气

氧气是最为关键的医用气体，医用氧气以液态氧存储系统或压缩气瓶（注意氧气瓶颜色美国为绿色，国际为白色）储存，具备中央液氧站的大医院手术室必须具备麻醉专用的紧急氧气气瓶，以备供气系统发生故障时使用，同时多数麻醉机本身配备1～2个紧急气源。上述备用气源必须定期检查。

（二）氧化亚氮（笑气）

多数氧化亚氮保存在较大的压缩气瓶（美国、国际均为蓝色）中。目前国内多数麻醉机并不配备备用氧化亚氮紧急气源。

（三）空气

空气在麻醉中的应用越来越普及，瓶装医用空气是氧气和氮气的混合气。但目前国内多数仍使用压缩泵提供干燥的非无菌管道空气，或直接使用压缩泵为麻醉机供气。使用管道空气应尽量远离排污管道，避免污染。应尽可能采取空气过滤措施。

（四）氮气

氮气不能直接用于患者，多数是为某些医用设备提供动力。

（五）吸引装置

手术室内通常配备两个独立的真空吸引系统以保证正常运行。在不影响工作的情况下，手术用负压吸引装置可以用于麻醉废气排放。当然，为麻醉废气排放设置专用系统是最好的选择。

（六）气体输送系统

现代医院多数采用中央气源经管网输送医院气体，气体管道采用特殊的无缝铜管以避免污染。在手术室内通过吊塔与麻醉机连接。虽然不同厂家采用不同的设计方案，但均采用不同颜色和不可互换的匹配插头以避免气体误用。中央供气系统对整个管网持续监测，当压力过高、过低等异常情况出现时会自动报警。

四、手术室环境

麻醉和手术室安全，还应重视手术室温度、湿度、噪音等因素。

（一）温度

环境温度对患者体温调节具有重要作用。当手术室温度为24～26℃时，患者体温能维持正常。体温低时，机体一方面通过神经体液调节提高代谢率，同时产生寒战以增加产热量；另一方面通过皮肤血管收缩以减少散热。体温升高时，则降低产热过程，提高散热过程。麻醉状态下这种生理性调节丧失，加之手术时间长，手术创面大，大量冷库血的输注，人工呼吸时间长，患者体温可能剧烈下降，有报道低体温增加伤口感染、术中失血增加，住院时间延长。婴幼儿控制体温能力低，体表面积较大，皮下脂肪少，因而更易体温过低。

多数手术室温度较低的原因是由于外科医生的要求，穿戴手术衣的外科医生和器械护士在灼热的手术灯下站立数小时，必然对较低的温度更为舒适，但麻醉医师应坚持手术室的温度必须以患者的舒适和安全为前提。

空气的温度、湿度及流速对热的消散有很大关系。皮肤蒸发速率与空气的温度成正比，而与其湿度成反比。当空气内水分达饱和时，皮肤蒸发即停止。空气的湿度除影响蒸发外，还影响对流及传导，故手术室温度应保持在25℃，湿度保持在60%～70%。低于50%应纠正，以免影响手术患者的散热和静电蓄积。

(二)湿度

由于静电释放是危险的火源，因此很多手术室规定湿度必须高于50%，但随着非可燃性麻醉药的广泛使用，对该规定不必强制遵守，但应明确的是静电释放可以损害敏感的电子设备，甚至造成“微电击”。

(三)通气和换气

现代层流手术室的高速气流可减少手术室内的污染，气流一般是由循环使用的空气和部分新鲜空气混合形成。循环使用可以降低能耗，有利于温度和湿度的控制，但也不利于废弃和污染物的排放，定时加大新鲜空气比例进行换气是非常必要的。

(四)噪音

手术室噪音常易被忽视。目前对噪音污染的有害影响已有了一定认识。噪音污染对人类多种认知功能具有破坏作用。手术室内噪音多为70～80分贝，根据规定，手术室内允许最高的噪音为90分贝。噪音强度取决于手术室采用的通风系统、手术设备(如电锯、电钻)、工作人员的动作和交谈等。研究表明噪音可影响内分泌、心血管和听觉系统的生理改变，甚至造成短期记忆减退和心理障碍。手术室内应限制不必要的噪音污染，并应用必要的无噪音技术。

五、手术室污染

手术室污染主要来自吸入性麻醉药废气和其他有害物质的释放。

(一)麻醉废气

手术室内的麻醉废气主要来自吸入性麻醉气体的外漏或麻醉废气的排放。废气的浓度通常用ppm表示，挥发罐中的饱和蒸汽浓度为105ppm。美国国家职业安全和健康学会建议手术室内氧化亚氮不能超过25ppm，卤族吸入麻醉药不能超过2ppm。但目前尚无完备的监测系统，人闻到的感觉阈值在3～100ppm之间。麻醉废气泄漏的主要渠道来自中央供气系统的高压气源，以及麻醉机及回路泄漏。未采用全紧闭法吸入麻醉可能造成大量麻醉废气排出。

废气排放系统是将麻醉废气收集处理后排入大气中，避免集中在手术室局部环境中产生危害。

早在1967年，就有研究认为麻醉废气对手术室人员有危害。有关麻醉废气对人体的影响目前尚无定论。20世纪70年代的研究认为手术室内工作的女性比手术室外女性医师流产率高。男性麻醉医师中肝脏疾病更多见。当然，除废气外，工作压力、放射性、有机物质等也是造成这一结果的原因。对长期吸入低浓度麻醉药物是否会使麻醉医师的心理行为能力造成影响,是否具有致癌性的研究结果相差悬殊,至少目前尚缺乏有说服力的资料。麻醉废气污染是否会对手术室女性工作人员的生育功能产生影响或不孕率增高可能是最受关注,也是争论最大的问题,目前也难以得到确切可信的资料。孕期妇女长期暴露于微量麻醉废气中是否导致自发性流产率增加、婴儿畸形率增高至今仍不明确。但有一点可以明确,即长时间在没有排污设备的手术室内工作,麻醉废气对医务人员的身心影响不可忽视。

(二)其他有害物质

与麻醉废气相比,手术室内其他有害化学物质更容易被忽视,主要为消毒剂,如甲醛、戊二醛、异丙醇、乙醇、苯酚及环氧乙烷等。还包括紫外线照射产生的臭氧、工作人员呼出的二氧化碳、骨水泥挥发气体中所含的甲基丙烯酸甲酯和对苯二酚、激光器释放的毒气等。

甲醛和戊二醛对黏膜有刺激性,为致敏性物质,并具有致癌和致畸形性。甲基丙烯酸甲酯,可引起局部和全身毒性作用,如头痛、全身不适、眼结膜刺激等,高浓度对苯二酚可引起畏光甚至结膜溃疡等。激光器所用的染料多数是高毒性物质,激光治疗产生的烟雾中含有多种有毒物质甚至具有感染活性的病毒。臭氧对眼和肺组织具有非常强的刺激作用,长期接触具有致畸和致癌性。慢性吸收苯酚可致肺损伤及神经和消化系统症状。环氧乙烷吸入后可出现头痛、头晕、反应迟钝及嗜睡等中枢神经症状,还可引起恶心、呕吐、腹痛和腹泻等,慢性接触具有致癌性。当多种极低浓度的有害物质混合污染空气时,其毒性作用可相加并引起不典型的临床症状,并可能具有潜在的遗传毒理学效应,引起所谓的环境病。

第九章　麻醉机

一、概述

麻醉机是麻醉医生的最主要“生产工具”之一，也是现代麻醉保障患者围术期生命安全最重要的硬件设备之一。然而，若其使用、维护、保养不当常常会导致严重的安全事件或临界事件，因此麻醉医生一定要熟悉麻醉机的基本机械原理、维护保养措施、使用程序，从而实现对这一重要工具的“驾驭”，保证其发挥最好的“生产力”。

麻醉机由供气系统、流量计、蒸发器、呼吸环路、麻醉呼吸机、安全装置、残气清除系统、各种附件等组成，其本质是呼吸机，尤其是现代高性能的麻醉机或麻醉工作站具备呼吸机所有的功能(图 9-1、图 9-2)。麻醉机工作时基本是密闭的，患者产生的二氧化碳要在密闭回路中由钠石灰来吸收。其密闭环路设计主要是避免麻醉药扩散到空气中造成工作人员吸入麻醉药。呼吸机没有类似密闭回路和钠石灰吸收二氧化碳的装置，它会把患者呼出的气体直接排到大气中。

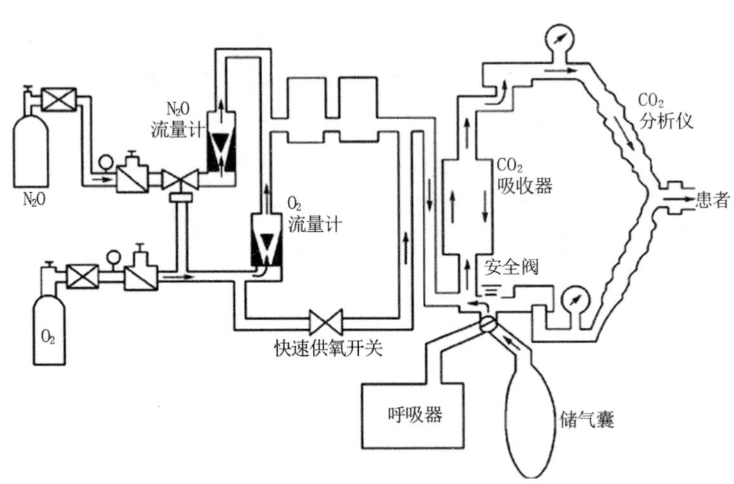

图 9-1　现代麻醉机的基本结构示意图

二、供气系统

(一)气源

气源种类主要有氧气、空气、氧化亚氮。麻醉机的气源供应方式主要有:集中管道供氧、单机管道供应和储气钢瓶直接供氧三种。此外，还配备相应的接口，可以直接与小型压缩气筒连接，作为备用气源。

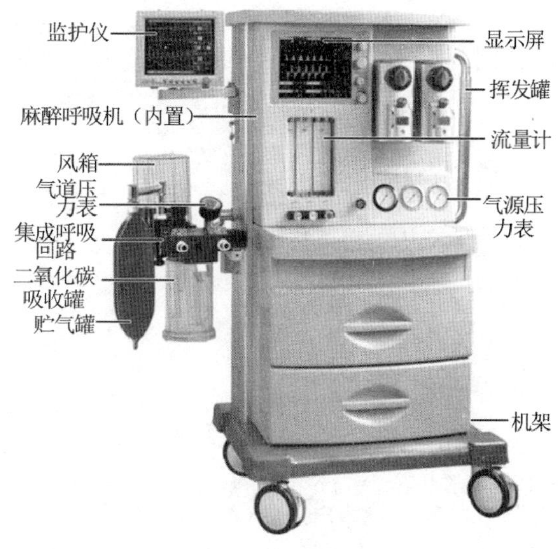

图 9-2　现代麻醉机

1.压缩气筒

压缩气筒亦称贮气筒或气瓶。压缩气筒由耐高温的全钢制成，筒壁至少厚 0.94cm。为便于识别各种气体种类，避免错用，将筒体漆成不同颜色并在筒体肩部必须刻有标记，包括：气体化学名称符号、耐受压力等。国内氧气筒漆成浅蓝色、氧化亚氮气筒为银灰色、二氧化碳气筒为黑色等。

为杜绝接错气源，一般采用口径和轴针安全装置。更换气源时，应仔细核对，不得任意修改接口的安全装置。

轴针安全系统的基本结构：在气筒阀接头上增设两个大小不同"针突"。只有在轴眼与针突两者完全相符合时，才能相互连接，由此可保证连接绝对正确(图 9-3)。

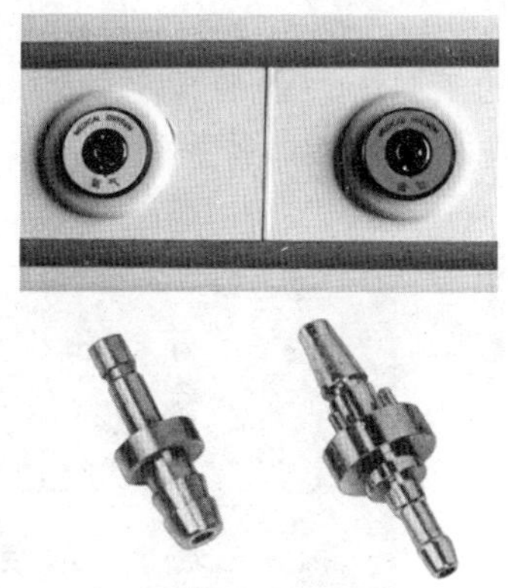

图 9-3　口径安全系统与轴针系统

2.中心供气系统

中心供气系统可以供给多种气体(如 O_2、N_2O、压缩空气)。中心供气系统由气源、贮气装置、压力调节器、输送管道、墙式压力表和流量计组成。由于使用口径安全系统，不同气源的接口应有明显的差别，以防误接(图 9-3)。

3.压力调节器

压力调节器又称减压阀(图 9-4)。压力调节器把高压气源(中心供气或压缩气筒)内高而变化的压力降为低而稳定的压力,供麻醉机安全使用。

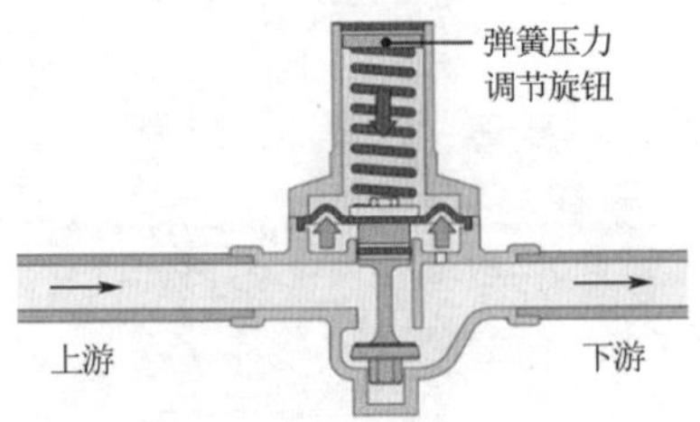

图 9-4 减压阀原理示意图

4.压力表

实际上压力表常与压力调节器制成一体出厂的(图 9-5)。压力调节器上装有两个压力表,一个是高压表,用于指示压缩气筒内气体的压强;另一个是低压表,用于测量减压后气体的压强。

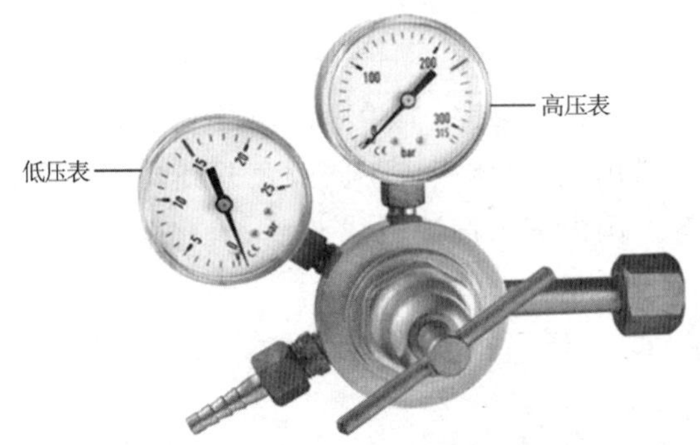

图 9-5 压力表与压力调节器制成一体

(二)流量计

流量计是测定流动气体流量的工具。目前最常用的为进气口可变的悬浮转子式流量计(图 9-6)。基本结构包括针栓阀、带刻度的玻璃管和轻金属制的浮标。

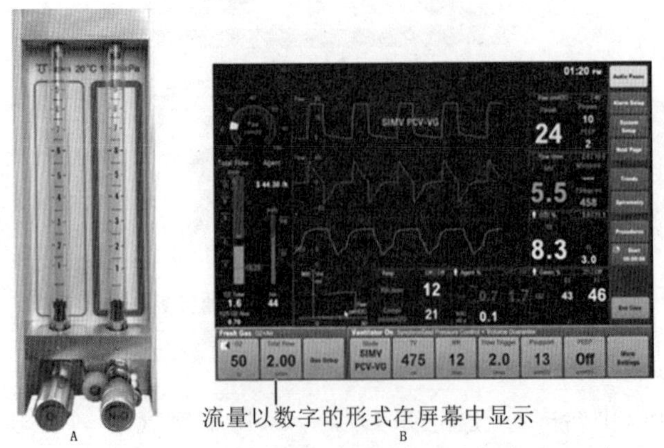

图 9-6 流量计

A.悬浮转子式流量计;B.电子流量计

打开针栓阀,气流自玻璃管下方冲入,将浮标顶起,因浮标与玻璃管的间隙越往上越大,所以气体流量就越大或流速越快,与浮标顶面平齐的刻度数,即为气流量值。

新型麻醉机采用电子流量计,数值准确,读取更加方便,且可以形成数据保存在电子麻醉记录单中便于科研调阅。

三、蒸发器

又称挥发罐、蒸发罐(图 9-7),是麻醉机的重要组成部分,它的质量不但标志着麻醉机的制造水平,也关系到吸入麻醉的效果。

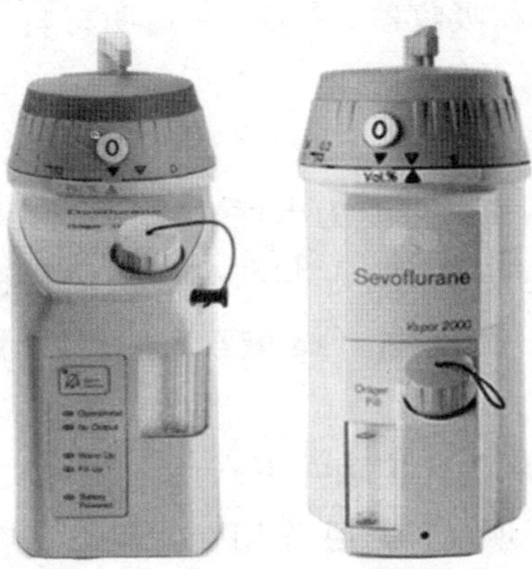

图 9-7　常用吸入麻醉药蒸发器

蒸发器的基本原理是利用周围环境的温度和热源的变化,把麻醉药物变成蒸发气体,通过一定量的载气,其中一部分气体携走饱和的麻醉气体,成为有一定浓度的麻醉蒸气的气流,直接进入麻醉回路。各种挥发性麻醉药均有专用的蒸发器,且予以不同颜色标记:如七氟烷对应黄色,地氟烷对应蓝色、异氟烷对应紫色。

四、呼吸环路

环形系统是临床上最为常用的呼吸环路(麻醉通气系统),又称循环回路系统(图 9-8),主要由呼吸管道(螺纹管)、二氧化碳吸收罐、吸呼活瓣、储气囊、面罩、机控－手控阀、排气阀、限压阀、开放/半开放阀等组成。在这类麻醉机中,有两种主要的呼吸回路,紧闭式和半紧闭式。在紧闭式呼吸回路中,患者呼出的气体经去除二氧化碳后,全部返回循环系统。半紧闭式中,患者呼出的气体部分进入回路系统,部分排出回路系统。

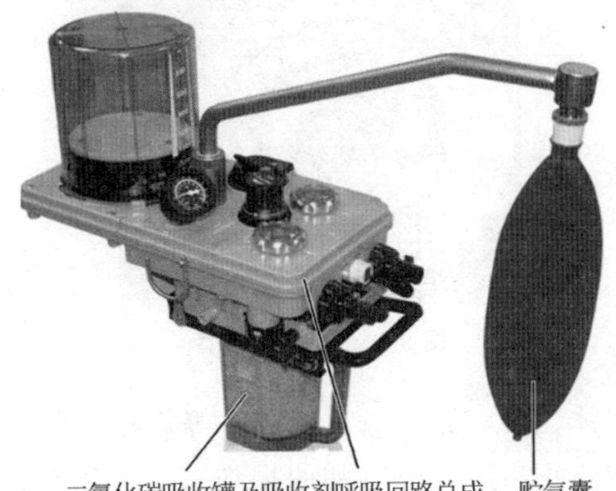

图 9-8　集成式呼吸回路

现代麻醉机大部分为半紧闭式，而少数新型高端麻醉机为紧闭式，可显著减少吸入麻醉用量和污染，也可以用于氙气的麻醉。

二氧化碳吸收装置为循环紧闭式麻醉机的必备设置。二氧化碳吸收器中的碱石灰（或钡石灰）与二氧化碳起化学反应，清除呼出气中的二氧化碳。

1.结构循环吸收式二氧化碳吸收器

二氧化碳吸收器需由导向活瓣控制气流方向，气流自上向下或自下而上通过。容积大小相当于成人潮气量或约 2L 大容积吸收器，采用无色透明材料制成。

2.碱石灰

碱石灰又称钠石灰，由 80%$Ca(OH)_2$ 和 5% NaOH 以及硅酸盐等加适量水分（15%）所组成。碱石灰与二氧化碳反应后由碱性变为中性，加用适当指示剂，观察颜色的变化可了解碱石灰的消耗程度。但碱石灰颜色的变化并非判断碱石灰消耗程度的可靠指标，最可靠的依据是临床观察有无二氧化碳蓄积征象出现。1kg 碱石灰的使用时间约为 8 h，一般在大约 3/4 的碱石灰变色时即作更换。

注意事项：①碱石灰与常用麻醉药接触并不产生毒性物质。碱石灰能一定程度地分解七氟烷，分解速率与温度有关，但无明显的毒性作用。②碱石灰在装罐前应筛去粉末，以免吸入肺内。③二氧化碳吸收罐必须装满碱石灰，以减小机械无效腔量；碱石灰失效时应及时更换，以免造成二氧化碳蓄积。

3.螺纹管、贮气囊和面罩

螺纹管、贮气囊和面罩均为橡胶或塑料制品，要求柔韧适中、质轻、易弯而不易折断或压瘪、有抗静电性能，内壁光滑平整，易清洗和消毒。

（1）螺纹管：在闭式环路麻醉机吸入和呼出活瓣两端各接一根螺纹管（图 9-9），称为吸气和呼气管。通过 Y 形管、拐角接头与面罩式气管导管相连，一般长 100cm。塑料和硅橡胶质地较好，顺应性小，透明、易清洗，一次性使用者则有免除清洗和减少交叉感染的优点。20kg 以下小儿使用麻醉机时，应更换较细的小儿螺纹管。

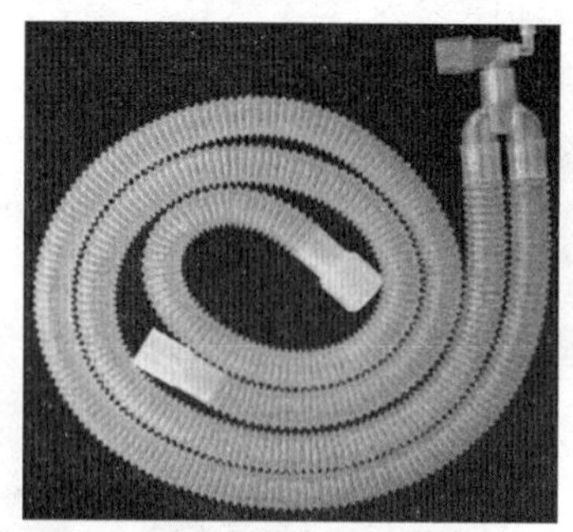

图 9-9 双管螺纹管

（2）贮气囊：用于贮存气体，有 0.5L、1L、1.5L、3L 等规格。贮气囊的主要作用有：①进行辅助或控制呼吸。②缓冲和防止高压气流对肺的损伤。③便于观察患者的呼吸频率、幅度和呼吸道阻力。④便于麻醉气体和氧的均匀混合。⑤可行肺膨胀术。

（3）面罩：由富有弹性的橡胶制成。中央为透明塑料或有机玻璃罩，周围套上可充气的橡胶圈，使外形和边缘更易于适合口鼻的形状，并与皮肤接触良好，防止漏气。面罩（图 9-10）供氧是麻醉诱导和复苏的重要工具。在面罩接口周围有 4 只金属小钩，供（四头带）固定面罩之用。

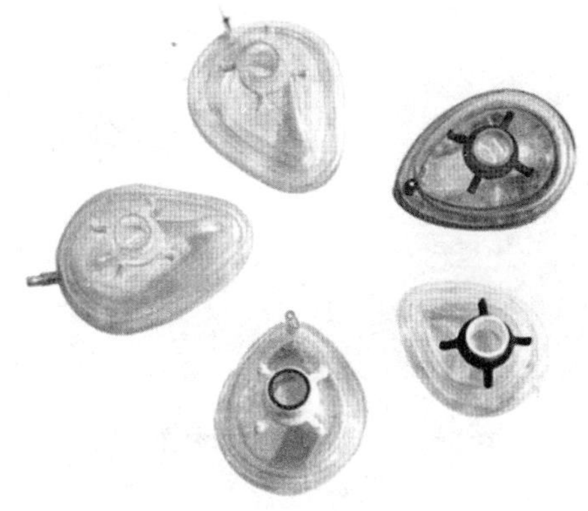

图 9-10　各型面罩

4.*活瓣*

呼吸活瓣是单向活瓣（图 9-11），用来控制呼吸气流动的方向，是保证呼吸正常功能的关键部件之一。吸气时开启，呼气时关闭者，称吸气活瓣；呼气时开启，吸气时关闭者，称呼气活瓣。这些活瓣引导气流呈单方向运行，使呼吸气体不会混杂。若无呼吸活瓣，则环路气体几乎全重复吸入，可引起严重的呼吸性酸中毒。活瓣需定期维护、检查，维护不当，易造成活瓣失灵引发事故。

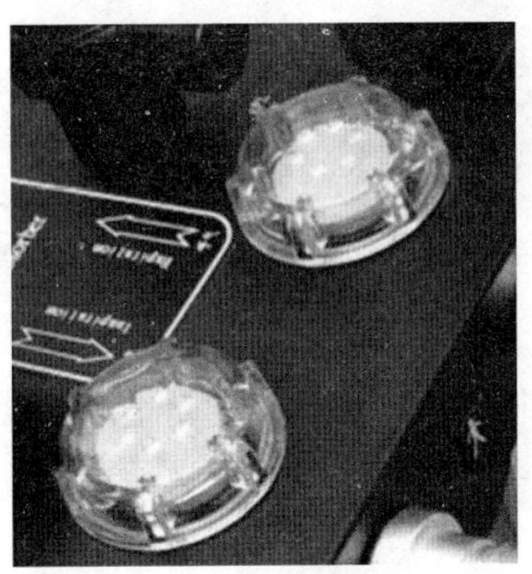

图 9-11　活瓣

五、麻醉呼吸机

麻醉呼吸机是现代麻醉机的主要部件之一，可分为气动或电动呼吸机，或者兼而用之。与呼吸机相比，麻醉呼吸机的呼吸模式相对简单，一般仅有控制呼吸、手控呼吸、自主呼吸等模式。然而现代高端麻醉机具备呼吸机所有的功能，其使用与呼吸机无异。

（一）气动呼吸机

老式麻醉呼吸机一般为气动呼吸机（图 9-12），多数使用 Ventari 装置的空氧动力驱动。气动呼吸机如只需气源就能工作，在电源故障的情况下仍能正常运转。该类呼吸机设计简单，易于搬运和操作使用,维修工作方便。主要缺点是管道脱开时不易发觉。此外,一般只配备低压报警装置。

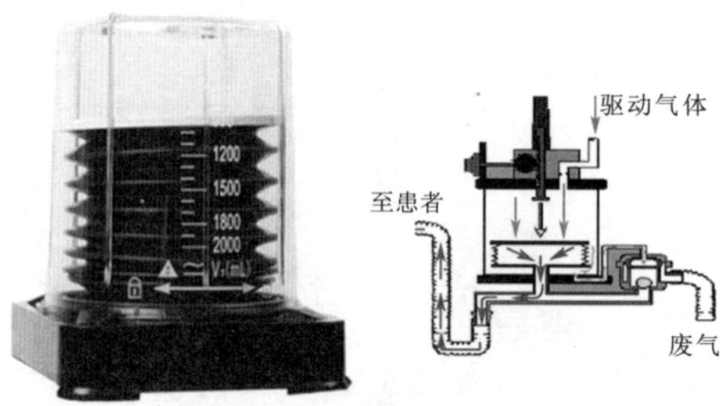

图 9-12　气动风箱及示意图

(二)电动呼吸机

现代麻醉机的呼吸机一般为电动呼吸机(图 9-13),采用气动电控或电动电控模式。主要部件分为控制部分和风箱部分。控制部分主要有:呼吸机开关、频率控制、呼吸模式、吸呼比、吸气流速等控制键,均为电控。风箱部分则可以为气动或电动。

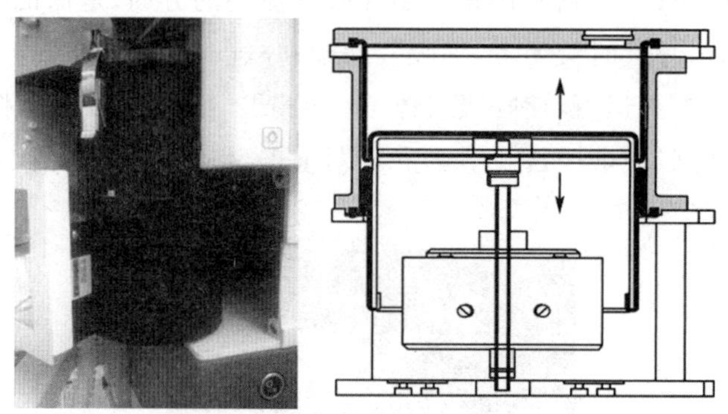

图 9-13　活塞式电动呼吸机及示意图

(三)微机控制呼吸机

新型麻醉呼吸机具有微处理器,能提供多种呼吸模式,如压力控制、容量控制、压力支持、同步间歇指令性通气等。其性能不亚于呼吸机,从而使麻醉医生可以优化通气、给氧、脱机、稳定血流动力学等环节。

六、安全装置

(一)声响供氧报警器

安装在高压供氧系统的管路上,由压力调节器和蜂鸣器组成。当供氧压力<172kPa 时,蜂鸣器即发出警报。

(二)气动氧安全阀

当供氧>172kPa 时,N_2O 供气阀方能开启;如供氧压力<172kPa 时,N_2O 停止供气。

(三)氧比例控制器

麻醉机一般配有控制氧比例的装置,即氧气一氧化亚氮联动装置(图 9-14),用以确保吸入氧浓度不低于 25%。

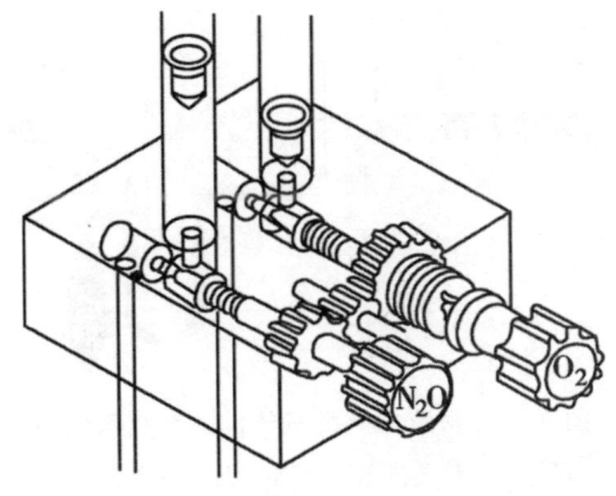

图 9-14　氧气—氧化亚氮联动装置

(四)压力报警装置:各型麻醉机的标配

1.低压报警

低压报警一般为管路脱落、严重漏气所致。若出现负压通常表示废气排放系统故障或患者出现明显自主呼吸。

2.高压报警

高压警报提示呼吸管道或气管导管梗阻以及肺顺应性改变(如支气管痉挛、气胸、腔镜检查或浅麻醉)。

3.持续压力报警

提示气道高压已持续数秒。快速排气阀阻塞或关闭、呼吸机压力释放阀故障或者废气排放系统阻塞都会出现报警。

七、废气排放

废气排放系统(AGSS)是将麻醉废气从手术室排放至室外的装置,使手术室中氧化亚氮浓度不超过 25ppm,卤素麻醉药浓度不超过 2ppm。

(一)第一代麻醉气体回收排放装置——负压式麻醉气排放技术

第一代麻醉气体回收排放装置又叫负压式麻醉气体排放(图 9-15)。

(二)第二代麻醉气体回收排放装置——正压式麻醉气排放技术

第二代麻醉气体回收排放装置,即正压式麻醉气排放技术又称射流式排放技术(图 9-16)。射流式麻醉气体排放技术根据患者情况调节好后就不会变化,因为各个手术室是独立的不受其他手术室和系统的干扰。这是一种比较稳定、比较安全的废气排放技术。

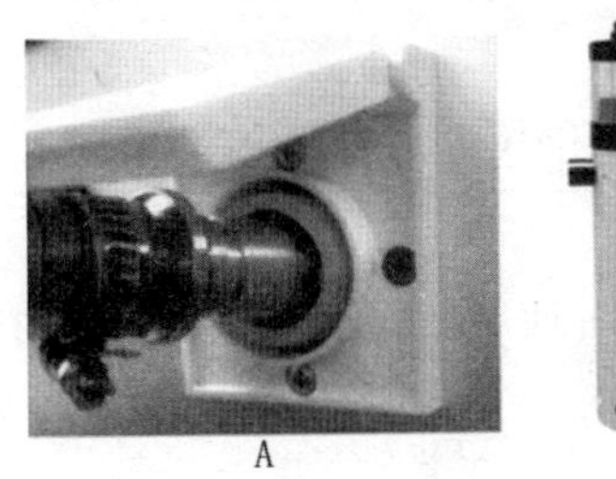
A

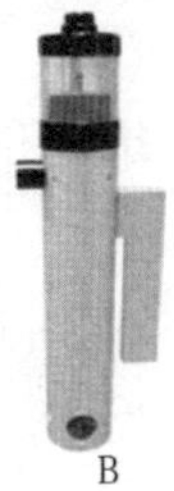
B

图 9-15　负压式废气排放装置主要部件

A.AGSS 接口;B.废气收集缓冲瓶

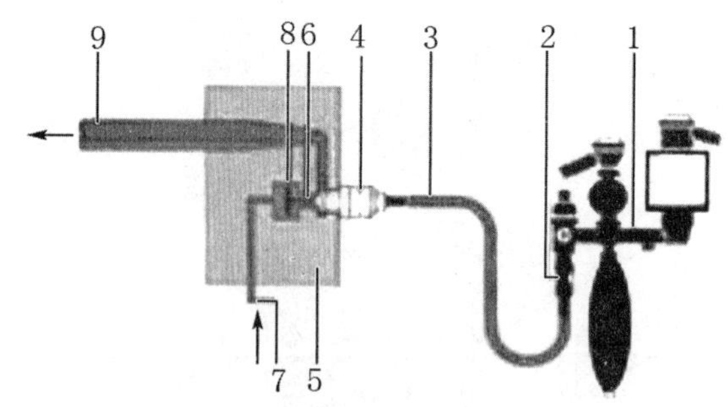

图 9-16　射流式麻醉气体排放系统示意图

1.麻醉废气排放回路；2.连接头；3.废气排放连接管；4.废气排放接头；5.气体插座安装盒；6.吸引发生器；7.动力气体(空气)；8.单向阀；9.废气排放管

射流式麻醉气体回收排放技术的基本配置：由射流式排放装置、管路系统、正压动力源三部分组成。

射流式麻醉气体回收排放技术的基本配置：由射流式排放装置、管路系统、正压动力源三部分组成。

八、气体分析

围术期常需要监测呼吸环路中 O_2、二氧化碳和麻醉气体的浓度。其中二氧化碳监测具有重要临床意义，可监测通气是否适度及呼吸环路是否正常。

九、新型麻醉机

新一代麻醉机的复杂性增加、新技术高度集成，但功能完善，使用更方便，可以明显缓解麻醉医师的工作压力。新型麻醉机的显著优点包括以下几点。

(一)电子化界面

使得其外观更加紧凑、大方，操作更加便利。

(二)高灵敏的传感器，支持多种呼吸模式

使各种参数的测量更加精确，使人机协同性更好，可以实现在调控麻醉的同时进行呼吸治疗。

(三)报警装置

拥有更多和更具适应性的报警设定。

(四)高度集成化，外连接少

尽可能减少发生断开、误接、扭折和其他意外事故的风险。

(五)设备自检功能

能够提高设备故障的检出率，同时使麻醉医师更好地进行其他工作。

(六)强化的数据收集能力

有助于信息管理系统的整合。

当代部分国产新一代麻醉机(图 9-17)性能稳定，做工优良，临床使用效果可达到甚至优于同类进口产品，而且价格合理，是各级医疗机构麻醉机升级换代的良好选择。

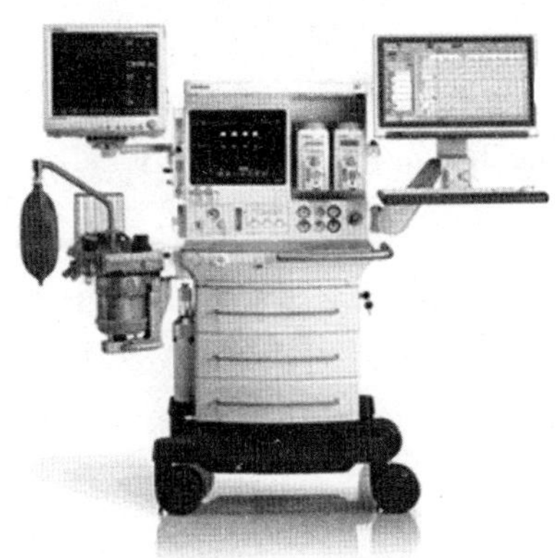

图 9-17　某型国产新型麻醉工作站

十、日常检查程序与步骤

(一)一般程序

(1)实施任何麻醉之前都应该首先考虑到能否保证患者的气道安全,确保麻醉机或简易呼吸器处于备用状态,不打无准备之仗。

(2)每日开始第一例麻醉之前,除确保麻醉机不漏气之外,还应系统地检查,如检查气源、碱石灰、蒸发器、活瓣等。此后的每一例麻醉也应当做漏气试验,确保回路不漏气。

(3)需要特别强调的是,进行以下操作后需重新进行漏气试验:更换气源、更换碱石灰、更换蒸发器或往蒸发器加药、更换人工鼻(过滤器)、连接呼气末二氧化碳探头或采样管等。

(二)具体步骤

各型麻醉机的检查程序略有区别,但基本步骤见图 9-18。

(三)麻醉机使用常见故障及失误

(1)电源故障常见插座无电、接触不良、误拔除、备用电池老化等。

(2)环路漏气常见螺纹管和导管弯头松脱;移动蒸发器后未安装到位;更换钠石灰后罐体未安装到位;活瓣失灵;弯头或过滤器盖子脱落;麻醉机压力或流量传感器脱落等。

(3)麻醉机本身严重故障如主板、电路烧坏等。

(4)碱石灰未及时更换致二氧化碳蓄积。

(5)忘记开机或忘记关机。

(6)改手控模式后,忘记手控呼吸致缺氧;或忘记手控呼吸后,同时没有将限压阀调至合适位置致肺部严重膨胀,甚至可导致心搏骤停。

(7)蒸发器忘记加药导致术中知晓。

(四)麻醉机的使用

(1)在连接麻醉机与患者时,必须调节好参数,避免潮气量或压力过大损伤患者肺脏。

(2)麻醉机运行期间,麻醉医师不得随意离开麻醉机,应随时监控麻醉机的运行状态,包括呼吸波形、呼气末二氧化碳波形、风箱的运动、碱石灰的颜色等。

(3)麻醉机运行期间,麻醉医师要高度警惕麻醉机的各种警报声;遇有警报时,应首先确定患者是否存在危险,然后再排查报警原因。有时,某些元器件损坏或老化(比如氧电池老化)会引起低级别报警,但麻醉机仍然可以运行。遇有这种情况时,也应予以及时修复,以免混淆真正有致命危险的报警。

(4)麻醉医师遇到自己从未使用过的麻醉机,应先熟悉麻醉机或在他人的指导下使用,不可贸然自行使用。

(5)麻醉结束时,应及时关闭蒸发器、气体。若有接台手术,使麻醉机处于待机状态。螺纹管、面罩、气体采样管均应收纳好,放在合适的位置,不要堆放,避免被他人无意踩踏、拉扯,损坏螺纹管、面罩、采样管,甚至是麻醉机。若无接台手术,应该关闭麻醉机电源、气源,将螺纹管等配件取下丢弃或消毒。

(6)麻醉机使用完毕,应及时清洁,收纳。清洁时应断电,避免触电。麻醉机长时间不使用,也应断电。

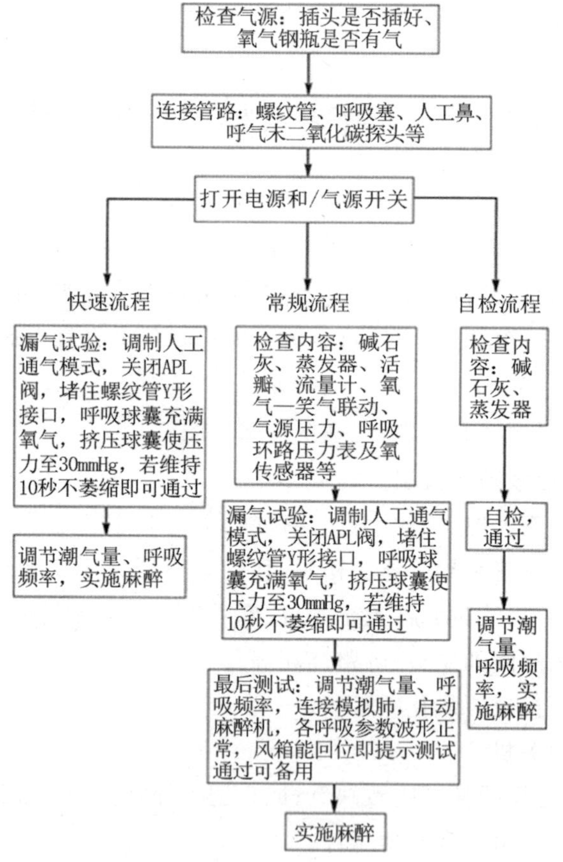

图 9-18 麻醉机使用前检查步骤

注:快速流程系最低要求,适用于紧急情况、非当日第一例麻醉;常规流程适用于当日第一例麻醉,中端麻醉机;自检流程适应于高端麻醉机

第十章　术后镇痛

第一节　术后疼痛及其对机体的影响

一、术后疼痛的分类及影响因素

(一)术后疼痛的分类

1.躯体疼痛(创口疼痛)

为手术直接涉及的部位，如皮肤、肌肉、筋膜、关节、韧带、骨骼及神经等组织损伤的疼痛，表现为局限性、表浅性伤口处疼痛，定位准确，其疼痛程度与创伤程度密切相关。

2.内脏疼痛(牵拉疼痛)

内脏手术或牵拉到内脏所致的内脏疼痛，一般为深在性钝痛，其疼痛强度和内脏的敏感性有关。

(二)影响术后疼痛的因素

1.患者因素

包括患者的性别、年龄和社会文化背景、受教育的程度等。男性对疼痛的耐受性较强，而老年人及小婴儿对疼痛反应较为迟钝。此外，患者的心理因素在疼痛中也起着十分重要的作用。

2.手术因素

与手术种类、手术创伤的程度和部位有关。胸腔、上腹部手术患者切口疼痛较重，而四肢、头、颈和体表手术后疼痛较轻。

二、术后疼痛的病理生理

手术后疼痛是手术后即刻发生的急性疼痛(通常持续不超过 7 d)，其性质为伤害性疼痛，也是临床最常见和最需紧急处理的急性疼痛。术后痛如果不能在初始状态下充分被控制，可能发展为慢性手术后疼痛(chronic post-surgical pain，CPSP)，其性质也可能转变为神经病理性疼痛或混合性疼痛。研究表明小至腹肌沟疝修补术，大到胸腹部和心脏体外循环等大手术，都可发生 CPSP，其发生率高达 19%～56%，持续痛达半年甚至数十年。

CPSP 形成的易发因素包括：术前有长于 1 个月的中到重度疼痛、精神易激、抑郁、多次手术；术中或术后损伤神经；采用放疗、化疗。其中最突出的因素是术后疼痛控制不佳和精神抑郁。

术后疼痛具有急性疼痛的特点：①激活自主神经系统的交感神经部分，如脉搏、呼吸频率及血压升高，瞳孔扩大，出汗。②与组织损害相关，随组织愈合而逐渐消失。③急性疼痛的行为表现，如不能休息、焦虑、痛苦、哭叫、揉擦或固定痛处等。④定位准确，具有较强的保护性意识或反射。⑤可以有明显的组织损伤痕迹。

(一)术后疼痛与传导通路

手术引起组织损伤,导致炎性介质(如组胺)、肽类(如缓激肽)、脂质(如前列腺素类)、神经递质(如5-羟色胺)以及神经营养因子(如神经生长因子)等的释放。这些炎性介质可激活外周伤害性感受器(细小的感觉神经末梢),将伤害性感受信息转化为电信号,编码后经传入神经传至脊髓背角并在该部位整合。最简单的伤害性感受通路包括三个神经元:①初级传入神经元:负责伤害感受信号的转化并将其传入至脊髓背角。②投射神经元:接受初级神经元的传入信号,并将其投射至脊髓及脑桥、中脑、丘脑和下丘脑神经元。③脊髓上神经元:整合脊髓神经元传来的信号,并将其传至大脑皮质及皮质下区域,产生疼痛感受。传递痛觉的感觉神经包括有髓鞘的 A_{δ} 纤维和无髓鞘的C纤维,后者主要参与损伤、寒冷、热或化学方式等刺激信号的传递。伤害性感受信息经过脊髓的复杂调制后,某些冲动传递到脊髓前角和前外侧角产生节段性脊髓反射(如骨骼肌张力增加、膈神经功能抑制、胃肠活动减弱);其他冲动则通过脊髓丘脑束和脊髓网状束传递到更高级的中枢,诱发脊髓上中枢与大脑皮质反应,最终产生疼痛感受和情感表达。

(二)痛觉敏化

外周炎性介质的不断释放可使伤害性感受器敏化或外周强烈伤害性刺激冲动的传入可以导致中枢敏化和超反应性,还可能会导致脊髓背角的功能性改变,从而引起更严重的术后疼痛。最终,高阈值痛觉感受器转化为低阈值痛觉感受器,兴奋性阈值降低,兴奋下放电频率增加以及自发性放电频率增加,对超阈值的反应性增强,即痛觉过敏。外周伤害感受器的致敏为原发痛觉过敏,中枢神经系统的致敏为继发痛觉过敏。中枢敏化可发生于脊髓及其以上中枢神经系统,如前扣带回和前腹侧区,它很大程度上是在外周敏化基础上形成的。“上发条”(windup),是中枢敏化的触发机制。外周伤害感受器的持续刺激造成投射神经元长时间细胞内变化,使它的感受野扩宽、对非伤害刺激阈值降低。因此,中枢敏化是一种活性依赖性兴奋性增高、感受野扩宽、对伤害或非伤害刺激的反应增强。

三、术后疼痛对机体的影响

术后疼痛是机体受到手术创伤(组织损伤)后的一种反应,包括生理、心理和行为上的一系列反应。

(一)急性影响

伤害性刺激从外周向中枢的传递可引起神经内分泌应激反应,主要涉及下丘脑—垂体—肾上腺皮质系统与交感肾上腺系统的相互作用。疼痛引起交感神经张力增高、儿茶酚胺分泌增加,分解代谢性激素(如皮质激素、促肾上腺皮质激素、抗利尿激素、胰高血糖素、醛固酮、肾素、血管紧张素Ⅱ)分泌增加,而合成代谢性激素分泌减少,从而导致水钠潴留,血糖、游离脂肪酸、酮体和乳酸水平升高,代谢与氧耗增加,出现高代谢性分解代谢状态。神经内分泌应激反应与手术创伤程度呈正相关,它可以强化机体其他部位有害的生理效应,对各大系统有如下影响。

1.增加氧耗量

交感神经系统的兴奋增加全身氧耗,对缺血脏器有不良影响。

2.对心血管功能的影响

心率增快、血管收缩、心脏负荷增加、心肌耗氧量增加，冠心病患者心肌缺血及心肌梗死的危险性增加。

3.对呼吸功能的影响

手术损伤后伤害性感受器的激活能触发多条有害脊髓反射弧，使膈神经兴奋的脊髓反射弧抑制，引起术后肺功能降低，特别是上腹部和胸部手术后。疼痛导致呼吸浅快、呼吸辅助肌僵硬致通气量减少、无法有力地咳嗽、无法清除呼吸道分泌物，导致术后肺部并发症的发生。

4.对胃肠运动功能的影响

导致胃肠蠕动的减少和胃肠功能恢复的延迟。

5.对泌尿系统功能的影响

尿道及膀胱肌运动力减弱，引起尿潴留。

6.对骨骼肌肉系统的影响

肌肉张力增加、肌肉痉挛，限制机体活动并促进深静脉血栓形成，不利于患者早期下床活动，影响机体恢复，延长住院时间、增加费用。

7.对神经内分泌系统的影响

神经内分泌应激反应增强。引发术后高凝状态和免疫抑制；交感神经兴奋导致儿茶酚胺和分解代谢性激素的分泌增加，合成代谢性激素分泌降低。

8.对心理情绪的影响

可导致焦虑、恐惧、无助、忧郁、不满、过度敏感、挫折、沮丧；也可造成家属恐慌等。

9.对睡眠的影响

疼痛刺激可导致患者睡眠障碍，产生心情和行为上的不良影响。

(二)慢性影响

(1)术后急性疼痛控制不佳是发展为慢性疼痛(chronic post-surgical pain，CPSP)的危险因素：慢性术后疼痛尚未引起广泛重视，但越来越多的证据表明，急性疼痛转化为慢性疼痛非常迅速；术后早期疼痛就得到控制的患者，其术后近期和远期恢复质量均明显改善。

(2)术后长期疼痛(persistent postoperative pain)持续 1 年以上，是行为改变的危险因素，也可能转变为神经病理性疼痛。

第二节　术后疼痛评估及管理

一、术后疼痛评估方法和原则

(一)疼痛强度评分法

镇痛治疗前必须对疼痛强度做出评估。临床采用的疼痛强度评分法有视觉模拟评分法(visual analogue scales，VAS)，数字等级评定量表法(numerical rating scale，NRS)，语言等级评定量表法(verbal rating scale，VRS)以及 Wong-Baker 面部表情量表法(Wong-Baker faces pain rating scale)等，通常可以将几种评分法结合使用。一般简单的数字评分以“0”分为无痛，

"10"分为最痛,"1～3"分为轻度疼痛,"4～7"分为中度疼痛,"7"分以上为重度疼痛。对儿童和不能合作的患者,推荐采用面部表情评分法(facial scale)和精神行为评分法(neurobehavioral scale)。

(二)治疗效果评价

定期评价药物或治疗方法的疗效和不良反应,并据此作相应调整。在治疗初期疼痛尚未得到稳定控制时,应缩短评估间隔(持续给药时),或在每次给药后及时测评(根据不同药物的药代动力学特点及给药途径决定)。对暴发性疼痛应立即评估并做出处理以防止各种并发症的发生。疼痛治疗中药物的不良反应如恶心、呕吐、尿潴留、瘙痒等也应清楚记录并做出分级评价。治疗效果的评价还应包括患者对整个疼痛治疗过程的满意度,以及对疼痛服务人员的满意度等。

(三)评估原则

(1)评估静息和运动时的疼痛强度,只有运动时疼痛减轻才能保证患者术后躯体功能的最大恢复。

(2)在疼痛未稳定控制时,应反复评估每次药物治疗和方法干预后的效果。原则上静脉给药后5～15 min、口服用药后 1 h,药物达最大作用时应评估治疗效果;对于患者自控镇痛(PCA)应该了解无效按压次数、是否寻求其他镇痛药物。

(3)对疼痛治疗的反应包括不良反应均应清楚记录。

(4)对突如其来的剧烈疼痛,尤其伴生命体征改变(如低血压,心动过速或发热)应立即评估,同时对可能的切口裂开、感染、深静脉血栓等情况做出新的诊断和治疗。

(5)疼痛治疗结束时应由患者对医护人员处理疼痛的满意度及对整体疼痛处理的满意度分别做出评估。可采用 VAS 评分,"0"分为无痛,"10"分为极度疼痛。

作为术后镇痛治疗小组的一项常规工作,疼痛评估必须定时进行,如能绘制出疼痛缓解曲线图,则可更好记录患者的疼痛和镇痛过程。

二、术后镇痛的管理

(一)术后镇痛的原则

(1)术后疼痛较剧烈的患者,在麻醉药物作用未完全消失前,应主动预先给药,如手术结束后定时向硬膜外间隙注入小剂量长效局麻药或小剂量麻醉性镇痛药,目前称预防性镇痛(preventive analgesia)。

(2)术后应首先采用非麻醉性镇痛药和镇静药联合应用,尽量避免或少用麻醉性镇痛药。

(3)镇痛的药物应从最小有效剂量开始。

(4)手术后应用镇痛药物前,应观察和检查手术局部情况,以明确疼痛的发生原因。

(5)镇痛药用药间隔时间应尽量延长,以减少用药次数;用药时间通常不应超过 48 h。

(二)术后镇痛的目标

(1)最大限度的镇痛:在保证患者安全的前提下实施持续有效镇痛,包括迅速和持续镇痛及制止突发痛,防止转为慢性疼痛。

(2)最小的不良反应:无难以耐受的不良反应。

(3)最佳的躯体和心理功能:不但安静时无痛,还应达到运动时镇痛。

(4)改善患者生活质量,利于患者术后康复。

(三)术后镇痛管理模式

有效的术后镇痛应由团队完成,成立以麻醉科为主,包括外科经治医师和护士参加的急性疼痛服务小组(acute pain service,APS),能有效地提高术后镇痛质量。APS工作范围和目的包括:①治疗术后疼痛、创伤疼痛和分娩疼痛,评估和记录镇痛效应,处理不良反应和镇痛治疗中的问题。②推广术后镇痛必要的教育和疼痛评估方法,既包括团队人员的培养,也包括患者教育。③提高手术患者的舒适度和满意度。④减少术后并发症。

由于计算机和互联网技术的发展,目前已有远程调控术后疼痛的仪器,如用镇痛泵的患者,可随时了解患者的按压次数,同时监测 SpO_2、心率和血压变化等。可提高术后镇痛效果和安全性。

良好的术后疼痛管理是保证术后镇痛效果的重要环节,在实施时应强调个体化治疗。APS小组不但要制定镇痛策略和方法,还要落实其执行,检查所有设备功能,评估治疗效果和不良反应,按需作适当调整,制作表格并记录术后镇痛方法、药物配方、给药情况、安静和运动(如咳嗽、翻身、肢体功能锻炼)时的疼痛评分、镇静评分及相关不良反应。

没有条件成立 APS 的中小医院应有随访制度,应委派专人每天访视患者 1～2 次,以便及时调整剂量和发现并发症。

第三节　术后镇痛的常用方法

一、口服用药镇痛

适用于神志清醒患者的非胃肠手术或术后胃肠功能恢复较好患者的术后轻至中度疼痛的治疗;也可用于术后急性疼痛得到缓解,以口服给药作为其他镇痛方法(如静脉给药)的延续;或作为其他给药途径的补充(如预防性镇痛)而成为多模式镇痛的一部分。禁用于吞咽功能障碍和肠梗阻患者。无创、使用方便、患者可自行服用等是口服给药的优点,而缺点为起效较慢,调整药物剂量时既需考虑血药峰值时间,又要参照血浆蛋白结合率和组织分布容积,且生物利用度受"首过效应"以及有些药物可与胃肠道受体结合的影响。

常用口服镇痛药物包括对乙酰氨基酚,布洛芬,双氯芬酸,美洛昔康,氯诺昔康,塞来昔布,可待因,曲马朵,羟考酮,氢吗啡酮,丁丙诺啡,以及对乙酰氨基酚与曲马朵或羟考酮的口服复合制剂或上述药物的控释剂、缓释剂。

二、皮下注射和肌内注射镇痛

适用于门诊手术和短小手术术后单次给药,连续使用不超过 3～5d。肌内注射给药起效快于口服给药,但缺点为有注射痛、单次注射用药量大、血药浓度差异大、不良反应明显、重复给药易出现镇痛盲区等。皮下给药虽有注射痛的不便,但可通过植入导管持续给药的方法减少单次用药剂量,作为长期途径,应用较之肌内注射便捷。常用药物有酮洛酸、氯诺昔康、美洛昔康、帕瑞昔布,曲马朵,哌替啶和吗啡的注射剂。

三、静脉注射镇痛

(一)单次或间断静脉注射给药

适用于门诊手术和短小手术,但药物血浆浓度峰谷比大,镇痛效应不稳定,对术后持续痛者需按时给药。对静脉有刺激的药物,静脉炎为常见并发症。常用药物有NSAIDs、曲马朵、阿片类药物(包括激动药和激动拮抗药)的注射剂。

(二)持续静脉输注给药

一般先给负荷剂量,阿片类药物最好以小量分次注入的方式,滴定至合适剂量,达到镇痛效应后,以维持量持续输注维持镇痛作用。由于术后不同状态下疼痛阈值发生变化,药物恒量输注的效应不易预测,更主张使用患者自控镇痛方法以达到持续镇痛和迅速制止爆发痛。

四、局部浸润镇痛

局部浸润简单易行,适用于浅表或小切口手术如阑尾切除术、疝修补术、膝关节镜检术等,在胸外、腹外、妇产科和泌尿外科手术后应用也有增多趋势。长效局麻药切口浸润或将导管埋于皮下、筋膜上或筋膜下,可达到局部长时间镇痛效果且减少全身镇痛药用量。局麻药中加入阿片类药物,可增强镇痛作用并延长镇痛时间。

五、外周神经阻滞镇痛

外周神经阻滞(peripheral nerve block,PNB)技术可为术后患者提供安全有效的镇痛,通常适用于相应神经丛、神经干支配区域的术后镇痛。

(一)肋间神经阻滞

胸腹部手术后的疼痛可以通过阻滞支配切口区域及其相邻的上下各一条肋间神经而达到有效的镇痛。但不能阻断来自内脏或腹膜的深部疼痛。为解除深部疼痛还需配合应用镇痛药。一般用0.25%丁哌卡因每天注射1次,持续2~4d。肋间神经阻滞后,患者能进行深呼吸,并能有效地咳嗽排痰。

(二)臂丛神经阻滞

臂丛神经阻滞对上肢术后疼痛很有效,可置管分次或连续注射,尤其在断肢再植手术中应用,既可镇痛又可解除血管痉挛,效果满意。

(三)下肢神经阻滞

对下肢术后疼痛很有效,可置管分次或连续输注,术后早期活动,如全膝置换术后关节活动,有利于恢复功能。

(四)椎旁阻滞

除头部外,身体其他部位疼痛均可采用椎旁阻滞。此法可阻滞除迷走神经以外的所有(包括来自内脏的)疼痛感觉神经纤维。乳腺和胸腔手术后椎旁阻滞镇痛效果较好,不良反应少。

(五)腹横肌平面阻滞

腹腔镜胆囊手术腹内创面小,术后疼痛来源主要是腹壁痛,术毕可采用0.375%罗哌卡因伤口局部浸润阻滞或采用腹横肌平面阻滞(TAPB)镇痛。TAPB能提供良好的前腹壁镇痛效果,较适合腹腔镜胆囊手术的术后镇痛,可单次阻滞,也可置管持续镇痛。对于有凝血功能障碍而不能行自控硬膜外镇痛(PCEA)的患者TAPB是较好的选择。

六、椎管内用药镇痛

(一)硬膜外间隙镇痛

优点为不影响意识和病情观察,镇痛完善,也可做到不影响运动和其他感觉功能,尤其适用于胸、腹部及下肢术后镇痛。腹部术后硬膜外镇痛可改善呼吸功能,尤其是老年患者减少低氧血症发生率,也有改善肠道血流、利于肠蠕动和肠功能恢复的优点。术后下肢硬膜外镇痛,深静脉血栓的发生率较低,但不应用于使用小分子肝素等抗凝剂的患者。

局麻药中加入高脂溶性阿片类药物(如舒芬太尼)不仅可达到镇痛的协同作用,还可减低这两类药物的不良反应,是目前最常用的配伍,多以患者自控方式给药。

(二)骶管阻滞镇痛

儿童则较为常用。用药量和注药速度应适当。儿童用0.25%丁哌卡因0.75~1 mg/kg,足以产生 T_{10} 水平以下的镇痛作用。

七、多模式镇痛

术后多模式镇痛(multimodal analgesia)技术,就是联合应用不同作用机制的镇痛药物或不同的镇痛措施,通过多种机制产生镇痛作用,以获得更好的镇痛效果而使不良反应减少至最小,这是术后镇痛技术的主要发展方向。理论上讲,多模式镇痛是通过联合应用以减少阿片类药物的应用,主要选择外周神经阻滞和 NSAIDs 药物。

(一)镇痛药物的联合应用

(1)阿片类药物或曲马朵与对乙酰氨基酚联合应用:对乙酰氨基酚的每日量为1.5~2.0g时,阿片类药可减少20%~40%。

(2)对乙酰氨基酚和非类固醇抗炎药(NSAIDs)联合:两者各使用常规剂量的1/2,可发挥镇痛协同作用。

(3)阿片类或曲马朵与 NSAIDs 联合:常规剂量的 NSAIDs 使阿片类药物用量减少20%~50%,使术后恶心呕吐、镇静发生率降低20%~40%。术前开始使用在脑脊液中浓度较高的环氧酶-2(COX-2)抑制剂(如帕瑞昔布),具有抗炎、抑制中枢和外周敏化的作用,并可能降低术后急性疼痛转变成慢性疼痛的发生率。

(4)阿片类与局麻药联合用于 PCEA。

(5)氯胺酮、可乐定等也可与阿片类药物联合应用:偶尔可使用3种作用机制不同的药物实施多靶点镇痛。

(二)镇痛方法的联合应用

主要指局部麻醉药(切口浸润、区域阻滞或神经干阻滞)与全身性镇痛药(NSAIDs 或曲马朵或阿片类)的联合应用。患者镇痛药的需要量明显降低,疼痛评分减低,药物的不良反应发生率降低。

(三)多模式镇痛的实施

在多模式镇痛中,除阿片类药物的相关不良反应外,非阿片类镇痛药(如对乙酰氨基酚、非选择性及环氧合酶选择性 NSAIDs、氯胺酮、加巴喷丁类)也有不良反应,如肝肾毒性,凝血功能障碍,意识错乱,镇静,头晕等,用于术后多模式镇痛时这些不良反应也可能在一定条件下加重。不同的手术有其各自不同的术后疼痛特点和临床结局(如活动受限,麻痹性肠梗阻,尿潴留，肺功能受损）。比如，腹部大手术后，和其他镇痛方法相比，连续硬膜外镇痛对动态疼痛效果好，可减轻肠梗阻，降低恶心呕吐的发生率，但该方法并不适合用于其他一些腹部手术如腹腔镜结肠切除手术。因此，多模式镇痛的风险一效益比很大程度上与手术类型相关（procedure-specific），如耳鼻喉科手术、髋关节和整形外科手术后用非选择性 NSAIDs 易导致出血，血管手术后用 NSAIDs 易发生肾衰竭，结肠手术后用阿片类药物易发生肠梗阻。故临床医师应根据手术特点，优化多模式镇痛，将手术分类镇痛（procedure-specific analgesia）和康复模式紧密结合，把术后镇痛治疗真正纳入到现代外科快通道手术康复模式（the context of modern fast-track surgery rehabilitation paradigms）中去。

八、其他镇痛方法

（一）经皮神经电刺激（TENS）

经皮神经电刺激（transcutaneous electrical nerve stimulation，TENS）可以辅助用于某些术后患者的镇痛。将电极贴在疼痛部位（可以是切口的任意一边），施以低压电刺激达到镇痛目的。TENS 原理的基础是 Melzack 和 Wall 的疼痛门控理论。

（二）心理和行为治疗

心理和行为治疗可为患者提供一种疼痛已被控制的感觉。所有患者都应做好面临手术及术后疼痛的准备，简单的方法如全身放松、听音乐、回忆美好事物等都有利于减轻焦虑并减少镇痛用药。

（三）针刺治疗

针刺镇痛（acupunctural analgesia）是当今痛觉调制研究中的重要课题。中枢神经系统内许多神经介质都参与了针刺镇痛。阿片肽（包括脑啡肽、内啡肽和强啡肽）可能是针刺镇痛中最主要的介质，其可能机制为：①针刺激活下丘脑弓状核的 β 内啡肽系统，通过中脑导水管周围灰质（periaqueductal gray，PAG）下行冲动抑制脊髓后角痛觉信息的传递。②针刺传入直接激活脊髓后角的脑啡肽和强啡肽能神经元，抑制痛觉敏感神经元的活动。③和其他递质相互作用参与针刺镇痛。5-羟色胺（5-HT）是针刺镇痛中起重要作用的另一神经介质，针刺可增强中缝核内神经元的活动，使 5-HT 的释放增多。其他一些神经介质，如去甲肾上腺素、乙酰胆碱、γ-氨基丁酸、多巴胺、神经降压素等均参与了针刺镇痛。针刺及相关技术是术后疼痛治疗的有效辅助手段，可减轻术后疼痛评分和阿片类药物用量及其不良反应；而且针刺的不良反应非常小，可自然恢复，这是目前所有镇痛用药包括镇痛辅助用药无法相比的。但是，针刺镇痛的确切机制仍不清楚，术前和术后针刺对疼痛的影响有何差异也未知，针刺操作的适用性和普遍性仍期待解决。

第四节　特殊患者的术后镇痛

一、日间和门诊手术患者的镇痛

日间手术（day case surgery）又称非住院手术（ambulatory surgery），指患者从入院、手术、到出院在1 个工作日中完成的手术。术后疼痛控制不佳是导致日间（及门诊）手术患者术后留院时间延长或再次入院的主要原因之一。

由于阿片类药物的相关不良反应可能延迟日间手术患者出院，并延缓出院后的恢复，联合应用阿片类药物和非阿片类镇痛药物（包括 NSAIDs、对乙酰氨基酚、局部麻醉药和其他非药物性疗法）的多模式镇痛或“平衡”镇痛方法可能更适合日间（门诊）手术患者。大多数门诊患者出院后主要应用短效镇痛药来控制术后疼痛。推荐将对乙酰氨基酚作为术后常规基础镇痛给药，尤其是在镇痛方案中包括 NSAIDs 时，如无禁忌证可规律应用 NSAIDs，某些手术患者可使用小剂量阿片类药物。

患者自控区域镇痛（PCRA），即让患者回家时带着神经周围置管、切口置管和关节内置管是日间手术患者术后镇痛的新型方式和发展趋势。通过 PCRA，患者可以向体内注射事先设定的药物剂量进行镇痛。最新的证据表明，如果患者选择合适的镇痛方式及恰当的后续管理，那么这些镇痛技术在家庭环境中是有效、可行且安全的。

二、老年患者术后疼痛治疗

（一）术后镇痛的必要性

传统观念认为老年人反应迟钝，对痛觉不敏感但对镇痛药物敏感，且一般全身状况差或耐受能力差，不需或不宜予以过多的镇痛药物。实际上老年人对术后疼痛的感知程度个体差异很大，而且对疼痛耐受性下降，下行调节系统功能减退（即 5-羟色胺能和去甲肾上腺素能系统），对较高强度伤害性刺激的反应增强。如果不能因人而异地进行术后急性疼痛治疗，过度的应激反应可能导致重要脏器功能损害，严重影响术后恢复甚至危及生命。因此，当老年患者主诉疼痛时，不应该认为他们的痛苦比年轻患者轻。研究表明：术后镇痛可减少老年患者围术期不良事件如肺部并发症、心肌缺血、心肌梗死等的发生，促进术后康复；术后硬膜外镇痛可减少老年患者术后谵妄的发生。因此，有必要重视老年患者的术后镇痛治疗。

（二）病理生理特点

研究证实，老年人的伤害感受性 A_{δ} 和 C 纤维功能降低、中枢敏化延迟、疼痛阈值增加以及对低强度伤害性刺激的敏感性下降。因此，老年人对药物的耐受性和需求量均降低，尤其是对中枢性抑制药如全麻药、镇静催眠药及阿片类药物均很敏感。但同时，老年患者术后对镇痛药的需求量存在显著的个体差异。况且，老年患者不愿意主诉疼痛或服用阿片类药物，他们还可能存在交流、情感表达、认知和观念上的障碍，这些都可能影响疼痛的有效管理。

与年轻人相比，老年人一般生理储备能力下降且合并疾病较多，这可能导致术后并发症（如术后谵妄）的增加，特别是在有未控制性的术后重度疼痛情况下。术后谵妄是老年手术患者最严重的并发症之一，与病死率增高和住院时间延长有关。虽然术后谵妄的原因是多因素的，但是未控制的术后疼痛可能是其发生的重要促发因素。较高的疼痛评分预示精神状态下降和谵妄风险升高。

总之，老年人的生理学、药效学、药代动力学以及伤害性信息处理随着衰老而变化，使得老年患者的术后疼痛处理具有挑战性。

（三）术后镇痛特点

（1）随着年龄的增加，人体各脏器老化、功能减退，影响老年人药物代谢和药效的因素包括心输出量下降、肌肉比率降低、脂肪比率增加、脑血流和脑组织容积减低、肝肾功能减退，如合并血浆清蛋白减低,更导致游离药物浓度增加,峰浓度易升高,药效增强,对血浆蛋白结合力高的非甾类消炎药和舒芬太尼更为明显。故药物剂量在老人原则上应减低达25%～50%以上,用药间隔应适当延长。

(2)老年人术后疼痛评估:除主诉外,面部表情疼痛评分法是评估老年人疼痛强度较好的方法。对于有语言障碍的患者,面部表情、不安定情绪、躁动、敌视、攻击行为、肢体动作、姿势、手势和发声都可能被用来表达他们的疼痛和不愉快体验。对严重认知损害如精神错乱的患者,可用精神行为评分法评估。

(3)老年人常合并高血压、冠心病、糖尿病、慢性阻塞性肺疾病,更易导致心血管不良事件和呼吸抑制。多模式镇痛方法可用于老年患者,但必须谨慎。

(4)应尽量避免使用有活性代谢产物的药物。芬太尼、舒芬太尼、羟考酮和氢可酮几乎不产生活性代谢产物,可安全用于中等以下肝功能损害的老年患者;曲马朵和激动拮抗药布托啡诺、地佐辛等呼吸抑制作用轻微,但应注意过度镇静可能导致呼吸道不通畅;吗啡疗效确切,其代谢产物虽有活性,但作用易于预测,短时间使用不产生镇痛耐受,仍可安全应用于老年患者。

(5)老年是非甾体抗炎药的危险因素,即使短期使用也易导致心肌缺血、高血压难于控制、肾功能损害和出血等不良反应,使用时需慎重权衡治疗作用和不良反应,应酌情减低剂量。

(6)对乙酰氨基酚安全性较高,老年患者术后联合应用对乙酰氨基酚和弱阿片类药耐受良好。

(7)老年人PCEA比PCIA优势明显。因为PCIA伴有不同程度的镇静、嗜睡及呼吸抑制,且对肠功能恢复有一定影响,但PCEA需注意低血压的防治。

三、肥胖和阻塞性睡眠呼吸暂停综合征(OSAS)患者的术后镇痛

肥胖和OSAS患者是发生呼吸骤停的高危人群,镇静剂量的苯二氮䓬类和阿片类药物即可导致严重低氧血症和呼吸暂停。因此,肥胖和OSAS患者术后的疼痛管理具有一定的难度和挑战性。

根据美国麻醉医师协会对OSAS患者围术期治疗指南中推荐的术后镇痛方案及近年来的相关文献,对肥胖和OSAS患者的术后镇痛特点总结如下:①采用区域阻滞麻醉并尽可能利用它继续做术后镇痛;全麻下手术时也应考虑用区域阻滞方式行术后疼痛治疗。②如果手术中采用了椎管内麻醉,应权衡利(改善镇痛,减少系统阿片类用药)弊(呼吸抑制)后考虑是否椎管内应用阿片类药物镇痛(否则单用局麻药)。③如果采用阿片类药物系统给药如病人疼痛控制(PCA)方式,必须剂量个体化且严密监护;且对是否应用背景输注(增加缺氧的发生率)应非常小心或直接弃用。④可应用其他镇痛方式如针刺及经皮电刺激等以减少阿片类药物用量。⑤非阿片类镇痛药如NSAIDs和对乙酰氨基酚,镇痛辅助药如氯胺酮和右美托咪定,均可减少阿片类用量,对呼吸影响小,应予以考虑。⑥镇痛时配伍镇静药(苯二氮䓬类,巴比妥类)应十分警惕,这将增加呼吸抑制和气道梗阻的风险。

四、肝功能障碍患者的术后镇痛

肝脏是众多药物代谢的主要器官。对肝功能障碍患者的术后镇痛,既要考虑到肝功能障碍对镇痛药物的药效学和药动学发生影响,也要考虑到药物是否会加重肝损害:①肝损害患者阿片药的清除率下降,半衰期延长,表观分布容积不变,用药量应酌情减低,用药间隔时间应适

当延长，对血浆蛋白浓度降低的患者更应注意药效的改变。Child-Pugh肝功能障碍分级有助于作为调整药物剂量的参考。②可待因约10%经CYP2D6转化为吗啡，氢可酮也经此酶转化为氢吗啡酮。若为弱代谢型，则此种转化和镇痛作用均不能实现。CYP2D6、CYP3A4、CYP2C19等参加了哌替啶代谢，西咪替丁等酶抑制药可增强哌替啶的作用。吗啡约70%被代谢为6-G-葡萄糖醛酸吗啡，极少量以原型从肾脏排出；西咪替丁等酶抑制药可增强吗啡的镇痛作用和不良反应；吸烟者吗啡作用则减低。舒芬太尼、阿芬太尼和芬太尼也经肝脏CYP酶代谢，舒芬太尼和芬太尼清除率高，代谢主要取决于肝血流；阿芬太尼清除率较低，代谢更受CYP抑制药或激动药的影响。③多数环氧化酶抑制剂经由CYP2C9代谢，肝功能损害患者此类药物的作用会增强。此外，NSADs药物也影响CYP活性，如塞来昔布抑制CYP2D6代谢美托洛尔等药，使后者血药浓度增高。④某些镇痛药可能导致肝毒性，而且个体间易感性差异很大，也要考虑到宿主和环境因素。对乙酰氨基酚完全经肝代谢，在健康人和常规剂量范围几乎不产生肝毒性，但过量用药时，因其少量代谢产物可导致剂量相关的肝毒性，可迅速演变为肝功能衰竭。其他NSAIDs药因免疫或代谢介导，长期用药可能有1%～3%的患者肝酶轻度增高，停药后可恢复。

五、肾功能障碍患者的术后镇痛

肾功能障碍患者的术后镇痛主要应考虑肾功能障碍时药物代谢和药效的改变，以及药物是否导致肾功能损害以及透析和血液滤过对药效的影响：①终末期肾损害患者常有血浆蛋白减低而影响药效，尤其是高血浆蛋白结合率药物的药效。②镇痛药及其活性代谢产物经肾排泄减低，原则上应根据肌酐清除率变化调整药物剂量。在肾衰早期，肌酐浓度不完全反映肾小球滤过率降低程度。吗啡代谢产物3-G-葡萄糖醛酸吗啡和6-G-葡萄糖醛酸吗啡，以及氢吗啡酮代谢产物3-G-氢吗啡酮均有活性，且经肾排出，在肌酐清除率低于15 mL/ min患者排出时间可延长10倍，达40多小时，如在体内蓄积可导致疼痛高敏和肌痉挛，故应尽量使用舒芬太尼、阿芬太尼、芬太尼等无活性代谢产物。羟考酮、可待因、氢可酮的药代参数在肾衰时不发生显著变化，但少量原型药及活性代谢产物经肾排出，故用药间隔时间应延长，不建议用于完全无肾功能的患者。③可能导致肾损害的药物：非选择性NSAIDs和选择性COX-2抑制药在肾功能障碍以及低血容量、休克的患者均可引起肾功能损害，即使是短期使用，也应避免。阿片类药物和曲马朵、氯胺酮不导致肾功能损害。④血液滤过和血液透析：透析对尿素等小分子物质，包括小分子量镇痛药有较高清除率。

六、产妇的术后镇痛

产妇的术后镇痛应考虑镇痛药对母体的镇痛效果，对术后锻炼的影响（运动有助于预防下肢静脉血栓形成，促进胃肠功能恢复和恶露排出）及药物不良反应；对母体的呼吸循环等功能影响，及这些改变可能导致的新生儿影响；对子宫肌张力和血流的影响；对新生儿出生质量的影响以及对哺乳的影响。

无痛分娩或剖宫产术常采用硬膜外或腰硬联合麻醉以及硬膜外镇痛的方法。椎管内麻醉和镇痛局部作用强，全身反应低，是主要的术后镇痛方法，常用的药物为局部麻醉药和阿片类药物。丁哌卡因和罗哌卡因血浆蛋白结合率高，进入胎儿体内量少且半衰期短，对胎儿无明显影响，而利多卡因血浆蛋白结合率低，易透过胎盘。低脂溶性吗啡进入血液的量约为同等剂量静脉注射的1/10,高脂溶性芬太尼等阿片类药物,进入血液的浓度比例更低,故对母体影响小,一天以内的术后镇痛不影响新生儿母乳喂养。

所有阿片类药物均可透过胎盘而影响新生儿,高脂溶性药物透过胎盘较快,低脂溶性药物透过胎盘进入胎儿较慢。如在脐带钳夹后再行母体椎管内给药,对胎儿的影响更小。一般认为,产妇有镇痛需求,就可以行分娩镇痛。潜伏期分娩镇痛于宫口开至2~3cm(产程进入活跃期),再开始分娩镇痛,可不显著影响产程,不显著增加器械助产率或剖宫产率,但子宫收缩药物的使用可能增加。

鉴于所有麻醉药物均可经乳汁分泌,进而可能进入新生儿体内,故全身用药时,使用对呼吸抑制影响小的布托啡诺、纳布啡等药物,安全性优于强阿片类药物。曲马朵经乳汁分泌量低,为0.01%~0.1%,是产科镇痛常用药物。双氯芬酸因可能影响动脉导管闭锁,不用于产后镇痛。

第五节　小儿术后疼痛治疗的特点

近二十年,小儿的疼痛治疗才成为人们关注的问题。小儿疼痛治疗被忽视的原因主要包括:认为新生儿和小婴儿对疼痛不敏感、小儿痊愈较快,医护人员对在小儿使用阿片类镇痛药心存顾虑等。

小儿镇痛与成人镇痛间存在很多不同,例如:小儿疼痛不易评估、药物在小儿特别是新生儿和婴儿体内的代谢与成人不同、小儿害怕打针、硬膜外穿刺及置管等操作也相对困难。

一、制定术后镇痛计划

术后镇痛计划的制定与术中及术后过程是紧密相关的。手术之前,应选择好术中及术后将使用的镇痛药,并且对小儿及其家长做好术前访视和教育工作。应如实告诉患儿及家长可能面临的情况,并让他们相信,所有人都将尽全力照顾好患儿并减少患儿的痛苦和不适。

术前应了解患儿通常对疼痛的反应以及痛觉的表达方式。如果患儿既往曾接受过手术治疗,则需询问如下问题:过去使用过什么药物?效果如何?过去经历过怎样的疼痛?使用过非药物治疗方法吗?何种药物有效?何种方法有效?

选择适当的疼痛评分方法,并在术前教会患儿如何使用将有利于术后镇痛。如果使用PCA镇痛,应教会患儿及家长使用PCA的方法。

二、婴儿和小儿急性疼痛的评估

正确评估疼痛是有效镇痛的关键。疼痛评估需要持续规律进行,并且自始至终使用同一方法和尺度,一方面可以避免导致另患儿及家长困惑,另一方面还可以尽可能获得客观的信息,并与护士的评估进行比较。家长和患儿都应参与到疼痛评估、治疗及决策之中。

小儿的疼痛评估较为困难,因此,应注重临床征象的观察,在5岁左右的儿童可以采用特殊的视觉模拟评分法(VAS),这种VAS标尺外观是一连串的儿童面容组成,标有从绿色到红色的不同颜色。同时结合感觉整合和词汇表达等进行综合分析,对于5岁以下的小儿可以采用临床行为观察或生理参数变化的方法评估疼痛严重程度,后果即所谓的观察疼痛分级。不同年龄使用的评估方法不同。大体上，可将患儿按照年龄分为三个阶段，不同的阶段使用不同的评估方法。

(一)新生儿、婴儿和小儿(0～4岁)

新生儿和婴儿无法表述疼痛。虽然不满3岁的小儿不会描述疼痛程度，但超过18个月后，他们基本可以表达出疼痛的存在。3岁以上的小儿可以粗略的表达疼痛程度。但这些表达并不十分可靠。在判断这些患儿的疼痛时，患儿父母的信息通常是最好的依据，应将之与客观的疼痛评估方法结合起来。在年龄很小特别是无法交流的患儿，应通过他们的行为或身体反应来判断疼痛程度，这些反应包括：①哭、叫、呻吟、啜泣声。②面部表情、痛苦表情、皱眉。③体位、声调、防卫、颤抖、触痛部位、手掌出汗。④睡眠方式、呼吸频率和方式的改变。⑤心率和血压的变化。

(二)4～7或8岁的儿童

对正常发育的4～7岁或8岁的儿童疼痛评判方式：①通过专门为儿童设计的疼痛评分工具如面部疼痛表情标尺。②通过小儿与父母的交流，或直接通过与医生护士的交流比较准确地表达自己的疼痛。对于7或8岁的儿童，用简单的语言交流可以得到疼痛评分。

(三)7或8岁以上的儿童

7或8岁以上的儿童可以使用与成人相同的口述或视觉模拟评分方法。

三、小儿镇痛治疗方法选择

目前用于小儿镇痛的方法包括：表面浸润镇痛、使用阿片类药物、患者自控镇痛(PCA)以及区域麻醉和镇痛。当对小儿进行镇痛治疗时，我们必须熟知以下内容：①肝结合作用是大部分镇痛药物代谢的主要方式。②新生儿的细胞色素P450系统尚未成熟，结合药物较慢。③新生儿在出生后的前几周内肾脏功能较差，通常，在生后2周后肾脏才可以有效清除药物及其代谢产物，所以，在这之前许多药物的半衰期相对延长，需要相对延长给药间隔时间。④新生儿体内的水分含量较高，所以，水溶性药物的分布容积增大。⑤新生儿的血浆结合蛋白较少，所以，大多数药物以游离形式存在。

上述药物动力学特点说明：在对新生儿和婴儿进行镇痛治疗时，需要适当减少每公斤体重的用药量，并适当延长用药间隔时间。然而，小儿的情况复杂，有时由于不同小儿对药物的敏感度及分布不同，反而需要较大剂量的药物。现在还没有专门为小儿设计的药物剂型。

四、全身镇痛药物的应用

(一)乙酰氨基酚和非甾体类抗炎药(NSAIDs)

对乙酰氨基酚和NSAIDS是环氧化酶和前列腺素抑制剂，适用于治疗轻度至中度疼痛，或作为阿片类药物或区域镇痛的辅助治疗。这两类药物因为不会引起呼吸抑制，所以在治疗小儿疼痛方面具有优势。对乙酰氨基酚的不良反应较少，而NSAIDs潜在不良反应较多。对乙酰氨基酚或非甾体抗炎药(NSAIDs)可用于口服或直肠给药。

1.对乙酰氨基酚

对乙酰氨基酚是最常使用的镇痛、解热药之一，也是治疗小儿轻度疼痛时最常用的药物，既可以辅助其他药物，也可以单独用于镇痛。它主要作用于中枢，所以抗炎作用较弱，很少出现肾脏、消化道及血小板功能方面的不良反应。对乙酰氨基酚的剂型很多，包括：片剂、胶囊、糖浆、针剂和栓剂。它还存在于许多合成类镇痛药中。治疗轻度疼痛时剂量为10～15 mg/kg,4 h 1 次,每天最大用量不超过 100 mg/kg。治疗急性术后疼痛时可以单次口服或直肠给药,剂量为 30～40 mg/kg。在小儿,直肠给药是常用方法,与打针相比,小儿更喜欢直肠给药方法。直肠给药后,由于不经过肝脏的首过效应,所以吸收迅速。当然偶可出现药物被吸收前就被排出的情况。

2.NSAIDs

现在使用的 NSAIDs 不通过血脑屏障,所以主要在外周发挥作用。因为大部分镇痛药如阿片类药物都是中枢性镇痛药,所以 NSAIDs 的这个特点使它成为重要的辅助镇痛药。使用 NSAIDs 会带来一些不良反应,如:胃炎、消化道出血、血小板功能异常及肾功能损伤,这些不良反应限制了它在术后及某些患者(如患肾脏疾病或凝血病的患者)中的使用。但是,因为 NSAIDs 不会引起呼吸抑制及情绪改变(使用阿片类药物则不同),所以如果小心使用,仍是小儿术后镇痛的较好选择。

阿司匹林是近百年来最常使用的 NSAIDs 类药物,但是它可能引起 Reye 综合征,所以不用于小儿镇痛。使用较普遍的药物是布洛芬,它有很多剂型(如口服液和咀嚼片),特别适于小儿使用。使用剂量为 5～10 mg/kg,每隔 4 h 1 次,每天剂量不超过 40 mg/kg,既可以按需使用,也可以 48～72 h 连续使用。治疗顽固性疼痛时,布洛芬和对乙酰氨基酚可以每隔 3 h 使用 1 次,以维持体内前列腺素合成的抑制状态,每天剂量仍不超过规定的最大剂量。

其他用于小儿镇痛的 NSAIDs 包括萘普生、托美丁和酮洛酸。其中只有酮洛酸在治疗疼痛时既可以全身给药又可以口服给药,最大剂量不超过 0.5 mg/kg。如果患儿术后不能口服药物、不能耐受阿片类药物或需要辅助镇痛时,酮洛酸是较好的选择。

新型的 COX-2 抑制剂只选择性抑制诱导的环氧化酶(COX-2),而对固有的环氧化酶(COX-1)不抑制,后者主要分布于胃肠道,所以较少引起不良反应,可以代替传统的 NSAIDs 用于小儿镇痛,但是有关这方面的研究资料较少。

(二)阿片类药物

阿片类药物是治疗中度至重度疼痛的最常用药物,其镇痛作用没有封顶效应,同时也是唯一一类对重度疼痛有效的镇痛药。对于较严重的术后疼痛应选用麻醉性镇痛药如吗啡静脉注射或连续输注,加入0.5 mg/kg 吗啡至 50 mL 生理盐水中,1 mL 溶液含 10 μg/kg 吗啡。在适当的监测、剂量及给药方法下,阿片类药物可以安全用于小儿。临床上在小儿阿片类药物使用不积极的原因包括:对小儿疼痛情况不了解,对用药剂量不熟悉以及对药物不良反应的担心。

1.药物动力学

不同年龄小儿的阿片类药物的药物动力学不同。正如前面所述,在新生儿和婴儿使用阿片类药物时应适当减少每公斤体重的药物用量。但是,由于阿片类药物的分布容积较大,所以负荷剂量应较大(在严密监测的情况下)。

新生儿和未成熟儿对阿片类药物引起的呼吸抑制特别敏感,往往在用药后未达到镇痛效果时就可能出现呼吸抑制。婴儿在快速输注吗啡时也易出现呼吸暂停,与快速输注时脑内药物浓度迅速达到峰值有关。新生儿的吗啡半衰期为 6～8 h,未成熟儿为 10 h(成人为 2 h),所以在新生儿和未成熟儿使用吗啡时应明显减慢输注速度。然而,在这种患儿要达到相同的镇痛效果所需的血浆吗啡浓度却高于成人，可能由于吗啡的活性代谢产物吗啡-6-葡萄糖醛酸产生较少有关。随着年龄增长，吗啡的清除率逐渐接近成人，在青少年甚至高于成人。小儿使用吗啡较少引起呕吐。

2.阿片类药物的选择

在小儿静脉使用阿片类药物时应选择吗啡。吗啡可以引起体内组胺释放，所以对患有哮喘的患儿应禁用。但研究发现，大多数哮喘患儿实际上可以很好耐受吗啡。氢吗啡酮或芬太尼也可以代替吗啡使用。可待因、羟考酮及吗啡是小儿常用的口服阿片类药物。

（三）小儿术后镇痛的辅助性用药

小儿术后镇痛的辅助性用药在处理疼痛治疗过程中可能出现不良反应。

五、镇痛给药途径和方法

阿片类药物的给药方式包括：全身用药、口服、直肠或椎管内。术后早期，因为不能口服药物，所以静脉输注是常用的方法。如果没有静脉通路，可以采取直肠给药。小手术后的疼痛较轻，使用非阿片类药物镇痛即可。大手术后的镇痛可使用阿片类药物（先静脉用药，待可以口服后立刻改为口服用药），也可以通过鞘内或硬膜外注射阿片类药物。

（一）全身给药

疼痛得到缓解或轻度－中度疼痛时可以采取口服给药。口服给药可以选择纯阿片类药物或复合阿片类药物，如可待因、羟考酮、吗啡、对乙酰氨基酚等。

吗啡和氢吗啡酮都有栓剂，在无法口服及静脉给药时可以采取直肠给药。直肠给药的剂量与口服相同。小儿应避免肌内注射或皮下注射给药。如果无法建立外周静脉通路，有时可采取埋置皮下针的方法。静脉用药是全身用药的常规方法，可以间断给药，对不能使用 PCA 的患儿常采取持续输注给药方法。如果疼痛加剧，可以间断静脉给药进行补救。一旦小儿或其家长可以配合使用 PCA，仍以 PCA 为主。

为了使小儿静脉阿片类药物镇痛安全有效，需要选择合适的小儿阿片类药物用量。如上所述，患儿无法清楚表达他们的疼痛，疼痛只能从哭叫声中判断，而这些征象又缺乏特异性。如果患儿在吃饱后或疲惫时出现上述征象，则可能说明疼痛存在。患儿疼痛时，医生或护士应该守护在患儿身旁，每 5 min 给予一次静脉注射（吗啡 0.025～0.1 mg/kg），并严密监测，直至疼痛缓解。采取持续输注方法镇痛时，如果疼痛未被控制，则应轻微增加输注速度，而不应该反复增加或快速增加输注速度。因为，当疼痛得到控制后，增加的输注速度会导致药物过量及呼吸抑制，并且经常发生在医护人员离开患儿之后，因此必须加以重视。

（二）持续静脉输注

伴有中度、重度疼痛的小儿（5～7 岁以下）使用持续静脉输注方法可以维持稳定的血药浓度和满意的镇痛效果。在输注之前，应先给予一次负荷剂量。为防止过度镇静及呼吸抑制，应对生命体征进行严密监测，有时还需一些特殊监测，特别是在新生儿及所有自主呼吸的患儿。吗啡常用于持续静脉输注，负荷剂量为 25～100 μg/kg，起始输注速度为 2～5μg/（kg·h）。

（三）患者自控输注（PCA）

PCA 是患者以固定的间隔时间自行注射小剂量的镇痛药物，保持血药浓度在有效的镇痛范围内，因此减少了无效镇痛和不良反应。能够理解并具备使用 PCA 泵的儿童均可使用。

PCA 多用于 5～7 岁以上患儿的镇痛。当疼痛加剧时给予额外补救用药。由于小儿的特点，PCA 镇痛往往由护士或小儿的父母亲来实施，因此 PCA 技术演变为护士控制的镇痛(Nurse-controlled analgesia，NCA)和父母亲控制的镇痛(Parent-controlled analgesia，PCA)。但前提是家长和护士必须十分清楚 PCA 的使用方法，并且只有在患儿清醒、要求镇痛或明显表示出疼痛时才按按钮。小儿术后 NCA 或 PCA 镇痛的常用药物配方举例如下：药液准备为将 0.5 mg/kg吗啡用生理盐水稀释至 50 mL(1 mL 溶液含有吗啡 10 μg/kg)，PCA 单次剂量 1 mL，锁定时间 5 min，背景输注速率 1 mL/h，4 h 限量 13 mL。

(四)小儿椎管内给药镇痛

鞘内或硬膜外使用阿片类药物，可以提供有效的脊髓水平的镇痛，且因为使用的剂量较小，所以避免了不良反应。常用的药物有氢吗啡酮和芬太尼。原则上，硬膜外使用阿片类药物的剂量应是静脉剂量的 1/10，而鞘内剂量是静脉剂量的 1/100。留置导管可以延长麻醉时间，直至术后还可以延长镇痛时间。小儿常留置的导管是硬膜外导管。硬膜外镇痛时，使用低浓度的局麻药(特异性阻断 C 纤维，而不作用于运动和感觉神经纤维，患儿可以正常活动)与/不与阿片类药物联用。

1.小儿硬膜外腔解剖差异

1 岁以内的小儿，脊髓和硬膜囊的高度处在不断变化之中。足月新生儿的硬膜囊止于 $S_{3\sim4}$，而脊髓止于 L_4 水平；6 个月时，硬膜囊止于 S_2，而脊髓止于 L_2～L_3 水平；到 1 岁时，硬膜囊止于 S_1，而脊髓止于 L_1 水平(成人水平)。两侧髂嵴连线在新生儿通过 L_5～S_1，在儿童通过 L_5，在成人通过 $L_{4\sim5}$。

硬膜外腔深度的计算：

婴幼儿：深度(mm)＝1.5×体重(kg)

儿童：深度(mm)＝1×体重(kg)

从适当的皮肤水平穿入硬膜外针或导管后可以注射或持续输注局麻药、阿片类药物及其他药物。硬膜外导管放置的方法有几种，既可以在合适的皮肤水平置入导管，无须导管在硬膜外腔内穿行；在小儿，也可以使硬膜外导管在硬膜外腔内穿行后到达指定部位。

骶部硬膜外腔注射时，穿刺针从骶角水平穿入。如果放置导管，则放置在骶管内。骶部硬膜外腔与腰部硬膜外腔相邻，常可以使导管穿行至上方的硬膜外腔。在婴儿和小儿，硬膜外导管可以向上穿行至任意水平；在儿童，导管仍可以向上穿行达几个椎体高度。实际上，所有小儿都可以在骶部或腰部(不包括胸部)硬膜外腔内放置导管，并在必要时将之穿行至指定部位。因为，通常是在全麻(或极度镇静)状态下放置导管，而由于胸部硬膜外腔与脊髓临近，所以在这种状态下放置相对危险。

2.小儿硬膜外镇痛的适应证和禁忌证

小儿留置硬膜外导管镇痛常用于胸部、腹部、下肢等可能出现严重疼痛的手术术后。硬膜外单次药物注射的镇痛方法比较简单，可以用于许多手术的术后镇痛，如躯干、盆腔、下肢手术，包括疝修补术、包皮环切术和跟腱延长术。骶部硬膜外单次药物注射镇痛是常用的方法。禁忌证包括患儿或患儿家长拒绝、凝血病、菌血症、硬膜外穿刺部位局部感染、脊柱疾病、神经疾病以及颅内高压(相对禁忌证)。

3.小儿硬膜外镇痛的优点和缺点

镇痛效果好，减少阿片类药物用量，不引起情绪改变，降低呼吸抑制的发生率，促进肠道排气，避免泌尿系统手术后膀胱痉挛。缺点及风险包括可能的局麻药中毒、联合阿片类药物使用时可能出现呼吸抑制、尿潴留（常见）、瘙痒（约 30%患儿）、恶心（较少见）、导管移位，药物误注进入鞘内或血管内（指征分别为：阻滞范围突然增大，导管内出现血液，镇痛无效）等。

4.小儿硬膜外镇痛用药

小儿硬膜外镇痛的原则与成人基本相同。小儿术后镇痛中硬膜外镇痛应根据小儿的具体情况酌情用药。硬膜外腔输注的药物及其剂量选择取决于手术类型、手术部位、患儿年龄。应尽量避免在硬膜外腔使用阿片类药物，一旦在存在危险因素的患儿（如肺功能不全或发育迟缓的患儿）使用则应严密监测。

硬膜外（包括骶部）单次药物注射常用于小儿术后早期镇痛。骶部硬膜外注射时常使用 0.125%～0.25%丁哌卡因 1 mL/kg，有时辅以 2～4 μg/kg 可乐定，后者可以辅助镇痛，并减少低血压的发生。已经制定标准的输注起始速度（如果导管尖端在 T_{10} 以下，起始速度为0.2～0.3 mL/kg；如果在 T_{10} 以上，为0.1～0.2 mL/kg），根据需要可将速度上调。在美国麻省总医院，3 个月～5 岁的小儿使用 0.1%丁哌卡因加 2μg/ mL 芬太尼；不满 3 个月的小儿单纯使用 0.1%丁哌卡因；5 岁以上则使用 0.1%丁哌卡因加20μg/ mL氢吗啡酮。如果镇痛效果不佳，可以适当增加浓度和（或）容积。如果患儿在离开手术室时已经开始疼痛，则应在硬膜外输注开始之前先给予单次注射镇痛。单次注射时可选择局麻药，也可选择标准的硬膜外输注合剂，可以每个脊椎节段给予 0.05 mL/kg 利多卡因或丁哌卡因，但应当注意，利多卡因不能超过 5 mg/kg，丁哌卡因不能超过 2.5 mg/kg。如果想获得范围较广的镇痛，则应降低药物浓度，以免发生局麻药中毒。

5.小儿硬膜外腔药物输注的管理

对进行硬膜外镇痛的患儿的护理与成人基本相同。

6.小儿硬膜外镇痛不良反应和并发症的治疗

局麻药中毒较少见，一旦发生，治疗如下：①保护气道。②面罩呼吸囊给氧（在症状轻微时，仅采取此措施）。③监测气道、呼吸、循环。④如果患儿抽搐影响通气，或抽搐时间过长，可静脉注射咪达唑仑 1～2mg 或地西泮 5～10mg。⑤如果气道不通畅，可给予硫喷妥钠 50～200mg 行气管内插管，琥珀酰胆碱1.5 mg/kg静脉注射可有助于插管。⑥室性心动过速可以随药物分布而逐渐消失，100mg 利多卡因静脉注射有助于缓解。⑦丁哌卡因引起室性心律失常时可以使用溴苄乙胺 5～10 mg/kg 每隔 15～20 min 静脉注射，最大量不超过 30 mg/kg，随后再继续用利多卡因治疗，进行心肺复苏（CPR）或心肺分流直至心脏毒性症状缓解。

感觉和运动功能改变常发生在局麻药注射之后，但低浓度的丁哌卡因（0.1%）较少引起。神经功能检查异常的原因可能有术中局麻药的残留阻滞作用、导管移位（偏向一边或一侧神经根）、导管刺激或更严重的硬膜外腔血肿或脓肿形成。大多数情况下，减小输注剂量、将导管向外拔出或停止治疗都可使症状缓解。

硬膜外腔血肿或脓肿的主要征象是背痛及感觉或运动异常。出现这些征象后必须停止镇痛，严密监测，并行 MRI 检查。外科手术减压是防止发生永久性神经损伤的唯一方法。

硬膜外使用阿片类药物的不良反应包括：瘙痒、恶心呕吐、尿潴留及呼吸抑制。呼吸抑制是最严重的并发症。与水溶性阿片类药物(特别是吗啡)相比，脂溶性的芬太尼引起呼吸抑制的可能性很低，但亦需要予以重视。

治疗方法为吸氧，必要时呼吸支持，停止硬膜外输注，并给予纳洛酮 2 μg/kg 静脉注射。有时也可能是导管移位，引起鞘内输注。瘙痒时可以使用苯海拉明 0.5 mg/kg 或小剂量纳洛酮 0.5～1 μg/kg。恶心时可以使用昂丹司琼 0.1 mg/kg，或氟哌利多 0.01～0.025 mg/kg 每隔 6h1 次。

7.小儿鞘内镇痛

术中鞘内麻醉可以维持术后早期几个小时内的镇痛，之后可以鞘内注射阿片类药物与局麻药的合剂继续维持镇痛。在新生儿常采用鞘内麻醉和镇痛，因为，新生儿全麻之后极易出现呼吸暂停和心动过缓。鞘内注射时常选择 L_4～L_5，以防伤及脊髓。新生儿需要的局麻药剂量比年长儿及成人大，但作用持续时间比年长儿短。

重比重丁哌卡因和丁卡因是常用药物。鞘内注射小量阿片类药物(不含防腐剂的吗啡，duramorph，2～10 μg/kg)可以延长镇痛时间(12～24 h，甚至更长)，但仅限于 5 岁以上的患儿。全身吸收的可能性很小，不过由于吗啡可以随脑脊液扩散至呼吸中枢，所以呼吸抑制的现象时有发生。

(五)小儿术后镇痛与外周神经阻滞用药的特点

周围神经阻滞可以为术后早期提供麻醉和镇痛。在小儿常使用的周围神经阻滞包括髂腹股沟神经、股神经、阴茎神经、臂丛及腰丛神经阻滞。还可以放置导管以延长阻滞时间。在进行阻滞之前，可以使用 EMLA 乳剂(利多卡因和丙胺卡因的混合)以使进针部位产生麻木感，还可以缓解术后疼痛(如包皮环切术后)。有时也使用其他局麻药剂型，如利多卡因凝胶。

小儿术中和术后疼痛处理应注重安全和舒适的要求。临床研究表明：PNB 小儿麻醉和镇痛中的安全有效，不良反应少，需要强调的是：①重视小儿的解剖特点。②选择正确型号的外周神经阻滞针和适当的刺激电流。③小儿 PNB 应在全麻或基础麻醉后进行，PNB 可完善全麻的效果，更重要的是提供有效的术后镇痛。④小儿 PNB 时正确选择局麻药物和剂量十分重要。

六、非药物镇痛方法

非药物方法可以辅助药物镇痛，缓解患儿的紧张感和不适。

(一)认知和想象的方法

术前教育对小儿十分有效。小儿通过想象来缓解疼痛的能力很强。分散注意力对任何年龄段均适用，目的是让患儿将注意力转移到其他刺激上。采取的方法必须能刺激患儿的主要感观，如听觉、视觉、触觉和运动觉。不同年龄段所采取的方法不同，对刚学会走路/学龄前儿童：采用吹泡泡，唱歌、音乐卡带，弹出式图书等方法。对学龄儿童/青少年可以采用耳机听音乐或故事，歌声或节拍节律，交谈等形式。

(二)皮肤刺激和放松

按摩或摩擦皮肤可以缓解疼痛，但是不适用于未成熟儿和足月新生儿。局部疼痛治疗时可以采用热或冷刺激法。还可以使用 TENS。帮助小儿放松可以缓解焦虑和骨骼肌紧张，从身心上减轻疼痛。包括：呼吸练习、回忆过去美好往事，在婴幼儿可以使用橡皮奶头或轻抚的方法。

第六节　术后疼痛管理的前沿展望

一、术后疼痛管理从术后走向围术期

围术期疼痛管理的理念涵盖了术前、术中和术后，而且围术期疼痛管理中提倡预防性镇痛和多模式镇痛的理念，鼓励患者早期下床活动，从而达到早期加速康复的目的。

（一）预防性镇痛

围术期疼痛管理已从超前镇痛理念转变为预防性镇痛理念。以往超前镇痛的概念主要集中于镇痛时间的超前，即提前给予镇痛药物或镇痛手段进行疼痛管理。而手术创伤不仅带来术后疼痛，其造成的炎性反应还可能导致中枢和外周痛觉敏化，使手术患者对于疼痛的阈值降低，使术后疼痛更加难以控制，所以从疼痛产生机制的角度就衍生出了预防性镇痛的理念。预防性镇痛不仅在时间上讲求先于疼痛的发生给予镇痛，而且就疼痛产生机制而言，其从疼痛产生的源头全程阻断或减少痛觉信号的传导，从而抑制中枢和外周的敏化。

（二）多模式镇痛

多模式镇痛是指联合作用机制不同的镇痛药物和镇痛方法，减少不同镇痛药物的用量和不良反应，增强围术期镇痛效果，同时抑制中枢痛觉敏化。多模式镇痛变被动镇痛为主动镇痛，通过镇痛措施的综合应用从疼痛发生源头阻断疼痛信号的传递。多模式镇痛体现了个体化、精准医疗的理念，不同手术、不同患者产生疼痛的原因有很大差别，单一镇痛手段无法满足所有患者围术期镇痛的需求，多模式镇痛则是围术期疼痛管理的最佳策略。

二、围术期疼痛管理的多模式镇痛策略

多模式镇痛是优化围术期疼痛管理的重要组成部分，多模式镇痛包含的药物有对乙酰氨基酚、NSAIDs、曲马朵、阿片类药物、局部麻醉药物等，并结合多种麻醉技术如口服、静脉注射、肌内注射、局部浸润、外周神经阻滞（PNB）的方式来进行术后镇痛治疗。多模式镇痛强调术后疼痛主要由手术创伤引起的炎性反应所致，因此，NSAIDs是多模式镇痛的基础用药。此外，对于术后轻度疼痛可采用区域阻滞联合弱阿片类药物或曲马朵或必要时使用小剂量强阿片类药物静脉注射的方法；对于中度疼痛可采用单次或持续注射PNB配合曲马朵或阿片类药物注射的方式；对于重度疼痛患者可采用椎管内局部麻醉药物复合阿片类药物或PNB配合曲马朵或阿片类药物注射的方法。

三、加速康复外科理念下的围术期疼痛管理

术后急性疼痛可能从多方面影响患者机体功能，从而延缓其康复，所以优化围术期疼痛管理是加速康复外科（ERAS）的先决条件。ERAS理念在20世纪90年代就被提出，它离不开围术期疼痛管理，以及精准外科、微创外科和多学科协作等方面的共同努力。ERAS是一个系统工程，麻醉医师是疼痛治疗医师，其在围术期优化镇痛中起到了非常重要的作用。随着ERAS理念的实施，将来麻醉学科的工作范畴一定会从术中管理衍生到围术期管理的范畴，它涵盖了

术前、术中和术后，这将拓展麻醉医师的视角，确保围术期疼痛管理的质量。只有麻醉学科、外科、护理团队共同协作，充分的围术期镇痛有利于患者早期下床活动，从而使 ERAS 得以实现。

四、多学科协作下的围术期疼痛管理

当今医疗环境下，疾病的诊治效果最大化必须要求多学科间相互融合。ERAS 理念是当前国内外医学模式都提倡的理念，它的实施更要求多学科联合诊治（MDT）同一患者。MDT 下的多模式镇痛策略就需要麻醉医师将先进的镇痛技术和理念，根据不同的患者和不同的手术类型定制形成个体化的镇痛方案，并联合外科、护理团队共同制定标准流程，将围术期疼痛管理的每项工作细化到不同学科，相互监督、相互提醒，共同实现优化镇痛、加速康复的目标。

第十一章　介入治疗的麻醉

第一节　介入治疗麻醉的特点

由于介入性治疗所需的特殊设备和专门的操作环境，其中，有些检查操作有痛苦和危险性，从而要求治疗期间严格监护患者和解决各种意外问题。麻醉医师到远离手术室的这些场所进行麻醉的机会日益增加，在这些平时不熟悉的场所，不同的环境中能为麻醉医师提供的条件经常发生变化。而环境所带来的限制、医辅人员缺乏长期合作和经常缺少全套的监护手段和仪器，都使麻醉管理工作变得较为困难。无论在手术室内或手术室外，麻醉的基本原则都是一样的，麻醉的目的仍是确保患者生命安全、舒适、便于进行各种操作的保障。美国麻醉医师学会有关手术室外麻醉指南推荐的内容包括：①供氧源。②吸引器。③废气排除系统。④必要的装备、药物和监护仪器。⑤电源接头。⑥空间要求。⑦照明。⑧急救设备。⑨通信设备。⑩专用安全代码。

一、介入治疗的工作环境

造成介入性治疗麻醉困难的因素很多，大多数医院中最常遇见的问题是相同的，主要有以下几方面：

（一）工作环境

设计时没有考虑到麻醉的需要，空间有限，使麻醉医师难以靠近患者，造成安全隐患。操作间的大小和设计，以及放射源、摄影机、血管造影仪器、C臂透视仪、扫描仪及激光设备均可妨碍麻醉医师接近患者。麻醉期间要尽可能接近患者，常需要麻醉前做好相应的准备。

（二）监护设备

麻醉监护设备准备不充分，而且所用仪器设备常常是医院中较陈旧的。血管造影、CT、MRI检查和放疗操作期间，麻醉医师甚至不能与患者同处一室，需要通过观察窗或闭路电视观察患者和麻醉监护设备；在暗室内操作期间缺乏足够的灯光观察患者皮肤颜色、呼吸运动、麻醉机和监护仪、钢瓶内气体等情况，这些都使麻醉医师在临床观察中受到很大限制。

（三）术前准备

患者的术前准备不充分。行介入性治疗的患者通常入住的病区，其医护人员并不熟悉常规的术前准备，有些患者可能没有术前禁食或者没有给术前药。

（四）工作配合

这些场所常远离手术室，麻醉医师与放射科医师及介入治疗医师在一起工作、相互配合的机会少，万一发生紧急情况或麻醉仪器故障时不能得到适当的帮助。

（五）急救设备

应用的麻醉辅助设备不理想，各种急救设备、药品以及监护仪不如手术室齐备，需采取针对性预防措施。如这些检查室常常缺乏中心氧气、氧化亚氮、吸引器及废气排放系统。麻醉医师必须检查麻醉机、氧气瓶、喉镜及电源等的情况。麻醉医师必须熟悉复苏室内的吸引器及氧气供应情况。

另外，放射学操作时放射线照射增加，若要留在患者身边观察时应穿射线防护衣；监护仪需评价用电安全和导线隔离情况，注意检查电源输出和接地情况，由于缺乏独立的电源，需要进行适当的接地处理，要求通过三线电线、三脚电源插头进行接地是基本的要求；高压电装置较多，禁用易燃、易爆的麻醉药，众多的电器设备常常给患者带来更多的风险，同时对监护仪的运行造成了更多的干扰。

二、介入治疗的不良反应及并发症

血管造影及其他放射学检查常使用造影剂做增强扫描，造影剂是由含碘的阴离子结合各种不同的阳离子而成的盐类物质，造影剂的作用是提高组织的相对密度，碘由于其高密度低毒性，是大多数造影剂的基本成分。99%的碘迅速与组织中的阳离子结合，经肾小球滤过而无重吸收。多数造影剂是高张性的，渗透压超过 2 000 mmol/L。较新的低渗性非离子造影剂，渗透压600～700 mmol/L，其血管内注射严重并发症发生率约 1/10 万。

(一)介入治疗的不良反应

除造影剂种类外，注射速度、剂量及造影部位等因素均可影响毒性变态反应的发生，冠脉造影和脑血管造影时全身反应的发生率高，有特异反应史或对贝类和海产品有变态反应的患者可能更容易发生造影剂反应。

造影剂不良反应的程度有轻、中、重度之分。轻度反应表现为恶心、呕吐，清醒患者还可以伴有焦虑等，但有超过 1/5 的轻度反应是危重反应的前驱症状，常见的中、重度反应包括低血压、荨麻疹、支气管痉挛。高张性造影剂还可影响血管内容量和渗透压，引起血流动力学变化，注入高张性造影剂后首先出现一短暂的高血压，继而随着血管内容量、CVP、PA 和心输出量增加，SVR 降低，血浆渗透压增加，Hb 和 Hct 降低。在造影检查时常引起渗透性利尿，低血容量和氮质血症的患者应适当补液，肾功能障碍患者应特别注意，留置气囊导尿管并观察 1 h 以上。注入造影剂引起的渗透压和血管内容量改变，至少需要10 min才能恢复正常。因此建议在注射造影剂后对患者进行密切观察 20 min。

造影剂可致心律失常和心肌缺血，降低钙离子水平产生负性肌力作用并影响心脏传导功能，此种表现在有心脏疾患的患者发生率较高。其他不良反应还包括红细胞的收缩和凝聚、与其他药物竞争蛋白结合位点、干扰补体和凝血系统，透过血脑屏障引起抽搐，引起肺水肿和心脏骤停，作用于下丘脑引起寒战、发热，以上均为造影剂的毒性反应。最严重的特异反应包括低血压、心动过速或心律失常，可以是急性毒性反应的最早体征，过敏性休克和呼吸道水肿是严重的表现，可以在应用造影剂后即刻发生，也可以在操作完成几小时后出现，迅速发展为气道梗阻和支气管痉挛，影响氧合和通气，甚至可致死亡。也有报道发生过成人呼吸窘迫综合征。造影剂反应引起的低血压可使患者意识丧失，有癫痫病史的患者发生惊厥，亦可发生腹泻和其他多种胃肠道反应。已经确证造影剂可引发肾衰竭，尤其是术前患有肾脏疾病的患者或有糖尿病、黄疸、伴有肾脏血流减少的心血管疾病和多发性骨髓瘤的患者，应该避免使用造影剂。服用二甲双胍的患者宜停药 48 h 后再行造影检查。

(二)介入治疗不良反应的防治

既往有过敏和心血管疾病病史的患者，对造影剂反应程度较大，虽然过敏试验和预防性用药可在一定程度上预防严重的反应，但不能杜绝不良反应的发生。以前对造影剂没有反应，并不代表再次应用时一定不发生反应。因此，应有配备良好的急救和复苏设备，在诊治造影剂反应时能便于应用。

使用造影剂的患者有5%～8%出现全身反应，但全麻中造影剂反应极少报道，轻度反应的有效治疗方法是输液、观察及消除患者疑虑，低血压、支气管痉挛和过敏性休克需要更进一步的监测和治疗，包括监测血压、脉搏、ECG，开放静脉，供氧，根据病情选用肾上腺素能激动剂、阿托品、氨茶碱、抗组胺药和皮质醇。

有造影剂过敏病史的患者如果使用相同的造影剂，则再次发生严重反应的可能性更高。在手术前夜和术日晨分别应用泼尼松龙 50 mg，术前即刻静脉注射苯海拉明 50 mg，都可能降低不良反应的发生率和严重程度。低渗造影剂适用于血红蛋白病、休克或心力衰竭所致的缺血性心脏病、肺动脉高压或对高渗造影剂过敏的患者。

(三)介入治疗的并发症

(1)可能造成被检查脏器的穿孔。

(2)心导管检查可致大血管损伤，致严重出血，也可引起气栓和严重心律失常。

(3)快速加压注造影剂或腹腔注入 CO_2 可致一些并发症。

三、介入治疗麻醉处理原则

麻醉医师在麻醉前应解除患者的紧张恐惧心理，应对患者的并存疾病以及病理生理改变有全面的了解。在麻醉方法和药物的选择方面，既要结合患者机体的情况，又要适应检查的特殊环境。麻醉医师还应熟悉各种检查的主要操作步骤，以配合检查做好麻醉。

(一)麻醉指征

虽然大多数检查都属无痛操作，但可能让患者相当不舒适，多数成人不用镇静药均可耐受影像检查，而治疗性操作则需要适当的镇静，特别是在操作中需要患者能够被唤醒并对指令有反应的神经学操作，在血管内插入导管时可用短时间的镇静。在幼儿常难以达到有效镇静，且镇静药的作用时间较难预料，不良反应发生的机会也相对多一些。全麻不仅可以使患者舒适地耐受操作，而且可以保证足够的检查时间。全麻多用于：儿童、成人幽闭恐惧症、智力低下、难以交流和合作的患者、有不自主运动的患者，以防止干扰扫描，或因疼痛不适不能耐受长时间静卧的患者；病情危重或严重损伤难以维持气道通畅的患者需要严密监护；对造影剂有严重变态反应的患者也需要麻醉医师参与处理。

(二)麻醉目的

(1)减轻患者的痛苦。

(2)减少生理干扰。

(3)保证患者的安全。

(4)提高检查治疗的准确性和成功率。

(三)麻醉前准备

麻醉前评估与一般手术患者相同，这些患者的评估和术前准备可与主管医师讨论，以合理安排麻醉前评估、麻醉同意书签字，制订麻醉计划和麻醉后恢复计划。防止不必要的延迟，而影响患者检查的安排。对可能发生的意外要有充分的准备。

麻醉前还必须对相应的检查操作过程和可能出现的问题有清楚的了解，包括患者体位、是否需用造影剂、麻醉机的位置如何摆放、操作期间麻醉医师可否留在操作间、诊断或治疗仪器对麻醉监护仪的影响等。必须要求有适当的灯光便于观察患者、麻醉机和监护仪，间断开灯是不够的，万一发生气道梗阻、环路脱开、钢瓶内气体用完等情况时常难以及时发现。

监护仪已成为麻醉管理的必要部分，在介入治疗的麻醉过程中，麻醉医师经常要远离患者，此时监护仪就起到相当重大的作用，麻醉期间的监护信号的重要性明显增加。应在麻醉前确立一个可行的麻醉监测方案。介入治疗麻醉的监测项目和麻醉仪器应该与手术室相同。仪器设备有助于提高安全性，需经常维护保养，确保能正常使用；必须有充分的术前或操作前准备，以确保仪器设备功能正常。仪器可以长期放置于这些地方，也可以在需要时再准备，一般根据使用频率安排决定。由于使用频率不高，通常习惯于在这些地方放置老型号的麻醉和监护仪器，所以在麻醉开始前，必须熟悉这些麻醉设备，确认麻醉机工作状态正常，其中吸入氧浓度监测较为重要，因为这些地方通常无中心供氧设施，氧气通常是临时接通的，发生误接或出现故障的机会更多，没有中心供气系统则应有备用氧气钢瓶。远离中心手术室，在紧急情况下最能提供有效帮助的可能是仪器设备，所以应常规准备吸引器、简易复苏器、除颤器、急救药品等。治疗完毕复苏患者应与在手术室一样密切监护，必要时送麻醉后恢复室（PACU），转运前必须确保有充分有效的监护，氧气、能量供应、药物和复苏设备。

（四）麻醉选择

1.清醒镇静

患者在局麻下操作时常用镇静和镇痛药，以提高患者的舒适度、缓解焦虑、使检查能在患者安静合作的状态下完成。镇静可分为清醒镇静和深度镇静。清醒镇静是患者意识轻度抑制，对外界刺激能产生反应，维持气道通畅和保护性反射；深度镇静是可控的较深程度的患者神志抑制，患者可能失去气道保护性反射，有时难以维持气道通畅，且患者可能难以唤醒，也可能发生呼吸抑制或呼吸停止，深度镇静更类似于全麻。专科医师可能在检查操作时给患者应用一定量的镇静药，使用镇静药需注意安全并监测镇静水平，深度镇静则需麻醉医师完成。手术室内麻醉的基本监测标准适用于所有介入性治疗使用麻醉药或镇静药的患者。麻醉前应了解病史和体格检查情况，镇静或镇痛方法的选择根据患者需要、医疗条件、特殊操作及医师的经验而定，没有一种药物或剂量适用于所有患者，单纯镇静可能只适用于一部分患者，而其他的患者则需加用阿片类镇痛药。对成人进行镇静的一线药物是苯二氮䓬类药物，或辅以芬太尼。有些药物特别是苯二氮䓬类（如咪达唑仑）患者的反应差异极大。丙泊酚在镇静治疗中应用，偶尔会发生呼吸道梗阻，导致动脉血氧饱和度下降，熟悉相关操作步骤有助于最佳用药时间和药物的选择。

2.全身麻醉

全麻时联合应用麻醉性镇痛药、巴比妥类、抗胆碱能药、强安定药和苯二氮䓬类等药物应注意可能发生的一些不良反应，并产生深度的镇静。Thompson 等报道，检查的患儿（3～7岁）肌肉内联合注射阿托品、哌替啶和异丙嗪，平均镇静时间 53 min，约有 10％的小儿需要辅助其他镇静药。Burckart 等发现联合应用氯丙嗪、异丙嗪和哌替啶的小儿，扫描时有 14%的小儿镇静不满意，而这些小儿镇静时间超过 7 h。Vaner 等报道，肌内注射甲乙炔巴比妥 10 mg/kg 入睡时间3.3 min，虽然在 50 例中有 4 例需要辅助用药，但没有并发症和严重疼痛，平均 86 min 完全清醒。

除肌内注射或静脉注射、直肠应用镇静药外，可用静脉或吸入麻醉药进行全麻，可有效地满足手术要求。静脉给药或吸入麻醉较直肠或肌内注射容易控制，诱导时间缩短、成功率高、不良反应少且恢复迅速，麻醉维持可以用静脉丙泊酚或吸入药物，气道管理可选用面罩、喉罩或气管内插管。

麻醉中和麻醉后的监测项目应以能保证患者安全为标准，一般应满足以下条件：①在麻醉过程中，始终有一位麻醉医师在患者身边。②在所有形式的麻醉过程中，对患者的氧合、通气、循环进行持续的监测和评估。无论全麻和镇静，是否使用镇痛药物，监测应与手术室相同。麻醉仪器应与手术室一样方便使用。在某些情况下，如 MRI 和体外照射放疗期间一些基本的监测可能不能应用，亦应努力保证患者在操作期间能得到适当的监护，包括氧供、呼吸、循环的监测。患者氧合情况的监测需要适当的照明和接近患者，便于根据患者皮肤颜色进行判断，暗室对识别发绀有困难；通气是否适当可以根据胸廓运动、观察储气囊及听呼吸音进行判断；气管内插管控制呼吸时应确认导管的位置，呼吸环路内应连接压力、流量等报警装置。连续心电监护和 SpO_2 监测，每隔 5 min 测血压、心率，全麻时应连续监测 $ETCO_2$，必要时行直接动脉压监测。CT 和 MRI 操作室为了保护其设备，室内温度通常较低，患者可能会出现体温改变，小儿和危重患者应监测体温。

外照射放疗期间，所有工作人员都要离开放疗室，应该通过玻璃窗或闭路电视在放疗室外连续观察患者和监测仪，也可以用麦克风或电子听诊器监测镇静或麻醉患者的呼吸音。

(五)麻醉后恢复与转运

麻醉或镇静后患者的管理与其他手术患者一样，患者应在麻醉后恢复室(PACU)复苏，不能在走廊进行简单的观察。应在病情稳定时转送患者。有时使患者在转送时处于镇静或麻醉状态更加合适，然后让这些患者在 PACU 或其他恢复室内恢复。距离 PACU 路程较长，转运中应有适当的连续监护，推床等应配备监测仪、供氧设备、气道管理、静脉输液、复苏药物和设备。麻醉后甚至镇静后常见低氧血症，而且难以识别，无论成人或小儿运转中及术后吸氧是必要的。相对健康患者的监测无创血压、ECG 和 SpO_2，危重患者则应有连续动脉压监测，ECG 监护可发现心率变化和心律失常，但缺血和 ST-T 改变难以发现。术后麻醉复苏期间，应该根据麻醉或用药选择的适当的监测，PACU 的标准与一般手术相同。

第二节　不同介入性检查与治疗患者的麻醉

近几年来，放射科的传统作用已经发生了改变，随着新的无创诊断影像技术的产生，X 线的应用范围也日益扩大。在神经系统病变诊断中，磁共振成像和计算机体层摄影扫描术减少了血管造影和气脑造影的应用。临床将这些技术主要应用于脑的同时，其应用也扩展到胸腹部病变的诊断。这些影像技术要求患者必须无自主体动，因此小儿、危重患者和不合作的患者的检查应在麻醉下实施。

一、CT 检查患者的镇静

(一)CT 检查的特点

计算机体层成像(CT)在神经系统放射学中是应用最广泛的技术。一次 CT 扫描可以提供一系列头部或身体体层摄影的轴向切片。每个图像是通过计算机对不同的正常组织之间，以及正常组织与异常组织之间放射线吸收系数的差异进行整合而产生的。受检查部位的图像由一个阴极线管中产生，其亮度与吸收值成正比。

CT 是应用 X 线探测发现组织的密度变化而产生图像，放射源和探测器分别安装于基架相对的位置上，患者处于放射源和探测器之间。CT 通过对患者的某一解剖结构进行螺旋形的 X 线扫描，产生二维的断层图像。通常每 7 mm 间隔产生一断层系列，但是根据诊断需求此间隔可大可小。第一代扫描仪每一断层扫描需 4.5 min，现在最新的扫描仪仅需 2～4 s。

(二)CT 检查患者的镇静麻醉处理

CT 最早用于头部扫描，现在已应用于全身，如诊断胸腔和纵隔占位病变。也用于评估腹内病理状况，包括胃肠道肿瘤及胰腺、肝、胆管的影像以及肾脏、腹膜后、脊髓、骨盆骨折和椎间盘突出的诊断，CT 扫描还可用于立体定位指导手术，颅内占位常用立体定向进行活检。由于检查部位不同对麻醉要求的差异也非常大。在 CT 检查时，经常使用造影剂以提高图像质量，如果要将造影剂注入麻醉或是镇静状态患者的胃肠道，通常要插鼻胃管，而气道保护不当，就有可能发生误吸。CT 检查时与造影剂有关的不良后果的发生率高，主要由于在 CT 检查时医师难以近距离观察患者。

CT 是无创和无痛的，对于大多数成人患者来说既不需要镇静也不需要麻醉，但是对不合作的患者(通常是小儿和头部创伤的患者)则需要全身麻醉来预防干扰图像的体动。CT 扫描室有时需要麻醉医师协助管理来自重症监护室(ICU)的重危患者。

当患者存在潜在的气道问题或者需要控制颅压(ICP)时，应选择全麻进行镇静。在 CT 扫描过程中，麻醉医师无法靠近患者的头部，因此必须行气管内插管，而扫描本身所要求的麻醉深度只要使患者能够保持不动并能耐受气管内导管即可。若 ICP 过高，控制通气可产生低碳酸血症，从而减少脑内血流，以降低颅内压。

应用丙泊酚或硫喷妥钠、氧化亚氮、氧气及肌松的气管插管，以及轻度的过度通气适用于 CT 扫描。而氯胺酮有大量唾液分泌，并有不可预见的不自主运动，可能会影响扫描质量，依托咪酯也有类似情况，所以一般不单独用于 CT 检查的麻醉。

脑立体定向时，为减少操作时损伤邻近结构，在头部外周放置透射线的固定架，在插入固定架钢针时，常用局麻加深度镇静或全麻，疑有颅内高压的患者慎用深度镇静，因 $PaCO_2$ 增高可进一步加重颅内高压。一旦固定完毕，患者可以放置在基架上，确保位置精确不动，但基架可使麻醉医师难以接近患者及控制气道，可选用最小的镇静加局麻，患者常能耐受并配合手术。

小儿常需要镇静或全麻。操作期间由于对位和扫描仪机架移动可引起麻醉环路的扭曲或脱开，全麻或镇静时，要注意气道管理和氧合情况，急诊患者口服或鼻胃管用造影剂时要考虑患者饱胃情况的存在。由于扫描室温度一般低于 25 ℃，小儿全麻时要注意监测体温。

CT 扫描麻醉中常见的并发症包括气管导管扭折(尤其是在颅后窝检查需头过度屈曲时)、小儿患者体温过低、患者有幕下肿瘤存在若头部过度屈曲造成的急性脑干受压。

二、MRI 检查患者的镇静

(一)MRI 检查的特点

磁共振成像(MRI)是一种新的成像模式，它不是应用离子射线，而是通过磁场和射频脉冲频率来产生图像。MRI 成像系统包括一个大孔径的磁体以及射频发射线圈，线圈还可作为接收器探测能量信号，从而形成图像。磁体的长度一般在 2 m 以上，重量大约 500 kg。MRI 检查是组织在强大的外部静磁场和动态磁场作用下成像。MRI 除了可观察静态的组织成像外，还可以检查血流、脑脊液流动、组织的收缩和舒展。MRI 检查时采集的射频信号强度极弱，易受到高频漂移、电子辐射(如 FM 收音机)以及其他电子设备和监护仪器的干扰。MRI 能清楚地分辨出脑内的白质和灰质，可以在体内诊断脱髓鞘疾病。与 CT 不同的是，它可以显示矢状面、冠状面和横断面水平的图像。MRI 检查颅内、脊柱和软组织优于 CT 扫描，MRI 用于中枢神经系统特别是用于颅后窝肿瘤的诊断，也用于头部损伤、痴呆和颅内感染，并已用于麻醉对脑影响的研究。椎管内 MRI 优于脊髓造影，可以提供直观无创的影像。MRI 利用血液流动产生的特殊信号，用于心脏和大血管的造影而无须使用造影剂。用于胸内、腹内疾患的诊断，由于其软组织分辨力强，可用于软组织损伤特别是肌肉和韧带损伤的诊断。患者几乎不需要特殊准备，MRI 本身不产生离子辐射、无创伤，无生物学有害效应。

(二)MRI 检查患者的镇静麻醉处理

MRI 全麻指征与 CT 相同，其麻醉处理的特殊性主要包括 3 个方面：检查时的压抑感使医师难以接近患者；设备的磁场特性对监护仪的干扰；禁忌铁磁性物品进入检查室。

(1)镇静或全麻均可用于 MRI，如选用镇静则与 CT 相同。无论选择镇静或全麻，最好在 MRI 室外进行诱导，远离磁场的影响，因大多数麻醉设备带有铁磁性物质，可受磁性的影响。在室内进行喉镜检查时必须使用锂电池和铝垫片。

(2)由于患者扫描时几乎处于无法接近的情况，气道管理较困难，多选择全麻气管内插管或放置喉罩，从而减少由于深度镇静或全麻所致的气道梗阻和通气量降低。应用喉罩的缺点是在导向活瓣中的一个小金属弹簧会影响图像质量。

(3)MRI 扫描时间较 CT 长，通常需开放静脉便于间断或持续加用镇静药。开放静脉后，患者麻醉诱导平稳、气道通畅，即可转运入扫描室，患者的监护应同一般手术室内监护一样，但许多电子监护仪均受磁场干扰，使用前必须确认监护仪适用于 MRI。在磁场附近没有一个监测仪是可靠的，每一个监测仪在 MRI 中应用前均应了解其监测能力，在一个扫描室能正常工作的仪器并不代表其在所有的扫描室都能正常工作。在 MRI 检查时患者监测注意事项包括：①ECG 由于导联线穿过动态磁场和产生电容耦合电流造成信号失真，因而 ECG 在 MRI 扫描时对心肌缺血的诊断没有价值，用射频滤过或遥控也不可能降低干扰。②血压监测可用自动血压计，放置时如能避免磁场干扰则可使用，但管道延长可使读数低于测得值。③与 MRI 相容的 SpO_2 可用于大多数扫描仪，但需要进行适当防护，否则其内部的微处理器可遭到强磁场的损害，另外，由氧监测仪探头和导线散射出的射频波也可损坏图像的质量。④全麻或镇静的患者呼吸监测也有困难，而二氧化碳监测采用延长的采样管行 $PETCO_2$ 监测是判断通气是否恰当最有效的方法。但是由于取样管过长使信号的传导有明显的时间延迟，应用时应予以注意。⑤为保护计算机的功能，MRI 空调温度较低，婴幼儿在该环境中体温容易下降，另一方面，扫描过程中产生的热量可增加患者的体温，因此，MRI 的患者均应监测体温，温度探头使用射频滤波器，同时温度探头产热有可能造成患者局部烧伤。

(4)设计用于 MRI 的不含铁磁物质的挥发器和麻醉机可发挥其功能。现在已经有适用于 MRI 的麻醉机和监护仪。包括氧动呼吸器、监测仪、麻醉机均可用于 MRI，氧气可以用软管与中心供氧连接，麻醉机离扫描仪有 3 m 以上的距离。

(三)MRI 检查时的注意事项

(1)金属物品如剪刀、钢笔、钥匙、铁磁体听诊器、氧气筒等，可以飞向扫描仪造成患者和工作人员的伤害。

(2)置入体内的含有铁磁性的生物装置或其他物品有发生移位和功能异常的可能，包括弹片、加强气管导管、植入式自动心脏除颤仪以及植入式生物泵，体内安装起搏器、动脉瘤夹闭的金属夹、血管内有金属丝和宫内金属节育器的患者是 MRI 的绝对禁忌证，妊娠前 3 个月的妇女不应行 MRI。

(3)某些眼部化妆品和纹身会在扫描时造成伪影，有些永久性的眼线会造成眼睛的刺激。

(4)患者有义齿或牙齿矫正器可能影响图像质量。

(5)计算器、手表、手机和带磁条的信用卡均不能接近磁场。

三、心血管造影与介入性治疗的麻醉

大多数造影剂是高渗的(2 000 mmol/L)，并可引起循环血容量的增加。注射造影剂可产生脸部和眼部的烧灼痛，其血管舒张作用可引起头痛和面部潮红。

一般血管造影无须进行麻醉。介入放射操作为解除患者不适，可选用镇静或全麻，由于患者禁食和造影剂的渗透性利尿作用的影响，麻醉中应根据患者情况，充分补充液体，必要时留置导尿管；使患者体位舒适，头部适当休息位可以减少患者移动，膝关节下垫一薄枕使膝稍屈，有助于肌肉放松并能缓解患者背部不适。上肢垫好放于身体的侧面或搁手架上，监测仪和输液管道延长离开患者数米，可减少麻醉医师的受照射量并便于影像仪移动，静脉输液应选用粗的留置针。吸氧可用鼻导管或面罩。

成人的手术操作大多可在局麻下完成，小儿则必须在基础麻醉加局麻或全麻下进行。麻醉要求患者安静配合，保持血压、心率稳定。成人检查前 1 h 口服地西泮或肌内注射咪达唑仑加用适量镇痛药；4 岁以下小儿可不用术前药，4 岁以下小儿可给适量术前药，但不用阿托品。肺动脉高压者肌内注射用吗啡作为术前用药(0.1 mg/kg)。

心导管检查是诊断和鉴别诊断及治疗心血管疾病、监护观察心脏手术及危重患者病情变化、研究心脏循环系统血流动力学及心脏电生理的重要方法。心导管术应用于临床已有 70 余年历史。经动脉或静脉放置导管到心脏或大血管可以检查心脏的解剖、心室的功能、瓣膜和肺血管的解剖，检查心室内的压力和血管的结构，注射造影剂还可以观察很多结构。

临床最先施行的是右心导管检查，继而发展为左心导管检查，在此基础上陆续出现了其他的介入性操作技术，如选择性冠状动脉造影术、血管冠状动脉介入手术、球囊瓣膜成形术、心脏电生理检查和异常传导通路导管消融术、置入起搏器或转复—除颤仪的手术等介入性治疗技术，大大丰富了心导管术检查及治疗内容，推动了心脏内外科的发展。

右心导管检查主要用于诊断先天性心脏病，左心导管检查主要用于诊断后天性心脏病和大血管病变，多需要同时进行造影术。此外，在不同部位取血样分析氧饱和度可以判断分流的位置。尽管心脏超声检查可以了解很多情况，但对于诊断复杂的心脏解剖异常，心导管检查仍然是"金标准"。由于在检查中要进行多种测量和反复抽取血样，又不可能在同一时间内完成，为了保证对血流动力学和分流计算的准确性，在检查的过程中必须保持呼吸和心血管状态的相对稳定，动脉血氧分压和二氧化碳分压必须保持正常，所以要保持麻醉平稳和麻醉方法一致，使心脏科医师无须考虑不同麻醉方法对诊断数据的影响。这种一致性的要求使麻醉的处理较为困难。心导管造影检查、血管成形术、动脉粥样硬化斑切除、瓣膜成形术及危重患者多需要全身麻醉。

(一)小儿心导管检查

为了保证诊断的准确性，必须维持呼吸循环在相对稳定的状态。氧饱和度不低于基础值，即可用空气行控制呼吸。避免氧分压过高引起动脉痉挛，必要时可用前列腺素 E_1 预防。儿童能够耐受创伤性操作时的镇静深度常发生呼吸抑制，控制呼吸可以避免 $PaCO_2$ 升高，减少了对诊断准确性的影响。控制呼吸本身对心导管检查诊断的准确性无影响，分钟通气量和呼吸频率可以根据动脉血气分析结果设定，然后根据 $PETCO_2$ 进行调节。

术中镇痛、镇静或全麻的深浅必须恰当，既要预防心动过速、高血压和心功能改变，又要避免分流增大、高碳酸血症和低碳酸血症。过度心肌抑制、前后负荷改变、液体平衡或过度刺激均可致分流增大影响诊断的准确性。氯胺酮会增加全身氧耗，但不会影响诊断的准确性，婴儿较常使用。

除常规监测外，还应进行血气分析，监测代谢性酸中毒情况，对病情严重的患儿，即使是轻度的代谢性酸中毒也要进行处理，心功能不全者可使用正性肌力药物。

小儿尤其在全身麻醉时常见低体温，操作间内需要加温，吸入的气体也应加温湿化，可使用保温毯或加温装置，监测直肠温度。婴幼儿应强调保温，室温不低于 29 ℃，体温不低于 35 ℃。新生儿可能会发生低钙血症和低血糖。

小儿对失血的耐受性低于成人，应严密监测血细胞比容，对贫血进行适当的治疗。严重发绀的患者红细胞增多，应充分补充液体，以减少造影剂造成血液高渗和微栓塞发生。

(二)成人的心导管检查

成人心导管检查经常同时进行冠状动脉造影。右心导管经过静脉系统到达右心和肺循环；冠状动脉造影要经过动脉系统到达冠状动脉时也到达了左心即体循环。检查通常在局麻下进行，适当镇静和镇痛对患者有益，常用药物有芬太尼和米达唑仑，有时加用丙泊酚。心导管检查中可以给氧，但检查肺循环血流动力学时，必须保持血气在正常范围。

由于导管要放置到心腔内，在检查中经常发生室性或室上性心律失常，要加强心电监护并及时处理心肌缺血和心律失常。一般心律失常持续时间短无血流动力学显著改变，心肌缺血或应用造影剂后可能继发室性心律失常或室颤。需备用除颤器和复苏药物、供氧、硝酸甘油、血管活性药物。

(三)心导管检查的常见并发症

1.心律失常

心律失常是心导管检查最常见的并发症,较常见的为窦性心动过速、室上性心动过速或频发性室早;常与导管尖端的位置有关,撤回导管心律失常即可消失。偶尔需要静脉用药或电复律终止心律失常。也可见到Ⅱ～Ⅲ度房室传导阻滞,窦性心动过缓需用阿托品治疗,严重的心动过缓影响血流动力学者需安装临时起搏器。

2.穿刺出血

血管穿刺部位出血、导管造成心腔或大血管穿孔、血管断裂或血肿形成以及栓塞。

3.心包填塞

心包填塞有特征性的血流动力学改变,透视下纵隔增宽、心脏运动减弱,心脏超声检查可以确诊,而且能指导心包穿刺。心包穿刺引流导管对心脏的机械刺激会引发室上性或室性心律失常,危重患者难以耐受,部分患者需要紧急进行外科手术。

(四)冠状动脉造影术

注射造影剂使冠状动脉在放射条件下显影,从而确定冠状动脉解剖关系和通畅程度,判断是否存在冠状动脉狭窄以及狭窄的位置,是否存在冠状动脉痉挛。术中可经静脉给予心血管药物和镇静镇痛药物,穿刺前局部阻滞可减少患者痛苦。鼻导管供氧,发生心肌缺血时,舌下含服或静脉给予硝酸甘油。进行标准监护,换能器可以直接接到动脉导管监测直接动脉压,严密观察患者,及时发现心绞痛或心衰。

(五)血管冠状动脉介入术

冠状动脉狭窄定位后,可使用不同方法直接改善冠状动脉的血供。经皮腔内冠状动脉成形术(PTCA)时,使用头部带有球囊的导管穿过冠状动脉的狭窄处,然后用球囊使狭窄部位扩张,冠状动脉开放。在球囊扩张时会发生短暂的冠状动脉阻塞,需要严密监测患者的血流动力学状态。这种短暂的心肌缺血限制了 PTCA 操作中治疗冠状动脉狭窄数目,一般一次只能治疗 1～2 支冠状动脉病变。还可以通过冠状动脉导管对粥样斑块进行切削,或者使用激光切除粥样斑块。

室性心律失常可发生于缺血期或冠脉扩张后再灌注期间,室性早搏和阵发性室性心动过速造成血流动力学波动,应静脉注射利多卡因治疗,更严重的心律失常要在全麻下行心脏电复律;冠状动脉破裂可导致心包内出血和心包填塞,心包填塞需紧急行心包穿刺或手术止血。

冠状动脉闭塞是罕见的 PTCA 并发症,是由于冠状动脉撕裂、动脉内栓塞或内皮功能障碍引起冠状动脉痉挛所致,经冠状动脉注射硝酸甘油 200 μg 后常可减轻冠状动脉痉挛;多次操作后可能造成冠状动脉血栓形成,可预先使用肝素防止血栓形成,一旦血栓形成,在冠状动脉内注射溶栓药尿激酶可使血栓溶解,但溶栓治疗后可导致出血。

急诊手术患者可能有心绞痛和心律失常,需正性肌力药和气管内插管,主动脉内球囊反搏对患者有利,硝酸甘油增加冠状动脉侧支的血流和减少前负荷,导管若能通过狭窄部分,就可能在该部位放置灌注导管,使部分血流通过病变部位,在外科手术重建血供之前限制缺血区域的范围。

PTCA 和冠状动脉粥样斑块切除术的早期效果非常好。但扩张后冠状动脉的再狭窄率高达30％～40％，部分原因是冠状动脉内皮功能紊乱。现在用冠脉内支架保持血管通畅越来越多，在PTCA或冠状动脉粥样斑块切除时将支架放在狭窄部位，术后保留在体内。麻醉的处理与PTCA时相同。

心肌梗死的患者溶栓治疗有效，也可在PTCA或放置支架后恢复心肌的血供。而治疗必须在心肌梗死后的6～12 h内进行，但患者循环很不稳定，有饱胃的可能；焦虑、疼痛或呼吸困难而不能耐受局麻手术者可选用全麻。

对于会导致严重心肌缺血的冠状动脉主干狭窄进行PTCA或支架治疗时，体外循环能保证血流动力学稳定。体外循环是在全麻和肝素化后，经股动脉和股静脉插管进行，监护与一般体外循环时相同，如病情允许，要尽早拔除气管导管。麻醉方法的选择要保证血流动力学稳定和早期拔管。

（六）球囊瓣膜成形术

用球囊导管扩张狭窄的心瓣膜或大血管的瓣膜，可用于先天性肺动脉瓣狭窄、肺动脉狭窄和主动脉缩窄进行扩张，还用来改善三尖瓣、肺动脉瓣、主动脉瓣和二尖瓣狭窄。常用于外科手术危险性高的患者，球囊扩张时，循环被阻断，会导致严重的低血压，由于患者比较衰弱，球囊放气后心功能不能立即恢复，可能需要使用正性肌力药和抗心律失常药，静脉输液改善前负荷。并发症与心导管检查相同，还可能发生瓣膜功能不全。

在扩张主动脉瓣时，需要两条静脉通路，其他瓣膜手术一条静脉通路即可。如果患者的血流动力学不稳定，球囊需立即放气。在球囊充气时，可能会导致对迷走神经的刺激，需用阿托品治疗。

（七）心脏电生理检查和异常传导通路导管消融术

心脏电生理检查是将专用的多电极导管放置到心腔内，诊断异常心律的起源、通路等，并确定最合适的治疗方案。通常选用股动脉和股静脉进行血管穿刺放置导管，在颈内静脉放置另一根导管。使用标准的血管内导管，在右室或左室的顶部His束附近进行程序刺激，通过特殊的定时脉冲刺激，诱发心律失常，并使用导管电极和体表电极进行心电监测。再经过准确定位的导管对异位心律起搏点或附属旁路进行消融，也可将植入式除颤仪的电极准确放置到适当的位置。

麻醉中应注意，使用抗心律失常药物可能影响对异位心律起搏点以及附属旁路的监测，所以检查前及术中不宜使用抗心律失常药。手术常要使用多种导管，持续时间长，为保证患者舒适，常需用镇静、镇痛药。

消融时室上性心动过速若不能通过导管超速抑制终止，则需电复律，可用硫喷妥或丙泊酚做短时间的全麻。面罩控制呼吸时，应避免颈内静脉导管滑脱。静脉麻醉和吸入麻醉都可用于电生理检查。

（八）置入起搏器或除颤转复术

在心导管检查室内越来越多地进行置入永久性心脏起搏器或转复一除颤术。这两种手术都需要通过静脉将电极置入右心房和（或）右心室，然后将起搏器埋置在皮下。虽然局麻可以减少放置起搏器的不适，但全身麻醉气管内插管或喉罩控制通气时手术更便利。对永久性转复，除颤仪进行测试时，一般须对患者进行全身麻醉，有严重心室功能障碍的患者应该做直接动脉压监测。

四、气脑造影及脑血管介入治疗的麻醉

(一)脑血管造影术

尽管CT的应用减少了对神经系统诊断中血管造影的需求，但是对于可疑的脑内动脉瘤、动静脉畸形及血管肿瘤，仍是行血管造影术的指征。若有后颅窝病变应行脊椎血管造影，若为幕上疾病需行颈动脉造影。通常在脊椎或颈动脉直接穿刺的方法已被Seldinger技术完全替代，它是经股动脉置入导管。

脑血管造影是注射造影剂到颈内动脉以观察脑部解剖异常情况，动脉置管注射造影剂后，当造影剂通过血管网时可获得系列图像。它也用于颈动脉粥样硬化患者，判断颅内颅外动脉情况。脑血管造影的患者可有癫痫病史，造影过程中须注意防止癫痫大发作。既往有脑血管病、中风、糖尿病、一过性脑缺血发作(TIA)的患者脑血管造影并发症及麻醉危险性增加。

1.麻醉处理原则

(1)确保注入造影剂时患者安静不动。

(2)尽可能保持呼吸道通畅。

(3)维持循环功能稳定。

(4)不使颅压继续升高。

2.麻醉注意事项

(1)术前准备：术前设法解除造影患者的思想顾虑和不安情绪，酌情解释造影目的、麻醉方法、术中操作及术后可能出现的不适等情况，争取患者的充分理解配合，从而降低患者围术期应激反应。适当的术前用药可以达到上述目的。脑血管造影注射造影剂期间，麻醉医师要离开造影室，不能接近患者。

(2)麻醉选择：应当考虑患者的病理情况，颅压升高、蛛网膜下腔出血、脑动脉瘤或动一静脉畸形，麻醉应选择对颅内压和血压影响较小的方法，血压升高可增加颅内出血的危险，气管插管时也应避免血压升高。成人合作者，选用局麻＋强化麻醉；儿童和浅昏迷不能合作者，选用基础麻醉或全身麻醉；全身情况极差和呼吸近于停止的患者，均应在气管插管麻醉下行脑血管造影。基础麻醉的药物选择应视病情和全身情况决定，如颅压升高者，禁止单独使用氯胺酮。全麻下脑血管造影患者需要气管内插管或放置喉罩，喉罩一般不用于需正压过度通气降低颅压的患者。

(3)气道管理：气管插管机械通气能提供可靠的气道管理并可以控制$PaCO_2$。许多颅内病变的患者脑血管造影可使颅压升高，过度通气能使脑血管收缩，帮助降低脑血流和颅压，在没有颅压升高的患者，过度通气和脑血管收缩可减慢造影剂通过脑的时间，增加脑血管内造影剂的浓度，使异常血管显示更加清晰。Dallas和Moxon报道，当$PaCO_2$维持于30～35 mmHg时能获取高质量的图像，但是当$PaCO_2$ ＜20 mmHg时可致严重血管收缩和脑缺血，应予避免。由此可见，脑血管造影期间CO_2的监测非常重要。

(4)血流动力学变化：吸入全麻可引起脑血管扩张，可增加脑血流和颅压，而复合应用N_2O、麻醉性镇痛药、肌松药和过度通气的方法优于单纯吸入麻醉，丙泊酚由于其引起脑血流、脑代谢率和颅压显著降低，也常被用于脑血管造影的麻醉，但丙泊酚诱导后的血流动力学变化

能降低脑灌注压。

(5)连续监测：与脑血管造影相关的循环改变较常见，一项研究发现，22%的脑血管造影患者可发生心动过速或心动过缓，颅内出血能引起 ECG 显著改变，包括 T 波倒置、T 波宽大，出现 U 波，同时伴心动过缓，注射造影剂能引起与低渗有关的循环改变，大的脑动静脉畸形的婴儿常伴有心衰或缺血性心肌损害，耐受造影剂所致的循环改变能力差，所以部分患者除标准监测外还需要连续动脉压监测。

(6)并发症：脑血管造影后的神经并发症时有发生，可暂时存在或永久存在。神经并发症常见于老年患者和有中风、脑缺血病史、高血压、糖尿病和肾功能不全的患者，操作时间长、造影剂用量大及应用较粗的动脉内导管也增加神经并发症，麻醉药物的选择应注意用短效药，便于术后患者很快唤醒，能迅速进行神经学检查。其他并发症还有粥样斑块脱落栓塞、出血、血栓形成或穿刺部位血肿等，总发生率8%～14%。

(二)血管栓塞治疗

血管栓塞治疗是注入异物到血管内，刺激血管内血栓形成，常用的栓塞物有聚合塑料、硬化剂等，如 N-青丙烯酸盐或乙醇。术中除基本监测外，还需密切观察其他血管床的血流情况。血管栓塞造影适用于无法夹闭的颅内动脉瘤，动脉瘤蛛网膜下腔出血后继发脑血管痉挛，对急性脑卒中(中风)进行超选择性栓塞治疗，中枢神经系统肿瘤的手术前减少血供等。成功的动脉栓塞可能比开颅安全，出血少，麻醉方法的选择依据临床需要和患者病情，由于栓塞可能产生疼痛，需用麻醉或镇痛剂术中应加强生命体征监测，密切监测下使用清醒镇静、镇痛的方法有助于在颅内血管栓塞期间及时发现和避免神经系统并发症。

1.术前评估

对于行血管栓塞治疗的手术患者的术前评估除了一般全身情况的评估外，并根据脑动脉瘤介入部位、类型和麻醉方法判断患者能否耐受，以及对围术期可能发生的问题做出良好的预判。进行脑动脉瘤介入消融手术一般不需要术中唤醒进行神经功能的评估。

2.麻醉选择

麻醉方法同神经外科手术选择全麻。在动静脉畸形、动静脉瘘、血管瘤的栓堵治疗时，经常需要在手术中进行神经功能评估，拟行术中清醒神经功能评估时，术前应对患者进行有目的的训练，并确保患者能在长时间内保持平卧。为了减少患者的焦虑、疼痛和不适感，需要进行镇静。有时为了进行及时的神经功能评估要进行唤醒，除尽量选择短效麻醉药外，可能还要对镇静药进行拮抗，如氟马泽尼拮抗咪达唑仑或用纳洛酮拮抗芬太尼等。小儿和不能耐受镇静的成年患者需要进行全身麻醉。

3.麻醉监测

一般采用常规监测，需要监测直接动脉压时，可将换能器连接动脉置入导管的侧孔，二氧化碳采样管连接于呼吸回路可监测呼吸频率及通气状况。在动脉穿刺一侧的足趾放置脉搏氧饱和度监测探头可以早期预示远端血栓形成。小儿和成年患者术中可以通过脑电图、诱发电位、经颅超声多普勒监测或脑血流监测对神经功能进行监测。

4.术中管理

由于栓塞操作过程中要不断造影观察栓塞结果，故造影剂用量大，应适当补液、留置导尿管。镇静患者常见恶心、呕吐，可用甲氧氯普胺、雷尼替丁、氟哌利多或昂丹司琼，丙泊酚可能有止吐作用，可用于操作期间镇静。有时在注射组织胶之前需要进行控制性降压以减少动静脉畸形病变的血供，便于栓塞物在局部血管存留，防止畸形远端形成栓塞，用艾司洛尔，必要时合用拉贝洛尔。在颈动脉球囊堵塞前应确定脑血管的储备。

5.并发症

为了防止栓塞的并发症，给予肝素 60 U/kg，然后每半小时检查活化凝血时间(ACT)，追加肝素使 ACT 保持在基础值的 2～2.5 倍。当患者发生血管堵塞导致脑缺血时，需要进行控制性升压，通过侧支血管短时间内增加缺血区的血供，去氧肾上腺素 1 μg/kg 静脉注射，然后持续静脉滴注可以使平均动脉压比基础值升高 30%～40%。治疗时应监测心电图，及时发现心肌缺血的征象。如果是出血，即刻使用鱼精蛋白拮抗肝素和进行控制性降压；血管的破裂和穿孔有时可以通过球囊、螺圈或组织胶来进行介入治疗。介入神经放射学本身会导致明显的并发症。并发症一旦发生，发展就很迅速。要防止发生永久性的脑损害，需要在术前进行充分的准备，偶尔需要紧急进行脑外科手术。

五、其他介入性治疗的麻醉

(一)经腰主动脉造影术

经腰主动脉造影术(TLA)是对患有周围血管疾病的患者常用的诊断方法。尽管在局麻镇静下可以完成，但因为患者通常采取俯卧位，所以，最好是选择全麻，行气管插管控制通气。在 X 线放射过程中，患者和手术台快速移动达 2 m，因此，螺纹管和输液管要额外延长。需行 TLA 的患者通常患有血管疾病，多数为嗜烟者合并有肺部的病理改变，因此，麻醉具有一定的风险性。严重并发症比较罕见，主要包括气胸、肠穿孔和肾穿孔等。

(二)支气管造影术

支气管造影术主要用于支气管扩张的诊断和评估，其应用已呈下降趋势。多数支气管造影在局麻下实施，但是小儿和焦虑的成年患者需全麻。这些患者往往呼吸功能已经受损，当吸入以油剂为主的造影剂后，低氧血症的发生是不可避免的。

静脉或吸入给药诱导后直接行气管插管，不用喉部局麻，以便检查结束后能迅速恢复咳嗽反射，使得支气管内的造影剂能被排出，避免发生再分配；控制通气可让造影剂迅速扩散。造影剂沿气管导管注入，改变患者的体位让造影剂充满各个肺叶。

(三)肠套叠松解术

肠套叠通常发生于 6～18 个月的小儿，通常为小肠淋巴结病变引起回肠套入盲肠。在放射室经直肠灌钡来缓解肠套叠的过程中，需行全麻。对于麻醉医师来说最大的困难是在不熟悉的环境里实施小儿麻醉。麻醉过程中必须警惕体温的下降，患儿的液体丢失量往往大于预计值，可用血浆(或羧甲淀粉)来补充循环血容量。

第十二章　休克患者手术的麻醉

第一节　休克的分类和发病机制

引起休克的病因很多，分类方法也不统一。依据休克的病因、血流动力学变化、始动环节和治疗效果的不同有多种分类方法。各种分类都有其特点，临床上多以病因分类法为主要依据，再结合其他分类法的特点综合分析，利于医生制订出全面有效的抢救方案。

一、休克的分类

（一）按休克的病因分类

1.低血容量性休克

低血容量性休克是外科最常见的一种休克类型。由于循环血容量减少，使有效循环血容量绝对不足，导致组织灌注不足和弥漫性缺血缺氧。低血容量是指有效循环血量减少，包括血液有形成分的减少，血浆量的减少或者水分的丢失。机体遭受严重创伤而导致低血容量称为创伤性休克。因烧伤引起大量血浆和体液丢失也称为烧伤性休克。剧烈呕吐和腹泻时体液大量丢失，肠梗阻可导致大量分泌和渗出的液体被隔离在肠管内，亦或腹膜炎时大量液体渗出到腹腔内也使有效循环血量减少，这些原因都可引起低血容量性休克。

2.感染性休克

感染性休克也称为脓毒性休克，是指全身感染的患者在给予足够的液体复苏后仍无法纠正的持续性低血压，常伴有低灌注状态（包括乳酸酸中毒、少尿或急性意识障碍等）或器官功能障碍。低血压是指收缩压＜90 mmHg或在无明确造成低血压的原因（如低血容量性休克、心源性休克等）情况下收缩压下降幅度＞40 mmHg。

在各种感染源所致休克中，以肺部感染、胆管感染、外伤或烧伤感染、肠道感染等最为常见。感染性休克不仅有微生物及其毒素的直接损害作用，还与许多的细胞因子及其受体有关，它实际上代表了宿主对全身性炎症的病理生理过程。

3.过敏性休克

已致敏的机体对抗原物质产生急性全身性炎症反应，造成呼吸、循环急性衰竭，称为过敏性休克，属Ⅰ型变态反应。由IgE与肥大细胞表面结合引起组胺和缓激肽大量释放入血，引起血管床容量增加，毛细血管通透性增加，有效血容量相对不足，导致组织灌流和回心血量急剧减少所致。常伴有消化道症状、荨麻疹、血管性水肿、严重呼吸困难等。

4.心源性休克

由于原发性心排出量急剧减少[CI＜2.2 L/(min·m^2)]而发生的一类预后很差的休克。心脏泵功能衰竭，或心脏前、后负荷过重，超过心脏的代偿能力或心脏充盈障碍，均可致心排血量过低，有效循环血量明显减少，血压下降，使各主要器官和周围组织灌注不足。急性心肌梗死是心源性休克最常见的原因，尤其是大范围心肌梗死（超过左室40%）时心脏泵功能即难以维持正常循环状态。其他可引起心源性休克的少见原因还包括心肌病、心律失常、心脏瓣膜病和急性弥漫性坏死性心肌炎。

心源性休克患者的血压多在早期即显著下降，而外周阻力的变化却不一致。多数患者表现为外周阻力增高，这是因为血压下降，动脉充盈不足，使交感一肾上腺髓质系统兴奋，儿茶酚胺释放增多。少数患者外周阻力降低，可能是由于心肌梗死或心室舒张末容积增大刺激了心室壁的压力感受器，反射性地抑制了交感神经中枢所致。

5.神经源性休克

正常情况下，血管运动中枢不断发放冲动沿传出的交感缩血管纤维到达全身小血管，使其维持一定的紧张性。当血管运动中枢发生抑制或传出的交感缩血管纤维被阻断时，小血管将因紧张性的丧失而发生扩张，结果使外周阻力降低，大量血液淤滞在微循环中，回心血量急剧减少，引起休克发生。此类型休克多发生于过深麻醉、强烈疼痛刺激后（血管运动中枢被抑制）或在高位脊麻或损伤时（交感神经传出路径被阻断）。由于发生机制比较简单，处理有针对性，预后较好。

（二）按休克时的血流动力学变化分类

1.高动力型休克

血流动力学特点是外周阻力降低，心排血量增加，又称高排低阻型休克。其临床表现为四肢温暖、皮肤潮红，其脉搏充实有力但血压降低。此型休克的真毛细血管组织灌流量仍然减少，动静脉血氧分压亦减少，主要见于轻型和早期的感染性休克。

2.低动力型休克

血流动力学特点是外周阻力增高，心排血量减少，又称低排高阻型休克。临床特点与一般低血容量性休克相似。高动力型休克未得到及时有效治疗，必然发展为低动力型休克。

3.低排低阻型休克

此型休克的血流动力型特点是外周阻力和心排血量都降低，故血压下降更为明显，是休克时机体失代偿的表现。

（三）按休克的始动环节分类

（1）低血容量性休克。

（2）心源性休克。

（3）血液分布性休克：血管舒缩调节异常，包括感染性休克、神经源性休克、药物性休克。

（4）梗阻性休克：血流主要通路受阻，包括肺动脉栓塞、心包压塞或缩窄、心瓣膜狭窄、静脉梗阻。

（四）按休克时的病情经过与预后分类

1.可逆性休克

休克若能早期发现并及时治疗，病情很快稳定，各主要脏器未受到明显损伤，实质上是休克的早期。

2.难治性休克或顽固性休克

此型休克患者病情时好时坏，若病因消除，治疗有效，病情可逐渐好转甚至痊愈，也有部分患者病情进一步恶化。

3.不可逆性休克

当上述休克未得到缓解与纠正，病情继续恶化，最后发生 DIC 和(或)严重多器官功能障碍而死亡者，称不可逆型休克。

二、休克的发病机制

(一)休克发生的始动机制

尽管引起休克的病因不同，但组织器官的有效灌注不足是各类休克发生、发展的共同基础。影响有效灌注的原因主要包括三个方面：①全血量减少(包括失液、失血或丢失血浆)。②血管床容量增加(即广泛毛细血管床开放)。③心脏泵功能下降。

(二)休克发生的微循环机制

微循环是指微动脉与微静脉之间的血液循环。包括微动脉—后微动脉—毛细血管前括约肌—毛细血管—微静脉，也包括微动脉和微静脉之间的直接吻合支。微循环是循环系统中最基本的功能单位。毛细血管容量很大，平时只有 20%～30%处于开放状态，正常情况下微循环血容量仅是全身血容量的5%～10%。休克时微循环的变化大致分三个时期：

1.休克早期——缺血缺氧期

微循环变化的特点是全身的小血管，包括小动脉、微动脉、后微动脉、毛细血管前括约肌和微静脉、小静脉持续痉挛，微循环内血流速度显著减慢，组织灌注量减少，微循环内血流只出不进。休克早期的代偿机制包括微静脉和小静脉收缩，加上肝储血库收缩，迅速而短暂地增加回心血量；组织液反流入血；血流重新分布。皮肤、内脏、骨骼肌和肾血管的 α 受体密度高，对儿茶酚胺的敏感性也高，而脑动脉和冠状动脉系统则无明显改变，这种微循环变化的不均一性，使血流重新分布，保证了心、脑等主要生命器官的血液供应。

2.休克中期——淤血缺氧期

由于微静脉端血流缓慢、红细胞发生聚集、白细胞滚动及贴壁嵌塞、血小板聚集、血黏度增加，微循环内血流只进不出。

3.休克晚期——循环衰竭期

可发生弥散性血管内凝血(DIC)或重要器官功能衰竭。机体失去了早期所有的代偿机制，微循环内血流停滞，组织完全得不到氧气和营养物质供应。微血管平滑肌麻痹，对任何血管活性药物均失去反应。休克晚期是休克发展到了极其严重的阶段，治疗非常棘手。但是如果各种治疗矛盾和难点逐个进行全面针对性的综合性处理，使一个个难点得到攻克，仍有可能使休克缓慢逆转。

临床实践中，各期临床表现并无明显界限，常是逐步移行或重叠出现。由于始动原因不一，个体反应性也有差异，所以有的休克发展十分迅速，尚未来得及全面处理，患者已进入不可逆性休克而死亡。有的发展较慢，通过有效的全面医治能使之恢复。总体来说，休克的发展是快速的，抢救措施应积极，不能有丝毫松懈。

第二节　休克的治疗原则

对休克患者的理想化处理是在休克的临床症状明显化之前，早期发现并在其尚未发展到难治性休克前给予有效治疗，阻止病程进一步恶化。治疗应着重于改善微循环，而不是单纯追求一个“满意”的血压。很多时候麻醉医生接诊时患者已经出现明显临床症状如心率加快、血压降低、皮肤湿冷、尿量减少等，这表明休克已经发展到失代偿阶段，此时麻醉医生的首要任务是尽可能准确地判断病情，提供正确有效的治疗。

一、病因治疗

早期发现和消除休克的病因是治疗各型休克的根本措施。如某些低血容量性休克的扩容治疗和(或)手术治疗；过敏性休克的抗过敏治疗等有时均能起到立竿见影的效果。又如创伤性休克，手术止血和清创修复是最根本的治疗措施。但有的休克不容易立刻发现病因，特别是感染性休克，有时病因诊断较为困难。对这类休克，只有靠流行病学的特点和动态观察病情进行分析，选用相关的抗生素进行试验性的病因治疗。

二、维持循环稳定和组织器官灌注

(一)恢复有效循环血量—液体复苏

休克发病的中心环节是有效循环血量减少，治疗休克的第一个目的就是尽可能快速恢复有效循环血量，维持循环稳定和组织器官灌注。液体补充是急性复苏的基础。出血、缺血细胞的摄取和组织间液渗漏等因素常导致血管内血容量丢失。静脉输液可以增加低血容量患者的心排血量，升高血压。麻醉医生应努力识别休克进展的情况，使用适当的液体、以适当的容量、在适当的时间对患者进行复苏。但液体复苏不能盲目，必须分两个阶段加以考虑。

1.早期复苏

患者仍存在活动性出血。表 12-1 列举了早期液体复苏的目标。

表 12-1　早期液体复苏的目标

早期液体复苏的目标
维持收缩压于 80～100 mmHg
维持红细胞比容于 25％～30％
维持凝血时间和部分凝血活酶时间在正常范围
维持血小板计数＞5 万
维持正常的血浆钙离子浓度
维持中心温度＞35 ℃
维持脉搏血氧饱和度
防止血清乳酸增加
防止酸中毒加重

注：以减轻低灌注为目的的液体治疗应在合适的血压和出血量之间寻求平衡。

美国外科医师协会的高级创伤生命支持(advanced trauma life support，ATLS)课程提倡给所有低血压患者快速输入 2L 加温的等张晶体，以恢复正常血压和尿量。但在活动性出血没有纠正之前，快速补液有一定的风险(表 12-2)，必须将之与持续低灌注所带来的风险进行权衡。

表 12-2　早期复苏积极补液的风险

升高血压
降低血液黏度
降低红细胞比容
降低凝血因子浓度
增加输注需要量
电解质平衡紊乱
直接免疫抑制
过早的再灌注

注:容量复苏的并发症多数因出血量增加或过度血液稀释导致。

2.后期复苏

出血已得到有效控制。后期复苏的目标见表 12-3。

表 12-3　后期复苏的目标

维持收缩压＞100 mmHg
维持红细胞比容在输血阈值以上
使凝血功能恢复正常
保持电解质平衡
保持正常体温
恢复正常尿量
通过无创或有创措施使心排出量达到最大
纠正全身性酸中毒
确保乳酸水平降至正常

注:在确认全身灌注充分前应持续输液。

3.复苏液体的选择

(1)等渗晶体液:可选乳酸钠林格液,反应良好应表现为心率减慢、血压升高、尿量增加、氧输送增加。等渗晶体液快速输入后大部分转移至组织间隙,每输入 1 000 mL 晶体液约增加血浆容量 200 mL。晶体液的缺点包括无携氧能力、无凝血作用,在血管内半衰期有限。补液初期可补充休克患者细胞外液体缺乏,过量输注晶体液有可能在血容量尚未完全纠正时即出现周围组织水肿。

(2)高渗盐水(hypertonicsalinesolutions,HS):7.5%的 HS 通过吸引组织间液进入血管可迅速扩容,已成为紧急情况下液体复苏的普遍选择,尤其适用于不能耐受组织水肿患者(如闭合性脑损伤)。但高渗盐水扩容和改善循环作用持续时间较短,不能反复应用,用药后产生一过性高钠血症。

(3)胶体液:当静脉输液量受限时,胶体复苏在用量很少的情况下更好地恢复血容量,可弥补单纯晶体液的不足之处,具有扩容迅速、输液量小、作用持续时间长等优点。由于胶体溶液不能携氧还有可能影响凝血功能，对血液的稀释作用与晶体液相似。休克晚期毛细血管通透性增加，输入的胶体液渗漏至组织间隙，增加组织间隙胶体渗透压，可加重组织水肿。

(4)血液制品：浓缩红细胞（packedredbloodcells，$PRBC_S$）是治疗出血性休克的主力军。一个单位 $PRBC_S$ 平均红细胞比容为 60%～70%，具有良好的携氧能力并且与任何胶体一样具有很好的扩容作用。理想的复苏效果应使患者血细胞压积不低于 30%。储存在 4℃条件下，注意要加温输注，否则会使患者体温迅速下降。

出血性休克复苏期间发生的凝血功能障碍是使用血浆的适应证。像 $PRBC_S$ 一样，血浆也是一种极佳的容量扩增剂，同时也必须加温输入，特别是在复苏早期。只需输注 1～4U $PRBC_S$ 的患者通常不必输血浆，大多数患者有足够的凝血因子储备以补充随血液丢失的凝血因子。已达到大量输血极限（全血容量或约 10 U $PRBC_S$）的患者通常需要每单位 $PRBC_S$ 补充一个单位血浆。当需输注 5～9 U $PRBC_S$ 时，血浆需要量则不尽相同。

快速输入库存血可能给受血者带来“枸橼酸盐中毒”的危险。每个血袋内都有凝血制剂，以枸橼酸最常用，它可与体内游离钙结合，使血清钙明显减少从而减弱心肌收缩力，是复苏后容量恢复正常时持续低血压的常见原因。大失血患者应注意监测钙水平，必要时需要补充钙离子。

(二)改善组织灌注

组织灌注不足是休克发生发展及导致患者死亡的重要因素，因此尽快改善组织灌注是休克治疗的主要目的之一。保证重要脏器组织灌注的基础是提供满意的心排血量和足够的有效灌注压。休克患者为偿还氧债需要保持相对高的心脏排血量，充分液体复苏后 CI 仍低于 4.5 L/(min·m^2)或 MAP 低于70 mmHg时考虑应用正性肌力药。一般首选多巴胺，由小剂量[(2～4 μg/(kg· min)]开始，剂量过大[>10μg/(kg· min)]时多巴胺有 α 兴奋作用，提高血压要以牺牲组织灌注为代价，因此建议应用能维持最低可接受血压水平的最小剂量。用药后血压升高而心排量低于目标水平时可酌情应用血管扩张药。如血压和心排量均不能达标建议联合应用多巴酚丁胺和去甲肾上腺素。对儿茶酚胺不敏感患者应检查并纠正酸中毒和低钙血症。重要器官灌注充分的标志应是血流动力学稳定，尿量满意，血乳酸浓度下降，血气检查无明显酸中毒，混合静脉氧饱和度大于 75%。

(三)保证组织氧合

保证组织灌注的目的之一就是向组织供氧以满足细胞水平的氧消耗。如果组织需氧量大于氧输送量，细胞就转入无氧代谢，结果造成乳酸酸中毒最终导致细胞死亡。因此，对休克患者应加大氧输送量以提供足够的氧供组织消耗。

组织供氧量(DO_2)是动脉血氧含量和心脏指数的乘积，表示为 $DO_2 = CI \times CaO_2 \times 10$，参考值为520 mL/(min·m^2)。动脉血氧含量(CaO_2)可表示为 $Hb \times 1.39 \times SaO_2$。由此可知血液稀释时或$SaO_2$ 降低时动脉血携氧能力下降，维持组织供氧要靠增加心排量来代偿。而当休克患者心排量受限时，维持相对高一些的血细胞比容(30%～35%)即为保证组织供氧所必须。组织耗氧量(VO_2)是机体所有氧化代谢反应耗氧量的总和，相当于动静脉氧差和心脏指数的乘积，即 $VO_2 = CI \times Ca - VO_2 \times 10$，参考值130 mL/(min·m^2)。$VO_2$ 和 DO_2 的比值代表组织氧摄取率(ERO_2)，正常为 0.25。ERO_2 值升高常提示供氧不足；若患者存在动脉低氧血症

而 ERO_2 无相应升高表现应考虑是否存在供氧分布异常。检查 DO_2 是否能够满足组织氧合需要，可逐渐提高 DO_2，看 VO_2 是否随之升高，升高表明存在氧债且 DO_2 相对不足，临床应通过提高心排量、增加吸入氧分数及调节血细胞比容（维持 Hgb 9～11 g/dL）等方法进一步提高 DO_2 直到 VO_2 不再随之升高（达到平台相）为止。

三、调整组织器官的代谢状态

内环境的平衡是细胞正常代谢的必要条件，也是维持各器官组织生理功能的必需条件。水、电解质代谢紊乱和酸碱失衡是休克的常见原因，也可以是各型休克发生过程中的继发性改变，如不能及时发现，予以纠正，常导致休克不可逆性发展。休克的治疗全程都应密切关注内环境的稳定。

四、防治继发性器官功能障碍

休克晚期如出现 DIC 和器官功能障碍，除采取一般治疗外，还应针对不同器官的特点采取针对性治疗。如急性左心衰时，应控制前、后负荷并强心、利尿；出现休克肺，则应呼末正压通气，支持呼吸功能；发生急性肾衰竭，尽早利尿和进行血液透析等。

总之，虽然目前对休克本质有了进一步的认识，但还存在许多的争论和没有被认知的领域，休克的研究已进入细胞代谢和功能的分子水平，从代谢、功能和结构多方面进行综合性研究，随着对休克本质认识的逐步深入，对休克的防治水平也将不断获得提高。

第三节　麻醉前评估、准备与用药

一、麻醉前评估

创伤和出血使患者处于高度应激状态；所有麻醉药和麻醉方法都可影响患者的生理状态稳定性；外科疾病与并存的内科疾病又有各自的病理生理改变，这些因素都将造成机体生理潜能承受巨大负担。在手术前麻醉医生应迅速了解患者基本病情，评估伤情、出血部位和失血量，有无饱胃情况，有无血气胸等与麻醉相关的其他并存情况，对全身情况和重要器官生理功能做出充分估计。

麻醉医生还应于术前与手术医师沟通，了解手术意图、手术方式、难易程度、出血量、时间长短、手术危险所在，以及是否需要专门麻醉技术（如低温、控制性低血压等）配合。此外，还需了解手术的急缓程度。非抢救性手术术前应详细了解患者病情及治疗经过，尤其注意血管活性药物使用情况，了解既往麻醉史。检查患者意识状态，呼吸循环情况。已有气管插管患者检查导管深度是否合适，导管气囊是否漏气并予妥善固定。听诊两侧呼吸音不对称检查有否插管过深进入右侧支气管或有气胸、血胸和肺不张。抢救性手术如急性出血性休克，尽快控制活动性出血是抢救患者的关键，不应过分强调纠正术前情况而贻误手术。出血性休克患者在出血未得到有效控制前，不必过于积极地输血强行将血压恢复到正常水平，因为有些患者出血过快不可能通过输血维持正常血压，有效控制出血前维持稍低于正常的血压水平可减少血液进一步丢失，前提是要保证重要脏器功能正常。多中心回顾性研究已经表明创伤患者术前大量输血并不能提高抢救成功率。

二、麻醉前准备

(一)建立有效静脉通路

术前开放快速输血通路,建立静脉通路时注意避开患者损伤部位。严重休克患者应同时开放两条以上输液通路,外周静脉条件不好可行中心静脉穿刺置管,输液给药同时还可测定CVP。中心静脉可选颈内静脉、锁骨下静脉和股静脉。股静脉置管深静脉血栓形成的风险高,一旦患者情况稳定应尽早拔出。颈外静脉粗大表浅,位置相对固定,紧急情况下可用做快速输液通路。

(二)维持热量平衡

麻醉医生应努力维持休克患者的热量平衡。低体温可能加重稀释性凝血障碍和全身性酸中毒。此外,因寒冷导致的寒战和血管收缩作用将增加机体耗氧量,严重者可致心肌缺血。许多休克患者在入手术室前就已存在低体温,所以保温措施应尽早实施,所有的静脉液体都应预热或经加温装置输入。必要时采用温毯并调节环境温度。

(三)建立完善的术前监测

尽早测定患者动脉血压、脉搏、心电图和脉搏氧饱和度有助于病情估计。有创动脉压监测可方便行血气分析并动态观察血压变化,尤其在麻醉诱导期可指导临床用药,避免循环剧烈波动,故应尽早应用。CVP监测有助于判断容量状态,其变化趋势对容量治疗有一定的指导意义。总之,麻醉医生应尽最大的努力,调整全身情况和脏器功能,以提高患者对手术麻醉的耐受力,并在做好相应抢救准备(人员、设备和药品等),并保证血液制品储备充足后再开始麻醉。

三、麻醉前用药

休克患者麻醉前用药取决于休克程度。循环尚稳定患者处理与常人相同,只是休克患者动脉血压常常依赖增高的交感张力维持,一旦术前用药对抗了交感张力,本来对血压心率影响很小的苯巴比妥、麻醉性镇痛药和苯二氮䓬类药物也有可能导致循环抑制。已经合并心肺功能不全患者,合并应用苯二氮䓬类药物和麻醉性镇痛药可以产生循环波动和呼吸抑制,引起或加重低氧血症。血容量尚欠缺的患者绝对禁用吩噻嗪类药,可致血压进一步下降,甚至猝死。休克常并存周围循环衰竭,低灌注下肌肉或皮下注射药物吸收速度受影响,若经皮下或肌内注射用药,药物吸收缓慢,药效受影响,麻醉前用药尽量通过静脉途径小剂量给药。总之,休克患者应减少术前用药量或不用。

饱胃的急症休克患者,可于麻醉前给予甲氧氯普胺以减少误吸的危险。甲氧氯普胺是多巴胺拮抗药,其主要作用在于刺激胃肠道规律性蠕动,促进胃排空的同时又可增加食管下端括约肌张力,且不引起胃液分泌增加,这些机制都有利于降低误吸风险。麻醉诱导前30～60 min,甚至更短的时间内给药都有助于预防气管插管时误吸发生。

第四节　麻醉方法和药物的选择

休克患者的麻醉选择首先要强调安全,尽量选用对全身影响小,麻醉者最熟悉的麻醉方法。要防止因麻醉选择不当或处理不妥所造成的病情加重,也需防止片面满足手术要求而忽视加重患者负担的倾向。

一、局部麻醉和神经阻滞

对轻症休克患者，若手术仅限于表浅外伤清创缝合或肢体手术，局部麻醉和神经阻滞麻醉则有一定的优越性，如全身影响小，可降低交感神经张力，减轻应激反应，减少术中出血和术后深静脉血栓形成。患者在手术期间保持清醒状态，也有利于神经和意识的判断以及术后镇痛等。上肢手术最常用臂丛神经阻滞，下肢手术可在腰丛和坐骨神经阻滞下完成手术。神经阻滞一般单次用药剂量较大，而局麻药的血药浓度与血浆清蛋白含量成反比。休克患者因大量失血和输液，多存在低蛋白血症，对局麻药耐受下降，易发生局麻药中毒，要严格控制单位时间用药量。

若患者循环不稳定、存在意识障碍、呼吸困难或凝血功能差，亦或手术范围大、耗时长，不要勉强选择局麻。局麻（包括神经阻滞）可与全麻联合应用，可显著减少麻醉药用量，有利于保证休克患者麻醉期间循环呼吸管理。

二、椎管内麻醉

在休克未纠正前禁用椎管内麻醉，尤其禁止应用蛛网膜下腔麻醉。椎管内麻醉时交感神经阻滞，外周血管阻力降低，同时血管扩张将减少静脉回流，心排量也减少。交感神经阻滞范围决定于注药部位和药量。尽管在阻滞部位以上可以出现反射性血管收缩，但动脉血压仍会下降。T_4 以上高位阻滞时，心脏交感神经也被阻滞，使患者在外周血管扩张时不能产生代偿性心动过速，血压下降会更明显。处于代偿阶段的休克患者，其动脉血压在很大程度上依赖于血管收缩，椎管内麻醉使阻滞区域血管扩张，可导致严重低血压，无复苏准备可使患者出现灾难性后果。

下腹部以下手术，如循环功能代偿尚好可以考虑应用硬膜外麻醉，但应强调在充分补液扩容的基础上，分次小量使用局麻药。注药后密切观察循环变化，出现血压下降或改变体位时血压下降提示血容量不足，应继续液体治疗，情况紧急时先应用适量麻黄碱支持血压。严格控制麻醉平面在可满足手术需要的最低水平，切忌阻滞范围过广。麻醉平面过高，腹肌张力下降，患者不能形成有效咳嗽保护气道，可能发生误吸。少数诊断明确的低血容量性休克患者，如异位妊娠破裂出血，病变部位明确，手术时间短，若循环尚稳定，可先放置硬膜外导管，先在全麻下开始手术，待出血控制，低血容量状态基本纠正后分次注药，建立硬膜外麻醉逐渐取代全麻。

休克合并凝血功能障碍或有感染败血症患者不选用椎管内麻醉。

三、全身麻醉

休克患者病情往往比较危重，生命体征不稳定，气管插管全身麻醉可提供充分的氧供、镇痛和满意的肌松，抑制内脏牵拉反射，降低应激反应，方便呼吸和循环管理，在很多情况下是一种安全的麻醉方法。休克患者对麻醉药耐受能力降低，少于正常用量的麻醉药即可使患者进入麻醉状态。临床上经常是吸入麻醉药与静脉药物配伍使用。

（一）麻醉诱导用药

低血容量患者在应用麻醉诱导药物后出现低血压的原因与交感神经代偿性兴奋被阻断有关。以往身体健康的年轻患者在动脉压下降之前，可能已丢失了多达 40%以上的血容量。在此情况下，无论选择何种药物，麻醉诱导均可导致严重的循环衰竭。当面临出血情况时，必须减少麻醉药的剂量,而对于低血容量危及生命的患者应当避免使用麻醉药物。

1.咪达唑仑

咪达唑仑作为目前麻醉中最常应用的苯二氮䓬类药物,具有突出的遗忘作用,常与镇痛药联合应用于休克患者麻醉诱导。小剂量咪达唑仑应用能降低知晓的发生率,正常情况下该药对循环影响轻微,但当严重低血容量时,静脉注射后出现血压下降、心率加快,心排量不变,提示血压下降源于外周阻力降低。咪达唑仑蛋白结合率高,在休克合并低蛋白血症时(如大量液体复苏后)其作用强度和时间也明显增加。

2.丙泊酚

丙泊酚作为手术室内麻醉诱导的主要药物,由于它的血管扩张和负性变力作用,并不适用于临床上有明显低血容量表现的休克患者。

3.依托咪酯

有文献表明依托咪酯用于创伤患者时较其他镇静催眠药具有更佳的心血管稳定性。该药对循环影响小,不降低心肌收缩力也不阻断交感反应,适用于并存低血容量和循环状态不稳定的休克患者。由于降低脑代谢和脑血流,尤其适用于合并颅脑损伤的休克患者。诱导用量0.2～0.4 mg/kg,静脉注射后一个臂－脑循环时间即可入睡,心率和心排量基本不变,依托咪酯的问题包括注射部位刺激痛和肌痉挛,可以通过静脉滴注利多卡因、小剂量咪达唑仑(1～2mg)和快速起效肌松剂来减轻或缓和这些不良反应。依托咪酯用药后偶发一过性肾上腺皮质功能抑制,可通过补充外源性激素治疗。

4.氯胺酮

氯胺酮除直接作用于中枢神经系统导致交感介质释放外,还可抑制节后交感神经末梢对去甲肾上腺素再摄取。在正常患者,氯胺酮引起的儿茶酚胺释放掩盖了其对心脏的直接抑制作用,用药后产生血压升高和心率加快。而对处于血流动力学应激状态的患者来说,可能无法掩盖其心脏抑制作用,从而导致循环衰竭。有动物实验表明,相比于异氟烷麻醉,氯胺酮虽然能提升血压但并不增加组织灌注。

5.阿片类镇痛药

因吗啡和哌替啶均具有组胺释放作用,故常选用芬太尼。芬太尼对血流动力学影响较小,不抑制心肌功能。芬太尼轻度扩张周围静脉,与催眠性诱导药结合使用有协同作用,故对高交感张力的患者,该药可使心率减慢和血压下降。舒芬太尼作用类似芬太尼,起效和消除更快。

6.神经肌肉阻滞剂

琥珀胆碱仍然是目前显效最快的肌松药,1～2 mg/kg 静脉注射,1 min 内即可提供满意肌松,循环影响轻微,是休克患者快速诱导插管的常用药物。使用琥珀胆碱能够在“既不能插管,又不能通气”的情况下,使患者在发生明显缺氧前恢复自主呼吸,但麻醉医生不能依靠自主呼吸的恢复来挽救困难气道处理的困境。琥珀胆碱重复用药或与氟烷联合使用可导致心律失常,在大范围软组织损伤、严重烧伤和截瘫患者可因严重高钾血症导致心搏骤停。可替代琥珀胆碱的药物包括罗库溴铵(1 mg/kg)和维库溴铵(0.1～0.2 mg/kg),两者均无明显心脏毒性,大剂量使用可迅速松弛全身肌肉。但此剂量下其作用持续时间可长达1～2 h,困难气道的患者若不能顺利完成气管插管,麻醉医生应注意保护气道通畅,避免缺氧。

(二)麻醉维持用药

1.吸入麻醉药

几乎所有的现代吸入麻醉药都有循环抑制作用,影响程度与吸入浓度有关。作用途径包括抑制心肌收缩力、改变外周血管张力和影响自主神经活动。吸入麻醉期间易于出现节性心律等室上性心律失常,心电图P波消失,处于代偿期休克患者可因丧失心房有效收缩而导致心排量下降,血压降低。休克患者常见的动脉低氧血症也加重吸入性麻醉药的循环抑制作用。在吸入性麻醉药中氟烷和安氟烷心肌抑制明显。异氟烷、地氟烷和七氟烷降低血压主要是由于外周血管扩张的结果。与其他吸入麻醉药相比,氧化亚氮心肌抑制作用最轻,吸入浓度为25%有镇静作用,25%～50%镇痛,麻醉维持浓度30%～70%。氧化亚氮因麻醉作用较弱,常与其他药物配伍应用。但患有气胸、肠梗阻或需要吸入高浓度氧的患者不宜应用。吸入麻醉药造成的低血压可通过降低吸入麻醉药的浓度,加快液体输注速度,谨慎地使用增强心肌收缩力药物或血管收缩药迅速缓解。

休克患者由于低心排和过度换气,吸入麻醉肺泡浓度升高速度加快,肺泡浓度高导致血药浓度高,心功能抑制等药物毒副作用也相应增加。由于多数吸入麻醉药的循环抑制作用是剂量依赖型,因此休克患者麻醉时倾向于小量联合应用,如氧化亚氮－氧－肌松药,辅以小量七氟烷或异氟烷,麻醉作用相加而循环抑制减轻。

2.静脉麻醉药

休克患者静脉麻醉耐量减少,除低蛋白血症使血浆游离药物浓度增加外,血管内容量相对减少也使血药浓度易于升高。因此安全处理休克患者麻醉的关键是无论选择何种药物,均应小量分次用药,依据患者反应决定用药总量。

芬太尼对心血管功能差的患者能提供良好镇痛作用,可与低浓度吸入麻醉药或小剂量苯二氮䓬类药物联合用于循环欠稳定患者手术的麻醉。一般 1～2 μg/kg 用于提供镇痛;2～20 μg/kg与吸入性麻醉药联合用于阻断手术应激反应;50 μg/kg 也可单独用于手术麻醉,缺点是术中有时镇静程度不足,不能完全阻断对手术刺激的交感反射,术后需要机械通气。故长时间手术使用大剂量者,手术结束时可用纳洛酮(0.1～0.4 mg)对抗,以减少术后呼吸抑制。

常选用非去极化肌松药用于麻醉维持。非去极化肌松药种类很多,可根据临床要求选择应用。中短效药物维库溴铵循环稳定,但与大剂量芬太尼联合应用时可发生心动过缓,需静脉注射阿托品对抗。阿曲库铵不依赖肝肾代谢,无药物蓄积危险,用量大或注射速度快有组胺释放作用,容易引起血压下降。顺式阿曲库铵在保留阿曲库铵代谢优点同时避免了组胺释放作用。中长效药物中泮库溴铵用药后心率增快,可对抗芬太尼心率减慢作用,罗库溴铵和泮库溴铵在临床用量不阻断交感神经节,无组胺释放作用,都可用于休克患者。

短效麻醉药在休克患者的麻醉中可能有一定的地位。持续静脉泵注丙泊酚和瑞芬太尼并通过改变输注速度可达到对麻醉深度的精确调控,也更容易维持血流动力学的平稳。

第五节　休克患者的术中监测

休克患者应尽早建立基本的无创监测，包括心电图、血压、中心体温、脉搏氧饱和度和呼末 CO_2 监测等。呼末 CO_2 监测结合动脉血气分析对判断循环容量状况很有帮助。呼末 CO_2 与动脉血 CO_2 的差值代表了肺泡无效腔的变化，而后者又可反映血容量的改变。对于循环不稳定的患者，采取有创监测，包括直接动脉穿刺测压、CVP、肺动脉楔压及尿量监测等，会对病情严重程度的判断和衡量治疗措施是否有效具有重要价值。

一、中心静脉压和肺动脉楔压

中心静脉置管为术中补液输血提供了方便通路，对 CVP 的动态观察，对容量治疗具有一定的指导意义。但 CVP 零点标定的准确度对其绝对值影响很大，因此临床应用时观察 CVP 变化趋势比看绝对值更重要。CVP 难以及时反映左心功能，对整体心功能迅速变化的反应迟缓，敏感程度也低。尤其在休克治疗时常不能及时反馈治疗效果，此时放置肺动脉导管更有意义。通过肺动脉导管监测 PAWP、心排血量，并通过计算得出每搏量和左室收缩功，这些参数可以作为心肌收缩力的指标，而且计算全身血管阻力为临床提供了左心室后负荷情况，对指导休克患者的治疗具有重要价值。PAWP 在 2～2.4 kPa(15～18 mmHg)以下可安全使用血管扩张剂。

二、心排血量

心排血量是临床上了解循环功能最重要的基本指标之一。可反映整个循环系统的功能状态，包括心脏机械做功和血流动力学，了解前、后负荷和心肌收缩力。通过计算血流动力学指标绘制心功能曲线，常用于危重患者和血流动力学不稳定患者，指导临床治疗并观察病情进展。监测心排血量的方法有很多，分为无创和有创两种。

三、血气分析

可提供 pH、PaO_2 和 $PaCO_2$、钾、钠等电解质水平，血红蛋白含量和血细胞比容和乳酸水平等指标，有助于判断休克患者的酸碱失衡的类型、程度(呼吸和代谢)，电解质紊乱和失血情况，从而指导临床治疗。休克患者测定血乳酸值具有重要的临床意义。休克时组织供氧不足，无氧代谢产生乳酸增加，乳酸水平是反映组织灌注和代谢情况的灵敏指标，其升高程度与休克严重程度正相关。有报道出血和创伤性休克患者乳酸浓度 7.3 mmol/L 时只有 50%存活率。休克治疗期间乳酸浓度下降表明病情好转，持续升高提示预后不良。

四、体温

体温升高或降低对患者均不利。休克患者常合并或易发生低体温，低体温给机体带来很多不利影响，包括降低肾小球滤过率，抑制血小板功能，减少葡萄糖利用，影响药物代谢等，故体温监测在休克患者尤为重要。体温监测电极可放置在鼻咽腔、食管、直肠或贴敷在皮肤表面。休克患者由于周围血管收缩，皮肤温度与核心温度差别较大，一般多监测体腔核心温度。食管温度接近心脏温度，测定数值可能受呼吸道气体温度影响。直肠温度当患者肠腔内有硬结粪便时也影响测定结果。最方便的测温途径是经鼻咽腔，读取数值稍低于食管和直肠温度。

五、尿量

0.5～1.0 mL/(kg·h)是组织灌注满意的指标。尿量是反映肾脏血液灌注的可靠指标，也间接反映全身循环情况。监测方法简便，但休克患者监测尿量要求计量准确，集尿瓶中最好应有滴管，便于随时了解尿量变化及观察治疗反应。

六、氧供需指标和混合静脉血氧饱和度(SvO_2)

休克治疗的目的是恢复细胞水平供氧，血流动力学指标满意不代表组织供氧满意。通过肺动脉导管从肺动脉抽取真正的混合静脉血氧标本，可以反映体内的氧供需状况。通过光纤肺动脉导管还可监测 SvO_2，抗休克治疗的理想 SvO_2 值是 70%。休克患者常表现为高代谢状态，保证足够的组织氧输送更为重要。组织供氧量(DO_2)表示为动脉氧含量和心脏指数的乘积，组织耗氧量(VO_2)表示为动静脉氧含量差和心脏指数乘积，氧摄取率 $ERO_2=VO_2/DO_2$，正常为 0.25，超过 0.25 说明供氧不足。逐渐增加供氧量至耗氧量不再增加时表明组织供氧已能满足代谢需要。

测定氧供需指标需要通过肺动脉导管采血测混合静脉血氧，外周动脉取血测动脉血氧。结合心排量计算结果。连续心排量监测仪(CCO)在输入患者相关数据后可直接报出各种氧代谢指标。

七、脑电双频谱指数(BIS)

如条件允许，应对所有危重患者实施麻醉深度监测如 BIS。尚无研究证实休克时 BIS 值的变化一定和麻醉深度相平行，但确有动物研究显示，低血容量性休克时脑电图呈现出频率减慢和波幅加深的变化。BIS 用于腹主动脉瘤腔内修复的患者，动脉夹释放后即刻即观察到 BIS 值下降，而生命体征的变化则10 min后才显现。危重患者的麻醉药耐量是未知的且个体差异很大，应用麻醉深度监测滴定麻醉用药量，使循环更容易调控。

八、血栓弹力图 TEG

严重休克患者常合并凝血功能障碍，TEG 不仅可提供还能全面分析凝血形成反应时间及快速的 ACT 时间、血块溶解的全过程，还可分析凝血异常的原因、动态地评估血小板与血浆凝血因子的相互作用，具有动态性、及时性和准确诊断的特点。TEG 应用于可能出现凝血障碍的患者，指导成分输血和抗凝治疗具有实用意义。

第六节　常见并发症的防治

一、急性呼吸窘迫综合征

急性呼吸窘迫综合征(acute respiratory distress syndrome，ARDS)是继发于多种疾病的，以严重的、难以纠正的低氧血症为主要特征的急性呼吸衰竭。目前一致认为 ARDS 与急性肺损伤(acute lung injury，ALI)的病变本质是相同的，不同之处在于 ALI 包括了急性肺损伤从轻到重的连续性的病理生理过程，ARDS 则是病变较为严重的 ALI。

休克引发的全身炎性反应导致弥漫性肺毛细血管内皮和肺泡上皮损伤，血管通透性增高，进一步引发肺水肿、肺透明膜形成和肺不张。炎性反应综合征时肺泡Ⅰ型细胞炎性反应使肺泡毛细血管膜通透性增加，跨膜渗出液体使肺泡表面活性物质减少，丧失了表面活性物质的肺泡趋于萎陷发生弥漫性肺不张，肺容量和顺应性降低，从而增加分流，产生顽固性低氧血症。休克时可造成肺泡—毛细血管损伤的其他原因还包括组织低灌注、感染、误吸、胸部创伤、长骨骨折时脂肪栓塞及由白细胞、血小板和纤维蛋白原形成的微栓损害。休克时心功能损害或因大量液体复苏导致 PAWP 升高以及血浆胶体渗透压降低也是休克后肺水肿的可能原因。临床表现常常是多因素综合作用的结果，只是休克原因不同影响因素的主次、位置可能不同。

ARDS 诊断标准包括具备引发 ARDS 的高危因素；急性发病，呼吸频数和(或)呼吸窘迫；胸片双肺弥漫性浸润；低氧血症，ALI 时 $PaO_2/FiO_2 \leqslant 300$ mmHg，ARDS 时 $PaO_2/FiO_2 < 200$ mmHg；PAWP$\leqslant$18 mmHg或临床上能除外心源性肺水肿。全身感染是 ARDS 的常见原因和主要危险因素，休克患者尤其是感染性休克患者出现呼吸困难，呼吸加快，进行性低氧血症，应首先考虑 ARDS。由于肺是休克时最易受到损伤的器官，也是多发性器官功能衰竭时的首发器官，因此 ARDS 常常是多器官功能衰竭(multiple organ disfunction syndrome，MODS)的前奏。

ARDS 的治疗原则包括治疗原发病，吸氧与正压通气，维持体液平衡治疗肺水肿。有感染因素存在时先选择广谱抗生素，然后依据血培养结果调整应用有效抗生素。机械通气是治疗 ARDS 的主要手段。应用气道正压(CPAP、PEEP)通气的目的在于避免肺泡在呼气相萎陷。适当的气道正压可增加肺容量、减少分流、增加顺应性、减轻低氧血症、减少呼吸做功。尽管 ARDS 是弥漫性损害，但仍有正常肺组织保留，且存留正常肺组织对维持呼吸功能相当重要。为吹张萎陷肺泡应用过高气道正压会损害正常肺泡组织，这也是 ARDS 抢救成功率不高的重要原因。为防止气压性肺损伤，目前提倡采用小潮气量(6～8 mL/kg)、低正压(<40 cmH_2O)、适度呼末正压(10 cmH_2O)和适当延长吸气时间的综合通气措施。提高吸入氧浓度可改善低氧血症，但尽可能应用较低浓度氧，只要维持 PaO_2 60 mmHg 以上即可。长时间高浓度氧吸入应警惕氧中毒，后者造成的肺损害与 ARDS 很难区别。静脉补液是初期复苏的重要手段，但在肺毛细血管通透性增加时即使 PAWP 不高也会加重肺水肿。近年来曾尝试应用吸入 NO，静脉输注前列腺素 E 和应用外源性肺表面活性物质等治疗方法，效果尚不确切。

休克后 ARDS 是可以预防的，预防比治疗要容易得多。临床分析表明，ARDS 患者在诊断成立前的主要生理改变包括：低血容量、心脏代偿功能不足(CI 升高不能达到最佳要求)、组织灌注不足(DO_2 和 VO_2 提示)和肺血管收缩增强(MPAP、PVR 升高)，针对性的治疗将减少 ARDS 发生，并有望改善其预后。

二、急性肾衰竭

急性肾衰竭(acute renal failure，ARF)是指肾功能在短时间内急剧、进行性减退而出现的一组临床综合征。根据病因，ARF 可分为肾前性、肾实质性和肾后性三种类型。ARF 是休克的常见并发症之一，故又称为休克肾。

(一)发病机制

休克后 ARF 的发病机制十分复杂，主要机制如下：

1.肾血流降低

休克时肾脏反应先于其他器官，作为对急性血容量减少的一种保护性机制，通过血液重分配，优先灌注心、脑、肺等重要生命器官。但肾脏本身是高血流器官，血流量约占心排量的1/4，因此对缺血很敏感；肾动脉短粗并与腹主动脉直接相连，全身动脉血压的任何变化都会立即影响肾灌注。MAP低于70 mmHg后，肾血流丧失自我调节能力，肾血流随血压下降而减少。完全性肾缺血几小时即可发展成急性器质性肾衰。机体血容量减少和动脉血压降低均可引起皮质肾单位的入球和出球小动脉收缩，肾血管收缩反应先于全身反应，而且当全身动脉血压恢复后，由于休克时启动的一些体液介质持续作用于入球小动脉，使动脉痉挛继续存在。肾血管收缩减少肾小球滤过率并造成肾小管缺血，是休克后急性肾衰早期的主要发病机制。

2.肾小管阻塞

肾缺血后肾小管细胞肿胀，肾小管被管型和组织碎片阻塞，管内压力上升，降低肾小球有效滤过压而产生少尿。创伤和溶血后的游离肌红蛋白和血红蛋白阻塞肾小管也是造成休克肾损害的重要原因。

3.肾小管损伤

严重肾缺血后肾小管上皮细胞广泛坏死，基膜断裂，使尿液到达肾小管时经断裂基膜弥散到间质。间质水肿压迫肾小管，加重肾小管阻塞；压迫肾小管周围的毛细血管，进一步减少肾血流，形成恶性循环加重肾损害。

4.肾小球超滤系数降低

肾小球超滤系数即肾小球毛细血管通透性和肾小球血管滤过面积的乘积。肾缺血导致肾血管收缩减少了毛细血管滤过面积，从而降低了肾小球超滤系数，与临床少尿有关。

急性肾衰初期和功能性肾衰，肾血管收缩使肾血流减少起重要作用。但肾血管收缩是一时性的，在肾衰持续期并不起主要作用。当病变发展到肾小管坏死时，肾小管阻塞，尿液反流到肾间质和肾小球超滤系数降低加重肾损害就起到重要作用。

尿液分析（血、糖、蛋白）、血浆清蛋白、血尿素氮（BUN）、血清肌酐值、内生肌酐清除率、尿浓缩试验和酚磺酞试验等，是临床较有价值的肾功能测定。以 24 h 内生肌酐清除率和 BUN 为指标，可将肾功能损害分为轻、中和重度三类。

（二）临床表现

急性肾衰竭常表现为少尿或无尿，但多尿性肾衰竭也并非少见。

典型的急性肾衰可表现为少尿期、多尿期和恢复期。

1.少尿期

患者在休克发生后 1 d 内出现少尿，平均每天约 150 mL，真正无尿很少。少数患者每天尿量大于 400 mL，称非少尿性肾衰。少尿期可出现进行性氮质血症，血浆肌酐同时升高；水钠潴留导致全身水肿；血钾逐渐升高，无外来钾摄入时血钾每天上升 0.5～1 mmol/L；代谢产生的固定酸引起酸中毒。少尿期患者还可引起机体各系统功能障碍。

2.多尿期

尿量进行性增多是肾功能逐渐恢复的表现。尿量超过 400 mL/d 标志进入多尿期。早期尿量增多但肾功能尚未完全恢复，BUN 仍可继续升高，一般 5～7 d 后 BUN 和肌酐开始下降，多尿期易于出现水和电解质失衡，少尿期的一些严重并发症仍然存在，约1/4死亡患者死于多尿期。

3.恢复期

多尿期后肾功能逐渐恢复正常，多数患者肾功能都恢复到能维持正常生活并从事轻微劳动，但严格检查约2/3患者残留程度不等的肾功能损害。

(三)治疗

(1)首先去除引发肾衰的肾前因素，包括保证足够的循环血容量和血液携氧能力，维持最佳心脏充盈压和心排量，维持满意的肾灌注。

(2)试验性输液治疗：在血流动力学指标监测下，快速输液250～500 mL，观察排尿反应。若尿量增加提示存在肾前性低血容量因素，根据CVP、PAWP、BP、HR等容量指标继续调整输液量和输入速度。输液后无排尿增加，也应先调节容量指标到正常上限后开始肾衰的针对性治疗。对PAWP已经达到正常上限的少尿性肾衰患者慎用输液治疗。

(3)利尿治疗：甘露醇改善肾皮质血流，通过其渗透性扩容作用增加心室前负荷、心排量、RBF、跨肾小球静水压和GFR。渗透性对抗水吸收增加了肾小管的液体流动有助于减轻肾小管梗阻。甘露醇引起的心房容量扩张抑制缺血肾肾素分泌，有助于解除微动脉持续性收缩。高渗性还可减轻肾小管水肿。一般12.5～50 g/次，有效时每4～6h重复使用。甘露醇也可与呋塞米合用，小剂量(10～20 mg)开始，逐渐加量至显效，注意用量过大可引起听神经损伤。治疗期间维持尿量0.5～1 mL/(kg·h)即可。少尿时应首先排除血容量不足，不适当地使用利尿剂将进一步加重低血容量和肾衰竭。

(4)多巴胺1～3 μg/(kg· min)静脉滴注，选择性作用于DA受体，扩张内脏和肾脏血管，增加肾血流和GFR，抑制远曲小管对钠的重吸收，起到排钠利尿作用。用药后改善尿量，但能否改善急性肾衰预后尚无定论。

(5)血管扩张药：硝酸甘油小量应用时[＜1.5μg/(kg· min)]除非存在严重低血容量状态，否则对动脉血压影响很小，但由于解除了肾小动脉痉挛，改善肾灌注，常可达到良好治疗效果。尤其对休克早期肾脏缺血性少尿患者，用药后很快即可见到尿量增加。

(6)血液透析：药物治疗效果不明显，或出现严重高钾血症、氮质血症和肌酐升高患者，应及早开始透析治疗。

三、弥散性血管内凝血(DIC)

DIC是许多疾病发展过程中出现的一个病理过程，是一组严重的全身性血栓一出血综合征。其特点为在严重原发病基础上首先出现短暂的高凝状态、血小板聚集、纤维蛋白沉着，在循环内有广泛微血栓形成，而致凝血因子消耗及继发性纤溶亢进。临床表现为出血、栓塞、微循环障碍及溶血。休克晚期患者出现伤口广泛渗血，实验室检查出现血小板＜10×10^9/L；纤维蛋白原＜1.5 g/L；INR＞1.25；血清FDP＞20 mg/L；3P试验阳性。以上五项任何三项阳性应高度怀疑发生DIC。

(一)休克引发DIC原因

长时间低灌注状态与血中液体成分外渗导致血液浓缩血流缓慢，血小板与红细胞聚集成团；严重缺氧酸中毒引起血管内皮广泛损伤，激活凝血系统；休克时单核/巨噬细胞释放大量细胞肽(TNF、IL-1等)使血管内皮表现促凝性质；休克后期，肠道内毒素和细菌转移，导致内毒素血症，促进 DIC 发生。

（二）DIC 治疗

1.处理原发病

尽快去除原发病是治疗 DIC 的根本措施。多数感染引起的 DIC，及时有效控制感染后，DIC 常自行好转。

2.改善微循环

（1）扩容：早期应用低分子右旋糖酐，扩容兼有抗血栓形成作用。中晚期已有出血表现患者应用FFP 后5%清蛋白，既扩容又可补充凝血因子。

（2）解除血管痉挛：应用作用缓和的血管扩张药，或具有血管扩张作用的药物如山莨菪碱，扩张血管同时还可能有抑制血小板聚集等保护作用。

（3）纠正电解质与酸碱平衡紊乱。

（4）呼吸支持，改善组织缺氧。

3.针对性治疗

（1）抗凝治疗：肝素 6 000～12 000 U/天或 300～600 U/h 连续静脉滴注，主张早用，调节药量到 APTT 延长到正常值 1.5～2.5 倍，DIC 缓解后停药。晚期已经有大量凝血因子消耗，出现明显出血倾向时禁用肝素。抗凝治疗还可应用低分子量肝素、抗凝血酶Ⅲ等药物，应依据病情和条件选用。

（2）补充凝血因子：凝血因子消耗是 DIC 出血主要原因，可以在抗凝治疗同时补充 FFP、新鲜全血、冷沉淀物、纤维蛋白原、血小板等凝血因子。

（3）纤溶活性调控：DIC 一般不主张应用促纤溶药，因为纤溶活性增强是 DIC 的必然结果。DIC 早期与中期也不用抗纤溶药，只在明确纤溶是出血主要原因时，可以在肝素抗凝的基础上应用氨基己酸4～10g/d 静脉点滴，或用氨基环酸 500～700 mg/d 静脉点滴。

四、多器官功能障碍综合征

器官功能衰竭是一连串病理过程的终末阶段，其之前应先出现器官功能不全。1992 年，美国胸科医师学会和危重症医学会建议将多器官功能衰竭（multiple organ failure，MOF）更名为多器官功能障碍综合征（multiple organ dysfunction syndrome，MODS）。MODS 基本定义为：严重创伤、休克或感染等打击 24 h 后，机体同时或序贯出现的、与原发病无直接关系的 2 个或 2 个以上系统或器官功能不全或衰竭。休克时出现 MODS 是其严重并发症之一，病死率极高。

MODS 的发病机制非常复杂。目前认为机体失控的全身炎症反应可能起主要作用。多种炎症介质和细胞因子是造成这种炎症反应和器官损伤的物质基础。体液介质大量释放，炎性应激反应进行性发展，形成一个呈失控状态并逐级放大的连锁反应过程，即全身炎症反应综合征（system icinflammatory response syndrome，SIRS）。其本质是机体抗病的一种积极性保护反应，但若这种炎症反应过度或持续发展，则可能失去控制。

MODS 的临床表现除了出现受累器官功能衰竭的表现外，还具有一些普遍特征：与创伤、休克和感染关系密切；有高代谢和高动力循环的特点；功能不全器官的特征。MODS 发生后治疗十分困难，因此重在预防。目前临床上多采用对症治疗和器官支持疗法，尽可能减少器官损伤，临床上机械通气、连续性血液净化（CBP）和营养支持是目前救治 MODS 的三大支持手段。

第十三章　严重创伤患者手术的麻醉

第一节　创伤分类与评分

没有任何一个创伤与另一个创伤是完全相同的，创伤分类的目的在于准确地了解创伤的性质和严重程度，使伤员得到及时有效地救治。创伤评分的目的在于尽可能按照统一的量化指标对创伤患者损伤严重程度进行评估，以便于临床正确救治、实施麻醉管理、资料分析和经验总结。

一、创伤分类

(一)按照伤口是否开放分类

根据体表结构的完整性是否受到破坏，可将创伤分为开放性和闭合性两大类。

1.开放性创伤

如擦伤、撕裂伤、切伤或砍伤、刺伤等。

2.闭合性创伤

如挫伤、挤压伤、扭伤、震荡伤、关节脱位、闭合性骨折、闭合性内脏伤等。

(二)按照致伤部位分类

根据正常的解剖部位，人体致伤部位的区分大致分为九类，包括颅脑伤、颌面伤、颈部伤、胸部伤、腹部伤、骨盆(阴臀部)伤、脊柱(脊髓)伤、上肢伤、下肢伤。当伤员出现两个或两个以上解剖部位的损伤(不论损伤程度如何)时称为多发伤(multipleinjuries)，但也有部分学者认为必须有一处伤情可危及生命时才如此称谓；当多个损伤仅位于同一解剖部位时，则称为多处伤。

(三)按照致伤因素分类

1.火器伤

指各种由火药发射的枪弹或炮弹、弹片、弹珠等投射物所致的损伤。

2.冷器伤

相对于用火药发射的火器伤而言，多指以利刃或锐利器物所致损伤，也称冷武(兵)器伤。

3.烧伤

因热力作用而引起的损伤，包括火灾、接触炽热物体、纵火武器(如汽油弹、火焰喷射器)、核武器爆炸时的光辐射等。

4.冷伤

指寒冷环境造成的机体全身性或局部性损伤，包括冻结性损伤和非冻结性损伤两类。两者的主要区别在于前者受损伤时环境温度低于组织冰点，局部组织发生冻结。

5.冲击伤

冲击波导致的机体损伤，也有爆震伤之称。冲击波可以通过空气、水下或固体等传播而致伤，引起鼓膜破裂、肺出血、肺水肿等。

6.化学伤

因接触糜烂性、腐蚀性、刺激性化学物质而导致的损伤。

7.放射性损伤

因接受过量的电磁波辐射（如 γ 线）或粒子辐射（如 α、β 和中子等）而引起的损伤。

二、创伤评分

创伤评分的基本目的是通过定量评分来估计伤员的损伤严重程度。创伤评分对于伤员的伤情评估、救治顺序的合理安排、手术治疗与麻醉处理、疗效与救治水平的评价等方面都是重要的基本依据。

创伤评分系统主要根据创伤后生理变化、损伤的解剖部位对损伤严重程度进行分析，可分为分类系统（triage system）和预后/比较系统（outcome/comparative system）两大类；按照其不同的适用范围，又分为院前评分法、院内评分法两部分。

创伤评分的具体方法较多，以下重点介绍临床麻醉中常用的几种评分方法。

（一）格拉斯哥昏迷评分（Glasgow coma scale，GCS）

1974 年由 Teasdale 等提出的头部损伤时对伤员运动反应、语言反应、睁眼反应等神经学状态进行评估的方法。通过对三种反应相应状态的评分总和的计算，判断伤员伤情的严重程度，总分为 15 分，分值越低，则伤情越重（表 13-1）。

表 13-1　格拉斯哥昏迷评分

计分*	睁眼反应	语言反应	运动反应
1	无反应	无反应	无反应
2	疼痛刺激后睁眼	只能发音	疼痛刺激时肢体过度伸展
3	呼唤后睁眼	词语不清	疼痛刺激时肢体异常屈曲
4	自发睁眼	回答错乱	疼痛刺激时躲避
5		正确回答姓名	可以定位疼痛刺激
7			遵医嘱活动

注：* 三种反应相应状态得分之总和＝GCS。

（二）修正的创伤评分（revised trauma score，RTS）

1989 年由 Champion 等在其 1981 年提出的创伤评分法（TS）基础上做出的修正方法，主要观察呼吸频率、收缩压、格拉斯哥昏迷评分三个方面状态（省略了原方法中呼吸幅度、毛细血管充盈状况两方面的评估）。RTS 在预后评估的可靠性方面优于 TS，对颅脑损伤患者的预后判断更为准确。

RTS 总分为 0～16 分，＜11 分为严重伤员（表 13-2）。评分越低创伤越重，麻醉风险越大。①动脉收缩压、脉搏及毛细血管充盈状况主要用于判断患者的循环功能状态。严重失血、休克及心功能低下时表现为动脉血压下降和外周循环障碍。②呼吸频率加快表明有缺氧、二氧化碳蓄积、循环功能低下或呼吸困难,胸壁反常运动表明有呼吸抑制、上呼吸道梗阻或多根肋骨骨折。③Glasgow 昏迷评分是用来表示昏迷程度的评分法,评分越低,说明昏迷越深,脑组织损伤程度越重。

也有人建议不必要计算总和,只要伤员具备三项条件之一:①GCS<13。②收缩压<90 mmHg。③呼吸次数<10 或>29,即可视为重伤员。

表 13-2　修正的创伤评分法(RTS)

计分	呼吸频率(次/分)	收缩压(mmHg)	GCS 评分
0	0	0	
1	1～5	1～49	3
2	6～9	50～75	4～5
3	>29	76～89	6～8
4	10～29	>89	9～12
5			13～15

(三)损伤严重程度评分(injury srverity score,ISS)

1974 年由 Baker 提出,仍然以解剖部位损伤为基础,更注重多发伤的严重程度与存活率之间关系的评估,是目前评价多发伤严重程度的常用方法。

1.ISS 的分区

包括 6 个分区,即头颈、面、胸、腹或盆腔、四肢或骨盆架、体表等。

2.ISS 的计算原则

计算人体 6 个区域中 3 个损伤最严重区域的最高 AIS 值(简明损伤定级)的平方和。

3.ISS 分值与伤情

ISS 分值范围为 1～75。一般将 ISS>20 作为严重创伤的标准。

ISS 对损伤严重程度特别是多发伤严重程度的评估具有简单易行的优点,但是由于其以解剖损伤为依据,对伤员受伤后生理变化、年龄或伤前健康状况对伤情的影响未能反映,并且一个身体区域只能取一个损伤最严重部位的编码进行计算,当同一身体区域出现多个脏器损伤时,就难以充分反映损伤的严重程度。许多学者在 ISS 基础上提出不少新的改进评分方法。

第二节　麻醉前准备

创伤后需要急诊手术的患者,病情严重程度很不一致,若遇情况紧急、伤情复杂危重,或多个及成批伤员需要同时抢救等情况时,往往没有充分的时间进行足够的术前准备。创伤患者的麻醉处理与伤情的严重程度有关,救治难度各不相同,处理得当与否直接关系治疗效果并可能影响到患者的预后。

一、伤情评估

(一)伤情判断

1.了解病史

麻醉前病史主要通过目击者或患者自身描述而了解,包括致伤因素、受伤经过或事故现场等方面的信息。要注重检查受伤部位、范围、程度以及估计失血量,注意全身及重要器官所并存的功能障碍。严重创伤患者通常具有伤情渐进性发展和加重的特点,就诊初期有些症状或伤情并不一定全部表现出来,需要在救治过程中根据生命体征等情况及时对伤情做出进一步的判断,防止延误救治。

在对创伤患者救治的临床实际工作中,有许多情况下,既往病史(如过敏史、以前存在的疾病、做过的手术和药物治疗等)、系统体检、鉴别诊断和详尽的治疗计划等常规的系列工作有时需要舍弃,因为及时的抢救比诊断的明确显得更为重要,以便确保创伤患者生命体征的稳定,为获得成功的预后争取更多的时间。这正是创伤患者救治工作的特殊性所在,其基本救治原则是:首先确定和纠正最有生命威胁的问题。

2.术前检查

创伤患者的术前检查包括体检、实验室分析与影像学检查两个方面。

(1)体检:应避免对伤员的漏诊或检诊无序,除严格按照头颅、颈、胸、腹、四肢的经典顺序全面体检方法外,建议对严重创伤患者采取注重重点部位或系统快速检查的“CRASHPLAN”法,即9个字母所分别代表的循环(cardiac)、呼吸和胸部(respiration)、腹部(abdomen)、脊柱脊髓(spine)、头部(head)、骨盆(pelvis)、四肢(limb)、动脉(arteries)、神经(nerve)等。

高级创伤生命支持(advanced trauma life support,ATLS)教程中强调在初期评估中按照“ABCDE”顺序优先检查和确定患者的伤情,即A(airway),检查气道是否通畅,颈椎有无损伤;B(breathing),呼吸状况;C(circulation),循环状况;D(disability),功能障碍状况;E(exposure),在病情允许情况下,尽早将患者完全暴露,对全身损伤状况进行全面、准确的判断。

(2)实验室分析与影像学检查:包括B超、多层CT扫描、胸部X线片、颈部X线片、动脉血气、血红蛋白和血细胞比容测量、血糖、尿素氮、肌酐和电解质及心电图。

3.术前调控

(1)维持气道与稳定颈部脊柱:①观察有无胸壁活动、收缩和鼻翼扇动。②听呼吸音,有无喘鸣音和阻塞性通气音。③观察呼吸动度,呼吸通畅程度。

(2)通气支持:①确定通气和氧合是否足够。②胸部检查排除开放性气胸、吸入性胸部损伤或连枷胸。③比较双侧呼吸音。④对通气困难者提供辅助通气。

(3)循环调节:①检查外周血管搏动、毛细血管灌注和血压。②测心电图。③通过生命体征确定休克程度。④放置静脉通道,纠正血容量不足并抽取血液标本。

(4)中枢神经系统:①意识和神经精神状态。②四肢运动和肌张力情况。③警觉状态。④言语刺激反应。⑤疼痛刺激反应。

在意外或突发事件造成的创伤患者中,一些患者可能未能得到良好的现场急救处理便被送至医院,对于这类患者,更需要准确判断伤情,针对重点环节进行救治,切忌顾此失彼。在一些重大灾害或意外事件中,可能出现成批创伤患者需要同时救治的情况,将给抢救工作带来巨大的压力，务必充分利用伤情评估原则，分清轻重缓急，合理利用有限的救治能力发挥最大救治效果。

(二)失血量的估计

不论是闭合性或开放性损伤，创伤患者多数伴有出血。麻醉医师对患者失血量的估计与血容量的补充，应当与呼吸支持同时进行，不宜拖延。

1.根据临床表现估计

可分为四级。①Ⅰ级：脉搏增快，血压、呼吸及血管充盈度仍正常。失血量占体内总血容量的15%左右(约750 mL)。②Ⅱ级：患者烦躁不安，脉率>120次/分，呼吸加快，收缩压下降，脉压减小，毛细血管再充盈试验2 s，尿量正常。失血量达体内总血量的15%～30%(750～1 500 mL)。③Ⅲ级：临床症状较Ⅱ级为重，出现神志改变、少尿等。失血量达总血容量的30%～40%(1 500～2 000 mL)。④Ⅳ级：患者常表现为嗜睡、精神错乱甚至昏迷，血压低于7 kPa或测不出，无尿。失血量达体内总血量40%以上(>2 000 mL)。

2.根据骨折的部位估计

表13-3是单侧闭合性骨折时各部位可能导致失血量的估计，对开放性创伤或多处伤的患者应做相应调整。

表13-3 单侧闭合性骨折部与失血量估计

骨折部位	估计失血量(mL)
骨盆	1 500～2 000
髂骨	500～1 000
股骨	800～1 200
胫骨	350～500
肱骨	200～500
尺、桡骨	300
单根肋骨	100～150

二、麻醉前处理

(一)容量复苏

严重创伤患者的液体复苏治疗应分为两个阶段进行考虑。①早期：患者仍存在活动性出血。大量的液体输入将导致体温下降和凝血障碍，红细胞稀释将降低血液的携氧能力；更为重要的是因容量补充引起的血压短暂增高能使血管扩张、凝血块松解而再次增加出血，随之将引发血压再次下降，以致需要补充更多液体。人们已经意识到并注意防范这种早期积极补液所致的恶性循环对创伤患者救治的不利影响，主张“限制性液体复苏”(即低血压复苏)或“延迟性容量复苏”，认为可降低继续失血，减轻酸中毒等内环境紊乱，提高存活率。②后期：所有出血得以控制。应及时补充足够的液体，合理补充各种血液成分，有效改善患者的氧输送能力和凝血机制。

失血性休克容量复苏的最终目标是使氧耗恢复正常。创伤出血性休克患者由于氧的大量缺失而足以致命。通过增加组织氧的供应以快速补充氧缺失，使严重创伤患者细胞代谢恶性循环链中断，为存活创造机会。

1.输液途径

救治早期，应优先选择上肢肘部较粗的外周静脉穿刺并置入14G或16G留置针；如果周围静脉塌陷而难以建立合适静脉通道时，可以通过骨髓腔穿刺将液体通过骨髓内的静脉管道输入体内，这种方法对骨髓发育活跃的青少年患者效果尤为确定。目前已有市售特制的电动或手动骨髓腔穿刺输液装置供临床使用；有条件时，应尽早进行深静脉穿刺并置放大口径静脉导管，用机械泵或气囊挤压袋等快速输液装置补充液体。通常情况下，建立两个静脉通道便能够保证复苏需要。对于考虑有腹部大血管损伤的患者不应选择下肢建立静脉通道。创伤患者的锁骨下静脉不易受损伤，是常用的深静脉输液通道。

2.输液种类

容量复苏液体的成分与输注速度和应用时机具有同等的重要性。应根据丢失的血液量、血红蛋白浓度、血细胞比容(HCT)、凝血状态等确定血液成分的补充量。创伤患者救治早期盲目输注全血是一种不必要的血源浪费，对患者并无更多益处。由于输血引起的潜在性的疾病传播(如HIV、AIDS等)因素，以及在大力提倡成分输血和血液保护、节约用血等新观念的情况下，合理匹配和补充晶体溶液、胶体溶液或血浆代用品、血液成分，完全能够有效、安全地实施创伤患者的容量补充。

(1)胶体溶液：常用于快速血浆容量补充，易于保存和应用，如羟乙基淀粉、明胶、缩合葡萄糖、清蛋白、右旋糖酐等能改善和提高创伤患者的预后。胶体溶液比晶体溶液能更有效地维持血容量及微循环血液灌注，通过比晶体液更低的输入量就能提高心排出量、增加氧供及维持血压。

(2)等渗晶体液：因价格便宜，使用方便，无过敏风险，加温迅速，是任何创伤患者早期容量补充的首选成分，但并不提倡作为主要成分而大量输注。主要不足是在血管内停留时间短，扩容效果差，容易造成组织间隙的水肿。

(3)高渗盐水：国内外对应用高渗盐和胶体的混合物来保证创伤患者复苏效果进行了大量研究，并相继生产了一些产品投入临床应用。高渗氯化钠作为一种晶体液，具有扩容作用迅速、明显，输注量小，携带便利等优点，在院前救治中尤为适用。单独应用7.5%氯化钠溶液(4 mL/kg体重)能快速恢复出血性休克患者血压，但其扩容效果维持时间很短；联合应用高渗盐和胶体(如右旋糖苷或羟乙基淀粉)具有扩容效果强、维持时间长的特点，将成为一种新型抗休克药物用于临床。国内有学者研制的4.2%氯化钠－羟乙基淀粉40注射液(霍姆0)已成功应用于临床救治。

3.血液成分的补充

容量复苏早期治疗期间出现的风险多数与血液稀释有关，密切观察患者对治疗的反应，动态监测血红蛋白浓度或血细胞比容，及时补充足够的血液制品。可以通过伤情评估系统或生命体征估计患者失血量。失血量少于或等于30%，出血控制后补充出血量3倍的晶体溶液一般能够恢复足够的血容量；出血量超过30%或持续出血患者，应采用胶体和等量的血液制品，同时给予1～3倍出血量的晶体液。对于失血量大于有效循环血容量的40%的创伤患者进行容量复苏时，必须及时补充足量的血液成分，因为大量的急性失血包括血液的全部成分，尤其是血液中的凝血因子的丢失。

(1)浓缩红细胞(PRBC):治疗严重创伤患者的主要血液成分。一个单位的PRBC平均红细胞容积为60%～70%,具有良好的携氧能力和扩容作用。只要时间允许,必须进行交叉合血。紧急情况下,可以首选O型血进行治疗。

(2)血浆:具有明显的血容量扩张作用。与PRBC一样,由于低温贮存的因素,输注时都必须给予适当加温,以免使体温迅速降低。当创伤患者输注PRBC超过4U或达到大量输血(相当于全血容量或约10UPRBC)时,需要每输注1UPRBC补充1U血浆。

(3)冷沉淀:如果没有先天性因子缺乏的情况,一般不应将冷沉淀或特殊凝血因子用于创伤救治期间稀释性凝血功能障碍的治疗。

(4)血小板:创伤患者出现的凝血功能异常多数是凝血因子消耗所致。创伤患者容量复苏治疗期间可出现继发性的血小板减少、纤维蛋白原及其他凝血酶的消耗。血小板低于70 000/mm^3需要考虑输入血小板。输入的血小板在血中仅存留几天,通常只用于出现明显凝血功能障碍的患者,并且最好在外科止血后才进行输注。输注血小板时不应使用滤过器、加温装置或快速输液装置等,以免血小板黏附在这些装置的表面,减少实际到达血液循环中的血小板数量。

(5)血红蛋白:血红蛋白氧载体(hemoglobin-based oxygen carriers,HBOC)已被作为创伤救治时PRBC的替代品进行临床试用。对创伤患者应当给予100%的氧浓度以保证血液最大限度地氧合以满足组织氧供,直到血红蛋白补充至足够水平后逐渐降低吸入氧浓度;以维持血红蛋白>80 g/L、血细胞比容0.35为宜。

目前,对于创伤失血性休克的容量复苏的研究重点集中在维持足够的组织灌流,以达到改善氧和其他物质的运输和利用,从而纠正氧供与氧耗之间的比例失调,并以此作为复苏终点,而并不是以往单纯强调的动脉血压的维持。这就要求液体复苏用量的正确判断,在不引起患者血细胞比容稀释和过量水肿的情况下维持组织灌流,可通过混合静脉血氧饱和度(SvO_2)监测维持氧供一氧耗的平衡并指导液体治疗。动脉血气碱剩余(BE)、血乳酸盐水平恢复正常是缺氧得到纠正的指征之一。

(二)紧急呼吸道处理

创伤患者可因气道梗阻引起严重缺氧而在数分钟内死亡。常见的原因包括:创伤后意识丧失或昏迷患者舌后坠造成的气道梗阻;呕吐物、异物、血液凝块、口咽分泌物或其他组织碎块等所致的误吸或直接堵塞气道;颌面部外伤(如双侧下颌骨骨折)所致的急性软组织水肿或出血引起的气道阻塞。遇到这类创伤患者时应积极建立通畅并稳定的呼吸道,以便充分供氧,避免因严重缺氧而导致心搏骤停、脑水肿或颅内压增高而死亡。

紧急呼吸道处理的措施如下。

1.维持呼吸道通畅

清除口腔异物、凝血块或呕吐物;结扎口腔内活动出血,头部后仰或托起下颌;放置口咽通气道或喉罩。创伤患者早期气道管理中临时放置口或鼻咽通气道等不稳定性气道处理措施不能确保呼吸道持续通畅,一般只用于在准备气管内插管期间维持一个暂时的开放性气道。

在重症创伤患者,从患者救治初期就应当通过经喉或外科方法获得确定的气道。喉罩能为困难插管的创伤患者提供一种快速建立通气的方法,但应用不当时仍可能存在一定隐患,使用时应密切观察通气效果。近年来应用于临床的改进式新型喉罩可以在改善和保证通气的前提下进一步通过喉罩置入气管内导管以获取确定的通气,此外,操作简便的气管－食管双腔导管对于困难气道的创伤患者建立有效通气也极为有效。

2.气管内插管

适用于无自主呼吸、昏迷或不能长时间维持气道通畅的创伤患者。对于提高肺气体交换以及防止患者误吸均极为重要。操作前仔细检查气道通气状况,以便了解如果患者插管失败时能否或如何进一步维持通气的信息。

在进行气管内插管操作时,对伴有颌面部创伤或颈椎损伤的患者应十分慎重。既要注意创伤引起的解剖改变所致的插管困难性增加,又要防止骨折移位造成继发性损伤或加重损伤。对已知颈部脊柱骨折的患者行控制气管内插管时,要注意选择合适体位,借助纤维支气管镜、可视喉镜等辅助措施,避免颈部活动;气管局部表面麻醉充分,应用药物减少唾液分泌,并尽可能保持患者清醒,以便在插管前后能证实患者神经学功能的变化。

当存在不稳定下颌或颌面部骨折时,因不可能应用面罩通气,可以在清醒状态下用经口、鼻气管内插管或外科手术行气管切开。这类患者口咽或上呼吸道出血可能使视野不清楚而无法操作,采用直接喉镜插管常优于纤维支气管镜。临床实践中关于困难气道处理的原则和方法在创伤患者救治中必须遵守。

肌松药的使用可以使操作更为顺利,但有许多医师担心应用肌松药后容易使不稳定的脊柱进一步移位而造成继发性损伤,主张采用清醒状态下的盲探插管法。实际上,通过许多临床观察结果表明,一个处置得当的经口气管内插管完全能够在不需过度后仰颈椎的情况下完成。操作期间应使患者处于水平位置并妥善地固定头颈部以保证插管时颈部脊柱的稳定。有条件时最好选择可视喉镜引导插管。

3.气管切开

用于不能经喉进行气管内插管的患者。例如贯通伤造成口底大面积破坏,喉或颈部气管破坏,或存在气管变形、水肿而不能插管者是急诊气管切开的指征。无论如何,除非直接喉镜能看到开放的喉软骨,用小的气管内导管企图小心地给患者插管,比气管切开常常危险得多,因为盲目的试探可能使导管置入假道或加重损伤,引起咽喉部水肿而加重窒息。紧急气管切开通常选择在环甲膜处。

情况紧急时可用粗针头作环甲膜穿刺或采用制式经皮－环甲膜穿刺套管针置入气管内导管维持通气。实际上,只要密切观察病情,及时注意病情的发展,掌握适当的处理时机,需要紧急气管切开的机会甚少。对存在严重缺氧和二氧化碳潴留的患者,应尽可能在先做气管插管的基础上进行气管切开操作以策安全。在气管内插管前通过面罩和气囊通气给氧以提高氧合,是创伤患者困难气道管理的一个重要组成部分。因中心性呼吸功能障碍显示明显的缺氧(如胸廓机械运动紊乱、肺内通气和灌注失常等)情况下,在插管期间十分容易出现严重心律失常,导致病情恶化。

(三)饱胃与误吸的处理

创伤患者常因惊骇、恐惧、疼痛、休克以及应用药物等因素而影响胃排空功能。进食至受伤之间的时间越短,其胃内存留物越多。有些患者受伤后胃排空活动可完全停止,甚至伤后

24 h仍有未消化的胃内容物呕出。因此,创伤患者在麻醉前均应被视为"饱胃者"而给予必要处理,尤其是伤情严重者更应注意。饱胃的危险性在于胃内容物的呕吐及反流所致的误吸,造成急性呼吸道梗阻和吸入性肺炎,大量胃内容物误吸的死亡率可高达70%。

插管前可以向胃内充入非微粒抗酸剂中和胃酸,如在气管内插管前0.5~1h静脉给予H_2组胺拮抗剂或甲氧氯普胺等药物以提高pH并减少胃内容物的量。

麻醉诱导期间是呕吐及误吸的易发时期。麻醉诱导前需询问患者进食情况以及进食至受伤的间隔时间,并采用以下方法予以预防。

(1)在伤情允许的情况下,延缓手术并禁食。

(2)排空胃内容物,抑制胃液分泌。①安置胃管:可置入硬质粗胃管(内径7 mm),通过吸引排空胃内容物。②药物:甲氧氯普胺、格雷司琼、恩丹西酮等药物,具有抗呕吐作用,促进胃排空,减少胃内容物。③抑制胃液分泌的药物:如枸橼酸钠、格隆溴铵、水化铝酸镁、H_2-受体拮抗药西咪替丁(甲氰咪胍)和雷尼替丁、法莫替丁、质子泵抑制剂奥美拉唑等,可使患者胃液量减少,pH升高,以减少误吸后胃酸对呼吸道的损伤。

(3)采取必要的处理方法。①机械性堵塞呕吐通道:如利用带套囊的Macintoeh管、Miller-Abbott管等。②清醒气管插管:此方法主要目的在于保留患者咳嗽反射,避免贲门括约肌松弛导致胃内容物反流等,安全有效。插管前及麻醉期间应注意检查套囊漏气与否,以免胃液反流后流入气管及肺内。经表面麻醉和给予适量镇静药物后插入气管导管,并将导管套囊充气,封闭气道。③平卧位行快速诱导时,从患者失去保护性气道反射开始到确认气管内导管置入并且气囊充气整个操作期间,均应保持将环状软骨压向颈椎,即Sellick法。可以闭合食管防止胃内容物反流所致的误吸,并可以预防插管前面罩通气期间过多的气体吹入胃肠内。④适当的头低位可使反流的胃内容物滞留于咽部,便于吸引清除及减少被误吸的机会。⑤术毕待完全清醒后再拔除气管导管,以防拔管后误吸。

预防创伤患者误吸最好的方法是顺利并及时地完成气管内插管,以及待患者气道反应完全恢复后再拔管。

(四)呼吸支持

(1)给氧或人工呼吸:中或重度创伤患者常伴有呼吸功能改变,术前应采用鼻塞、面罩给氧,以纠正低氧血症和呼吸性酸碱平衡紊乱。必要时应尽早行气管内插管术,施行机械通气。机械通气时,潮气量按10 mL/mg体重计算,吸入氧浓度一般在40%~70%,监测呼气末CO_2浓度并维持在正常范围。

(2)对伴有张力性气胸的患者,麻醉前应先行胸腔闭式引流。颅脑损伤伴颅内压明显增高者,适当过度通气可一定程度缓解症状。对连枷胸的患者采用持续气道正压(CPAP)或呼气末正压(PEEP)呼吸,能减轻胸壁浮动及其不良作用。

(3)及时吸引和清除呼吸道分泌物,以维持良好通气。对呼吸道梗阻已解除,并已充分给氧而仍不能改善缺氧时,应注意是否并发血气胸、心包填塞、心肌损伤、ARDS等情况。

三、麻醉方法的选择原则

麻醉选择包括麻醉时机、麻醉方法和麻醉药物三个方面。

(一)麻醉时机

创伤患者因失血、休克、重要脏器或系统功能障碍并存而使病情复杂，在有限的时间内需处理和调整的环节较多。如何正确地掌握手术和麻醉时机十分重要。盲目追求尽早手术，患者的内环境紊乱及承受能力低弱，风险愈大；然而，过于强调充分准备和调节机体平衡，又可能延误患者救治时间或失去最佳救治机会并导致病情恶化。

(二)麻醉方法

临床常用麻醉方法在创伤患者救治中均能得到应用，重要的是如何针对不同的创伤患者，根据手术方案(包括手术部位、切口、体位、手术可能持续时间，以及手术对麻醉的特殊要求)和手术中可能出现的问题与困难确定合适的麻醉方法。因为麻醉方法选择不当，或者选择麻醉实施者所不熟悉的麻醉方法(包括药物、器具和设备)而引发的意外在临床中绝非罕见。

一般而言，局部麻醉具有不干扰患者心肺功能、操作简便而且避免气道控制等优点，但由于镇痛范围所限仅被用于一些表浅的小创伤处理；神经阻滞通常被用于单侧肢体创伤的手术患者；椎管内阻滞(如蛛网膜下腔阻滞或硬膜外腔阻滞，或硬－腰联合阻滞等)可用于腹部或下肢创伤的手术。椎管内阻滞时由于交感神经阻滞通常使机体对出血后自身代偿机制受到干扰，当患者伴有明显的低血容量时不宜应用。

在严重创伤患者救治时，因为患者伤情重、时间紧迫或多部位损伤不便于穿刺体位设置以及麻醉管理安全性等因素，通常选择在气管内插管和机械通气的支持下采用全身麻醉方法实际上更为有利。

关于麻醉方法的具体操作与常用药物的临床应用，请参阅本书相关章节。

确定麻醉方法的基本原则是：①能满足手术的要求，足够的镇痛与镇静。②便于麻醉操作、术中呼吸和循环管理，能保证患者的安全。③麻醉实施者对所选方法、药品、设备充分了解并能熟练应用。

第三节　麻醉的实施与管理

一、麻醉前准备

严重创伤患者的救治通常是在紧急状况下进行的，医院应当具备包括麻醉医生在内的受过专业训练的救治团队。建立从院前急救、急救部、化验或超声、影像学检查到手术室各个环节能高效快速反应的紧急救治“绿色通道”。在患者到达手术室(或急救部手术室)之前能够通过电话或院内网络获得患者相关信息，同步准备好急救复苏所需的药品、液体和设备、有创压力测定装置，手术间环境温度的调节等各项工作。

创伤麻醉前准备工作应着重在 3 个方面。

(一)患者方面

1.精神和心理准备

根据创伤程度确定适当的术前镇静药物的配方和剂量。

2.胃肠道准备

正常人胃排空时间一般在4～6h。创伤后所致的恐惧、疼痛、焦虑及情绪改变等均可能使胃排空时间明显延长。对需要做手术的创伤患者术前必须严格禁食、禁饮。

3.膀胱准备

为了防止术中、术后尿潴留，并且便于术中对尿量的观察，对中、重度以上的创伤患者均应做好留置导尿准备。为了减少患者术前不适，通常在麻醉诱导后再实施导尿术等操作为宜。

为尽可能避免救治时间的耽搁和减少患者的痛苦，除术前诊断需要外，胃管或导尿管等各种侵袭性导管的置入可在麻醉诱导后进行。

(二)器具方面

包括氧源、负压吸引、麻醉机或呼吸机、监测仪、气管插管用具、麻醉药物或辅助用药、急救药品等。对可能存在困难插管的患者，还应准备相应特殊器具，如插管钳、喷雾器、喉罩或环甲膜穿刺置管装置、逆行插管用具等；有条件时应准备纤维支气管镜。对中、重度创伤患者或建立外周静脉通道困难的患者，应尽早行中心静脉穿刺置管，并建立有创动脉血压监测；新近在临床应用的漂浮导管鞘与中心静脉导管一体化设计的留置导管套件（AVA三腔中心静脉导管）对创伤患者的救治十分有利，既能够确保快速输液输血补充血容量，必要时又便于放置漂浮导管监测血流动力学与评估心脏功能。

(三)手术方面

对于需要紧急手术治疗的中、重度创伤患者，麻醉医师应尽可能参加术前讨论或会诊，充分了解手术方案，包括手术切口部位、体位、手术所需时间、特殊操作及其对麻醉的要求和影响，以及多发伤或多处伤患者手术治疗程序等。

虽然创伤患者救治过程中可变或不定的因素较多，病情变化，内环境也随着伤情发展和治疗措施干预而变化，但麻醉前并不能因此而忽视麻醉计划中对术中可能发生的变化、意外事件及并发症的预断，以及应急防范措施、处理方案的构思。应当有多种预案准备，以便在紧急情况下能抓紧时机及时处理。

二、围术期监测

为了保证创伤患者围术期的安全和救治质量，不论实施麻醉的地点是在急诊室、诊疗室、放射室、手术室或重症监测室，都必须对患者进行最基本的无创性监测。有条件时应当采用必要的有创性监测，以更准确地获取患者对治疗反应的指征并更客观地评价救治效果，调整治疗措施。例如通过留置导尿管既可以监测尿量以评价液体平衡情况，又可以反映肾脏排泄功能，以及判断创伤后引起血尿的原因。通过置入肺动脉导管可以测定心排出量以及利用动脉氧分压和肺动脉氧含量的差别来计算氧耗。

(一)基本监测

基本监测是对基本生命体征动态观察所必需的，而且是有条件实施的监测。主要包括脉搏、血压、中心静脉压、尿量、体温、常规实验室检查等（表13-4）。

表 13-4　创伤患者围术期监测方法的分类与选择

分类		监测项目或指标
非侵袭性	多功能监护仪	心电图，心率，无创血压，脉搏血氧饱和度，体温
	麻醉机或呼吸机	呼吸频率，气道压
		呼气末二氧化碳浓度（$EtCO_2$），吸入氧浓度，麻醉气体浓度
		麻醉深度监测（脑双频谱指数 BIS，听觉诱发电位 AEP）
	导尿管	尿量，尿常规与生化检查
侵袭性	动脉内测压管	直接动脉血管测定，血气分析，凝血功能
		经外周动脉连续心排量监测（Vigileo 技术）
	中心静脉测压管	中心静脉压，血常规或生化检查，混合静脉血氧饱和度
	经食管超声	血流动力学测定（TEE 技术）
	PiCCO 或肺动脉导管	心排量测定，血流动力学测定

（二）呼吸监测

当患者可能由于肺或胸部损伤、大量输血、感染、脂肪栓塞、误吸等原因使呼吸功能受到影响时应加强对呼吸功能的监测。主要内容包括呼吸频率、潮气量、分钟通气量、气道压、呼气末 CO_2 浓度、氧浓度、SpO_2、血气分析、气道阻力等。

（三）神经系统监测

神经系统监测包括患者的意识状态、瞳孔的大小形状及对光反射、眼球的活动、体态、肢体运动情况、肌张力、各种反射以及体温等。

（四）凝血及纤溶系统监测

凝血及纤溶系统监测包括出凝血时间、毛细血管脆性实验、血小板计数、凝血酶原时间、部分凝血酶原时间、纤维蛋白原定量等。有条件可采用血栓弹性计动态监测血液凝固与纤溶功能。

（五）脏器功能测定

脏器功能测定包括肾功能、胃肠功能、肝功能测定。

三、各部位创伤的麻醉处理

（一）颅脑创伤的麻醉

脑外伤后极容易出现呼吸道梗阻、呼吸暂停、缺氧、高碳酸血症、神经源性肺水肿等并发症。脑外伤手术的主要目的是清除颅内血肿。麻醉处理时一般选用气管内插管、全身麻醉为宜，有利于消除呼吸道异物或分泌物，充分供氧和实施机械通气。麻醉期间注意适当过度通气有利于减轻脑水肿，降低颅内压。手术期间开颅减压后可能导致血压骤降，必须及时补充血容量。对于昏迷的患者，应用全麻药物应酌情减量，或不用而只需用肌松剂维持即可。

（二）胸部创伤的麻醉

无论开放性或闭合性胸部损伤，都将影响正常的通气功能。气胸是胸部创伤后常见的并发症，可使纵隔移位，严重影响呼吸和干扰循环。如胸腔内大血管破裂，往往出血急剧。如合并颅脑、腹、四肢创伤时，处理的困难性更大。

胸部创伤施行急诊开胸手术，麻醉处理时要注意判断有无气胸存在。如有气胸时，麻醉前要穿刺排气或做闭式引流，以免麻醉诱导时因正压通气而加重气胸。麻醉诱导后，常规行气管内插管术，采用静脉复合或静吸复合全麻维持。对有气管或支气管断裂的患者，全麻时应选择单侧气管插管或双腔气管导管插管，有利于术中呼吸管理。

对肺实质损伤的患者，麻醉诱导期间需注意受损肺组织内出血及引起的窒息。伴有心包填塞的胸部伤，应先在局麻下行心包穿刺减压。为及时预防和处理肺水肿，术中输血输液应加以限制，并在中心静脉压监测下进行。

(三)腹部创伤的麻醉

腹部创伤的麻醉处理取决于患者循环与呼吸功能。对于未伴有其他部位损伤、血流动力平稳的单纯腹部创伤患者，可以采用硬膜外麻醉。但对于循环、呼吸功能不稳定，考虑有腹腔实质性脏器损伤的患者，则宜采用全身麻醉。麻醉期间注意保持良好的肌松，减少牵拉反射所致不良反应，积极进行容量复苏。

腹部创伤内出血治疗应尽早进行，无肝、胆及胃肠损伤污染的腹腔血尽量回收再输注。严重的肝、脾破裂伤一般出血都在 2 000 mL 以上，肠系膜血管破裂或下腔静脉破裂出血常有发生。术中切开腹膜后，体腔内积血可能大量溢出，致血压进一步下降，因此，对此类患者，尤需注意血容量的补充，术前应做好快速输血准备。

(四)四肢、脊柱、骨盆创伤的麻醉

对不伴有脊柱损伤的四肢伤患者，一般可采用硬膜外阻滞、腰麻或神经阻滞，但出血较多，伴有休克或低血容量的患者不宜采用硬膜外阻滞或腰麻，以免加重休克。上肢伤多采用臂丛神经阻滞。遇双上肢伤均需手术时，不宜同时施行双侧臂丛阻滞，应间隔一定时间，以免局麻药物过量；此外，也可采用高位硬膜外阻滞。对伴有脊柱损伤，尤其是穿刺部位有损伤时，应尽可能避免采用椎管内麻醉。

脊柱手术常需要采用俯卧位或侧俯卧位进行手术，麻醉管理具有一定困难。麻醉方法多选用全身麻醉，气管内插管有利于麻醉期间呼吸管理和维持。高位截瘫的患者因咳嗽能力减弱，常因呼吸道分泌物积聚而造成呼吸困难，此外还可能并发肺水肿或肺栓塞而导致死亡。脊髓损伤 3～6 个月内麻醉诱导时，使用琥珀胆碱容易出现高钾血症而诱发心搏骤停。颈椎损伤患者麻醉中应注意颅骨牵引，保持头部稳定，尤其是行气管内插管时，切勿使头过度后仰以免加重脊髓损伤。

止血带在四肢手术中常用，应注意正确使用。止血带充气压力因人而异，一般上肢高于收缩压4～6.67 kPa，下肢高于收缩压 6.67～9.33 kPa 即可。止血带维持时间上肢一般以 1h，下肢 1.5h 为限。若手术时间长，应每隔 1h 放气一次，间隔 15 min 后再充气。放松止血带后可能出现“止血带休克”，表现为恶心、出汗、血压下降等，应注意预防。

四、特殊创伤患者的麻醉处理

(一)挤压综合征的麻醉

创伤患者因四肢或躯干肌肉丰富部位长时间受外部重力压迫，而造成肌肉组织缺血坏死导致严重的全身中毒反应和肾功能不全，临床表现常为神志改变、烦躁、呼吸深快、高热、心律失常等。化验检查可出现肌红蛋白尿、高钾血症、贫血、酸中毒和氮质血症等。为控制伤情恶

化，须及时行筋膜间隙切开减压术。麻醉处理需注意肾功能受损程度，避免采用影响肾功能的药物。对不伴休克的单纯下肢截断术的患者可采用硬膜外麻醉。当伤情较重、低血容量存在时，则须选全麻更为安全。术中可应用5%碳酸氢钠纠正酸中毒，碱化尿液，防止肌红蛋白在肾小管中沉积。

（二）烧伤患者的麻醉

烧伤是存活的创伤患者最严重的形式之一，烧伤患者给麻醉提出了考验，因为这些患者存在静脉入路困难、水电解质紊乱、非去极化肌松药量增加及体温调节问题。明显三度烧伤患者应在专门的烧伤中心治疗，能够给烧伤患者提供重症护理和控制感染，全身烧伤患者可能需要立即进行焦痂切开术来保证肢血流或胸部扩展。

小面积烧伤的麻醉处理无特殊性。总面积超过80%的严重烧伤，或头、面、呼吸道烧伤，在麻醉处理中难度较大。主要在于头、面部烧伤时常因面颈部肿胀而致气管插管困难，呼吸道烧伤时易致呼吸道梗阻或气管黏膜水肿致插管困难。此外，静脉通道的建立也常不容易。麻醉应尽可能做到苏醒迅速，减少术后反应。气管内插管困难时，应及时行气管造口术。烧伤限于四肢时，尽可能选用阻滞麻醉或硬膜外麻醉。面积较大或躯干部手术时则须用全麻，但应避免用吸入麻醉，以减少呼吸道分泌物增多。植皮或切痂手术可采用氯胺酮静脉注射，必要时辅助少量镇痛药，一般不需行气管内插管术。但面颈部手术时则须行气管内插管。

（三）小儿创伤患者的麻醉

小儿创伤患者麻醉处理特点在于其难以主动配合，伤情变化迅速，机体耐受能力较差等。儿科创伤患者的救治仍遵循与成人创伤救治相同的原则，尤其是呼吸道的管理。早期插管对严重受伤儿童有益，因为换气不足时小儿缺氧发展迅速。小儿补液要慎重，避免长时间组织缺血和液体过量。经验丰富的麻醉管理及手术后重症护理将明显减少创伤儿童的死亡。严重受伤儿童只要病情足够稳定，应尽早送到儿科专科机构进一步救治。

小儿禁食时间以8 h为宜，禁食过长可能发生低血糖。

全身麻醉是小儿麻醉最常用的方法。一般清创手术可以采用氯胺酮麻醉，静脉或肌内注射。但对于伤情严重、头颅、胸腹部手术则宜在气管内插管情况下采用静脉或静吸复合麻醉，以保证呼吸道通畅。小儿气管较狭小，选择导管时应避免过粗而造成气管或喉损伤、喉水肿、气管痉挛等并发症。

小儿硬膜外麻醉时，需有助手协助，避免身体活动而影响穿刺，必要时可先肌内注射氯胺酮3～5 mg/kg，待小儿入睡后再行穿刺。小儿硬膜外麻醉常用药物是0.7%～1.5%利多卡因或0.1%～0.2%丁卡因。利多卡因用量为8～10 mg/kg，丁卡因用量为1.2～1.5 mg/kg。

上肢手术也可采用臂丛阻滞，因小儿常不能配合操作，以选择肌间沟径路为宜。

小儿麻醉期间，输液是保证麻醉安全的重要措施。小儿正常液体维持量为7～100 mL/(kg·d)，即每小时3～4 mL/kg。麻醉中应根据伤情及时和适当增加补充量，一般说，腹部手术可按10 mL/(kg·h)补充；胸腔、脑外科手术按4～6 mL/(kg·h)、浅表手术按3～4 mL/(kg·h)补充。

（四）怀孕创伤患者的麻醉

怀孕妇女并非与创伤完全无关。创伤同样是近年来女性死亡上升的重要因素之一。在对遭受创伤的孕妇实施救治的过程中最重要的特点是需要同时关注对母亲和胎儿的挽救。孕妇创伤容易引发自发性流产、妊娠终止、早产等，对任何创伤孕妇有必要请产科医师早期会诊，立即进行处理和随访。对受孕小于3个月的创伤患者容易被忽略，因此对于任何育龄期创伤妇女均应将HCG检查作为早期实验室检查项目。对发育中胎儿的最佳治疗是对母亲进行迅速而完全的容量复苏。

早期妊娠宜选择静脉麻醉。对于发生于妊娠中晚期的创伤有必要尽早进行超声检查，以确定胎儿存活状况，足月胎儿应进行分娩。麻醉期间必须注意所用药物对胎儿影响的程度，有条件时应进行胎心监测；许多情况下，常常因母亲重度的休克而导致胎儿死亡，为救母亲的生命必须快速手术终止怀孕。偶尔有受到严重的脑外伤的孕妇能保留住活的胎儿，通过人工生命保障系统维持母亲直到胎儿到达适合产出的时间的临床报道。这种情况并非都能成功，而且会给ICU工作人员带来巨大的负担。

（五）老年患者的麻醉

老年人的生理功能退化，多伴随慢性疾患，所以患者的手术并发症和死亡率，必然较青壮年为高。由于血管粥样硬化、心肌对儿茶酚胺反应减退及压力感受器反应迟钝等原因，对血容量不足或超负荷耐力差，心肌收缩、血管张力和对体位改变的代偿能力下降。呼吸储备减少，容易发生缺氧及二氧化碳潴留，呛咳反应迟钝；肝肾血流灌注减少；药物转化和清除明显延迟。药物作用时间不仅延长，还容易发生过量，呈现中毒的意外。

麻醉中要尽力维持接近伤前的状态。麻醉应分次小量给药。密切观察生命体征，术后尽早恢复到伤前的生理功能状态，力争有所改善和好转。

（六）休克患者的麻醉

休克是创伤救治中常见的临床情况。麻醉处理时要注意善于分析和判断休克所处的病理生理时期，以采取相应有效的救治措施。术前应进行或准备好充分的抗休克措施后，才能开始麻醉。对于已处于明显休克状态的内出血严重的患者，应在抗休克治疗的同时尽早手术止血。容量复苏中，应随时监控HCT，一般而言，在活动性出血未确定性控制前可以晶体胶体溶液为主，待确切止血后再输入红细胞、血浆等。如出血速度较快，应采用快速或加压输血。保证血液的携氧功能，防止心、脑、肾等重要器官缺氧。

严重休克患者的救治与麻醉期间，如有条件应尽可能经桡动脉穿刺插管，直接测定动脉压；经颈静脉插管，测定中心静脉压与肺毛细血管楔压（PCWP）以监测补液，留置导尿管观察每小时尿量。

休克患者的麻醉前用药与一般患者相似，因组织微循环障碍，多采取静脉注射给药，酌情减量。伴有明显疼痛的患者，麻醉前需及时给予镇痛药。局部麻醉和神经阻滞对循环、呼吸抑制轻微，适用于损伤范围小而且表浅的手术。椎管内麻醉常使血管扩张，血压下降，原则上在休克纠正之前禁忌使用。但对于一些容易纠正或已初步改善的患者，也可采用先置入硬膜导管，待平卧位建立静脉通道或给予一定容量补充后，分次小量注入药液，控制阻滞平面，尽可能维持血压。虽然许多全麻用药对循环抑制作用较明显，但全身麻醉仍适用于大多数休克患者，因其具有便于呼吸管理、充分给氧、利于抢救等优点。重点在于选用对循环、呼吸抑制作用小的药物，如地西泮、氯胺酮、芬太尼、氧化亚氮等。在休克状态下，静脉用药作用时间维持较其他患者长，应注意减量或延长追加间隔时间，避免药物蓄积。

在注意麻醉处理的同时，对救治过程中大量输血输液的患者，应注意心功能的维护以及血细胞比容、凝血功能的监测，防治可能出现的并发症。

五、术中常见问题的处理

（一）长时间手术

长时间的手术需要长时间的麻醉，两种因素均会给创伤患者的预后及机体恢复带来不利影响。如果能在较短的手术时间内或者在很少的手术次数中使患者的外科问题得到解决或纠正，不稳定的多发伤患者一般能获得满意的结果。严重创伤的救治过程中应遵循“损伤控制外科”（damage control surgery，DCS）救治原则，将早期手术治疗作为整个救治过程的一个基本环节，不宜追求一次手术完成所有确定性修复，尽可能缩短手术时间，避免对创伤患者生理机制等内环境稳定的过分干扰，从而遏制以代谢性酸中毒、低温、凝血功能障碍为主要特征的创伤患者“致死三联征”的发生。近年来，“损伤控制麻醉”（damage control anesthesia，DCA）的概念的提出，进一步强调了麻醉医生在严重创伤患者内环境调控方面所具有的重要作用。

（二）低体温

严重创伤救治过程中，维持体温稳定是每个麻醉医生面临的严峻问题，体温和创伤评分的反比关系已经引起人们注意。许多患者受伤或手术后体温很低，与长时间暴露在寒冷的环境或手术间室温过低、呼吸道热量散发、输入冷液体或库存血、休克引起的热产生减少等因素密切相关。为了避免这种以往常被忽略的保暖问题，所有非手术部位的皮肤表面都应覆盖以减少对流和辐射性散热。利用水温加热湿化吸入气体可减少肺部对流导致热量丢失，并通过略高于体温的吸入气流对患者产生主动保暖作用；所有的静脉用液体都要加热。现代化的加热设备能够获得在非常快的输液速度情况下加热气体到 37 ℃。其他保持体温的方法包括合适调整手术室温度（以 22～25 ℃为宜），用温水冲洗开放的身体创口，持续的动静脉复温、调温毯或保暖设施的应用等。

（三）大量输液输血

严重创伤患者、手术需时长、创面大量渗血或出血等，通常需要补充大量液体。大量快速输血是指短时内一次输血量 3 000 mL 以上，或者在 24 h 内超过 5 000 mL。除了要注意一般的输血并发症之外，如低钙血症、高钾血症、代谢性酸血症等，容易被忽视的问题是低温和出血倾向。①大量输入 4 ℃的库存血，容易使体温下降。而体温在 28 ℃以下，就会造成心室纤颤或心跳停止。输血速度＞50～100 mL/min 时，可发生心搏骤停。避免的方法是将库血加温后再输注。②输注大量冷藏的库血还可能导致明显的血压下降。在患者的血容量被替换到一定程度时，常发生稀释血小板减少症、凝血时间延长和暂时性的钙离子浓度降低。应及时补充适当的凝血因子治疗凝血性疾病。正常的体温对于维持凝血功能正常尤其重要。有报道表明临床上伴有凝血异常的低温患者，随着体温恢复正常，凝血酶原时间和部分促凝血酶原激酶时间也得到纠正。应当动态测定体温、凝血指标并用于正确指导补充治疗，防止因盲目治疗导致患者机体内环境的紊乱或失调。当钙离子水平下降或尽管补充了足够的液体仍有低血压时，就应该开始补钙。

(四)血管活性药物的应用

创伤患者发生大失血时必须首先补充有效循环血容量,才能维持血压和合适的心排血量。当加压快速输血输液还不能及时补充失血量时,为了避免持久的低血压的不良影响和防止心跳停止,可考虑短暂使用血管收缩药物,常用的是多巴胺、间羟胺或去氧肾上腺素。应避免一味地增加升压药用量使内脏严重持久的缺血,应积极补足血容量。尽早减少升压药的应用。即使是在感染性休克的高心排血量低末梢阻力阶段,也应该维持合适的有效循环血量,以免转变为低心排血量休克。使用血管收缩药不是主要手段,而只是暂时维持心跳的应急措施。因为血管收缩药物是牺牲组织和某些脏器的灌流以维持血压,后果常十分严重,如发生肾衰竭。因此应使用量尽量小,时间尽量短。

(五)酸血症的纠正

由于休克时组织的低血液灌流,必然会产生乳酸血症,造成对组织细胞的进一步损害。但休克治疗的总体目标是迅速恢复有效循环血容量,和改善组织的血液灌流。即使是血压已接近于恢复正常,还应注意改善末梢循环。只要循环能够保持稳定,依靠机体本身的代偿调节,便足以自身纠正乳酸血症。乳酸在肝脏能迅速代谢,因此恢复肝脏的有效灌流,比用药物纠正酸血症更为重要。只有在血液 pH 过低,剩余碱过低时,才需要考虑使用碳酸氢钠。要避免单纯依靠碱性药物以纠正酸血症。过多地应用碱性药物可导致代谢性碱中毒、处理困难。

(六)麻醉后恢复期处理

严重创伤患者手术后需要较多的治疗干预:包括术后早期的重症护理和后期康复治疗。在许多国家,创伤患者救治是最昂贵的医疗服务。

在恢复室,创伤患者可能出现的问题包括苏醒时呕吐和误吸、麻醉后苏醒延迟、苏醒后谵妄或躁动等。受伤前刚进食的患者因胃排空延迟,可能在麻醉苏醒时呕吐。急诊手术后创伤患者气管拔管要延迟,直到患者恢复咳嗽反射保护气道。创伤手术后患者拔管的标准也包括维持足够的自主呼吸、无分泌物和氧供正常。

有些情况下救治创伤患者的急诊手术可能非常紧急,除仅对最威胁生命的情况予以粗略诊断和治疗外,其他方面未进行更多的彻底检查。因此,在手术期间以及在恢复室仍需要继续完成这些患者的进一步诊断。

中、重度创伤患者术后应进入重症监护室给予必要的全面监测和治疗。仔细关注代谢、营养支持和适当的心肺支持是给这些患者提供最好的存活机会所必需的。严重感染、ARDS、多器官功能衰竭是创伤患者术后死亡最常见的原因。

(七)患者的转运

严重创伤患者在救治过程中的转运是一个常见问题。既包括院前抢救过程中向医院或创伤救治中心的转运,还包括到达医院后或手术后各诊疗专科之间的转运,如 X 线摄片、CT、磁共振成像和放射性核素成像等特殊检查或治疗。麻醉医师对这项工作的参与程度很大,应充分准备各种应急措施和必要设备,如具备蓄电池的便携式心电、血压和脉搏氧饱和度监测仪。严重患者还可能需要持续监测动脉血压、呼气末二氧化碳,以及小型呼吸机进行呼吸支持。目前临床使用的监测仪中有些还可以存储患者各种资料和信息,在相同机型中随时传递而不会丢失和中断。

院前救治中，有条件时应在直升机或救护车中配备上述必要的设施，为安全转运患者提供保证。

创伤救治在现代医学实践中越来越重要，紧急救治网络的建设和完善对严重创伤的及时救治和死亡率减少发挥着巨大作用。如何减少活着送到医院的创伤患者的死亡率，如何进一步更新“黄金时间”的认识和定义，如何完善创伤救治中心的诊疗流程，提高救治能力和水平，是麻醉医生和创伤外科医生正面临的挑战。

参考文献

[1] 严敏.临床麻醉管理与技术规范[M].杭州:浙江大学出版社,2015.
[2] 马亚群,刘刚,李利彪.小儿腔镜手术麻醉手册[M].天津科技翻译出版有限公司,2015.
[3] 王极盛.针刺麻醉的心理学研究[M].成都:四川科学技术出版社,2018.
[4] 杜晓宣,郑传东,李宏.脊柱外科麻醉学[M].广州:广东科技出版社,2017.
[5] 耿武军.走进麻醉的神秘殿堂[M].北京:北京交通大学出版社,2017.
[6] 张珂.实用临床妇产科手术麻醉学[M].昆明:云南科技出版社,2015.
[7] 路志红,熊利泽,董海龙.产科麻醉病例精选[M].南京:东南大学出版社,2014.
[8] 刘友坦,古妙宁.麻醉知多少[M].北京:人民军医出版社,2014.
[9] 陈军.现代临床肿瘤麻醉[M].天津:天津科学技术出版社,2014.
[10] 杨在启.新编麻醉学[M].北京:科学技术文献出版社,2018.
[11] 李东白,张亚军.临床麻醉实用手册[M].郑州:河南科学技术出版社,2018.
[12] 米卫东.麻醉的秘密[M].北京:北京大学医学出版社,2017.
[13] 叶铁虎,罗爱伦.静脉麻醉药[M].上海:上海世界图书出版公司,2017.
[14] 杨建生,高保国,张继晨.麻醉基本技能与药物[M].太原:山西科学技术出版社,2014.
[15] 洪道先.临床麻醉技术与应用[M].北京:科学技术文献出版社,2014.
[16] 上官王宁,汤红.手术麻醉谈话技巧[M].上海:世界图书上海出版公司,2014.
[17] 王祥瑞,俞卫锋,杭燕南.吸入麻醉药[M].上海:上海世界图书出版公司,2017.
[18] 高青.外科手术麻醉与病理诊断[M].昆明:云南科技出版社,2016.
[19] 马智聪,范俊柏.临床麻醉学实习指南[M].太原:山西经济出版社,2016.
[20] 房保军,许建红,张晓燕.实用临床手术麻醉学[M].昆明:云南科技出版社,2014.
[21] 阮满真,黄海燕,万佳.现代麻醉恢复室手册[M].北京:人民军医出版社,2015.
[22] 张兴安,秦再生,屠伟峰.静脉麻醉理论与实践[M].广州:广东科技出版社,2015.
[23] 杨立群.当代麻醉机[M].上海:世界图书上海出版公司,2015.
[24] 高志峰.临床麻醉新手笔记[M].北京:北京大学医学出版社,2017.
[25] 鞠辉.麻醉科住院医师手册[M].北京:北京大学医学出版社,2017.
[26] 孙增勤.实用麻醉手册[M].北京:人民军医出版社,2016.
[27] 徐德玲.临床麻醉技术[M].长春:吉林科学技术出版社,2016.
[28] 朱贤媛.麻醉与临床急救医学[M].长春:吉林科学技术出版社,2016.
[29] 胡志向.腹腔镜手术麻醉实践[M].青岛:中国海洋大学出版社,2017.
[30] 王守靓.现代麻醉学与临床进展[M].长春:吉林科学技术出版社,2017.
[31] 李荣.麻醉科操作流程及疑难病例的处置[M].济南:山东科学技术出版社,2017.
[32] 李更生.临床麻醉治疗学[M].石家庄:河北科学技术出版社,2013.